# 消化内镜护士手册

主 编 张琼英 胡 兵

科学出版社
北 京

## 内 容 简 介

本书介绍了关于消化内镜诊疗技术的理论、操作、管理知识，为消化内镜护士提供临床工作中最具适用性的指导和借鉴，共分为3篇25章。第一篇包括消化内镜设备原理及发展、消化内镜诊疗技术及发展的相关理论、消化内镜中心的护理管理、消化内镜护理的发展及展望等。第二篇介绍了消化内镜检查的相关护理，包括术前、术中、术后患者护理，术中操作配合，无痛内镜技术及护理。第三篇介绍了消化内镜微创治疗的护理。全书图文并茂，切合实际，详细地呈现了护理操作过程。对每一项护理操作的关键注意点进行了总结，提示护士特别关注，以保证内镜诊疗的安全和成功。

本书适合内镜护理人员和消化内科护士作为日常工作参考。

**图书在版编目（CIP）数据**

消化内镜护士手册/张琼英，胡兵主编. —北京：科学出版社，2015.10

ISBN 978-7-03-046031-8

Ⅰ.①消… Ⅱ.①张… ②胡… Ⅲ.①消化系统疾病－内窥镜－手册 Ⅳ.①R570.8-62

中国版本图书馆CIP数据核字（2015）第246767号

责任编辑：丁慧颖 戚东桂／责任校对：何艳萍

责任印制：霍 兵／封面设计：陈 敬



科学出版社 出版

北京东黄城根北街16号

邮政编码：100717

http://www.sciencep.com

北京九州迅驰传媒文化有限公司印刷

科学出版社发行 各地新华书店经销

*

2015年10月第 一 版 开本：A5（890×1240）

2025年6月第十一次印刷 印张：10 1/8

字数：310 000

**定价：98.00元**

（如有印装质量问题，我社负责调换）

# 《消化内镜护士手册》编写人员


**主　编**　张琼英　胡　兵

**副主编**　王　瑜　罗　蓉　陈　敏

**编　委**　（按姓氏汉语拼音排序）

陈　斌（四川大学华西医院内镜中心）

陈　敏（四川大学华西医院内镜中心）

曹　艳（第三军医大学大坪医院消化内镜中心）

郭林杰（四川大学华西医院内镜中心）

胡　兵（四川大学华西医院内镜中心）

胡　芹（四川大学华西医院内镜中心）

刘丽萍（山西省人民医院内镜中心）

罗　蓉（四川大学华西医院内镜中心）

李小青（四川大学华西医院内镜中心）

刘建容（四川大学华西医院内镜中心）

李　玉（四川大学华西医院内镜中心）

牟　一（四川大学华西医院内镜中心）

闵秀君（四川大学华西医院内镜中心）

彭　阳（南方医科大学南方医院内镜中心）

仇艳华（四川大学华西医院麻醉科）

谭庆华（四川大学华西医院内镜中心）

唐　平（中国人民解放军总医院 301 医院内镜中心）

王　瑜（四川大学华西医院内镜中心）

王春晖（四川大学华西医院内镜中心）

王儒蓉（四川大学华西医院麻醉科）
王水芳（四川大学华西医院内镜中心）
王晓红（四川大学华西医院内镜中心）
王玉芳（四川大学华西医院内镜中心）
吴春成（四川大学华西医院内镜中心）
吴俊超（四川大学华西医院内镜中心）
吴朝平（四川大学华西医院内镜中心）
肖　琴（四川大学华西医院内镜中心）
胥　媚（四川大学华西医院内镜中心）
谢　艳（四川大学华西医院内镜中心）
严　谨（四川大学华西医院内镜中心）
易智慧（四川大学华西医院内镜中心）
张　燕（四川大学华西医院内镜中心）
张琼英（四川大学华西医院内镜中心）
**秘　书：**李小青　吴念宏

# 序

消化内镜的发展强有力地推动了消化病学的进步，患者因此大为获益。在接受消化内镜诊疗前，尽管医生已从疾病的角度与患者进行了充分的沟通，但患者仍普遍存在害怕、担心、焦虑等情绪，护士在术前准备时的内镜常识介绍、心理疏导、周到服务、细心观察、亲切关怀都极有效地增进了患者的信心与配合程度。此刻的护理除了爱心驱动，专业素养将给患者留下深刻印象。

在各消化内镜中心，当内镜医师们专心致志地操作内镜时，安全、高效的内镜诊治流程实施及整个团队的人员、器械合理安排都得益于护士的有序管理；当内镜医师克服重重困难，点睛之笔的微创手术需要具有专业经验的护士默契配合；浴血奋战的内镜止血惊心动魄，需要医护间完美合作，争分夺秒地与死神赛跑。消化内镜设备、器械品种繁多，精细管理才能保证随要随到的高效率；消化内镜的侵入性，使其清洁消毒成为避免患者间交叉感染的重要环节，实用的流程及一丝不苟的职业精神，需要对护士进行经常性培训。

内镜术后的患者教育、生活悉心指点及随访计划是护理工作的重要内容，对于术后并发症的防范和及时处理具有重要意义，也是提升患者满意度的重要环节。该书全方位地、专业地、图文并茂地展示了上述人文精神和职业知识及经验。写给消化内镜医师的书已令人目不暇接，但写给消化内镜护士的书却屈指可数。华西医院消化内镜护士和医师根据多年工作经验、追踪国际最新进展，在繁忙的工作之余，完成了该工具书。

祝愿该书成为年轻消化内镜护士成长的良师益友。

唐承薇

2015年10月10日

# 前　言

随着消化内镜技术近几十年日新月异的发展，它在消化系统疾病的诊断和治疗中已日趋成熟，现已成为消化学科的重要组成部分。从单纯的胃镜到现今已拥有包括胃镜、肠镜、十二指肠镜、超声内镜、小肠镜、共聚焦内镜、胶囊内镜、胆道镜等多镜种，诊断技术也从烛光作为光源发展到现在的通过电子染色内镜、自体荧光内镜、共聚焦显微内镜、超声内镜、结合X线观察等，为消化系统疾病的诊断提供了直观的图像资料。在此基础上开展了大量的微创治疗技术，成为越来越多的消化系统疾病治疗的首选措施。随着经自然腔道内镜手术（natural orifice transluminal endoscopic surgery，NOTES）机器人的临床应用，更逐步拓展到无菌体腔，体现了较传统外科手术更明显的优越性，将来会有更多的传统外科手术被内镜手术取代。

消化内镜技术的发展史也是内镜护理的发展史，不断发展的诊疗技术推进了护士角色内涵的扩展。但是始终不变的是“以患者为中心”，以患者顺利安全接受内镜诊疗为目标，改变的是为患者提供更优质的诊疗技术和护理措施。今天，消化内镜护理已发展成为一门独立的专业。内镜护士在消化内镜的诊疗活动中，承担着患者护理、医生助手、质控管理、教学科研等任务。熟练规范的操作流程能更好地指导护士在诊疗活动中娴熟地配合医生，保证内镜诊疗的顺利完成，提高内镜诊疗的成功率，保障患者的安全。

为了提供消化内镜护士日常工作中常见护理问题的解决方案，编者所在中心在总结多年的工作经验的基础上，由长期从事消化内镜护理工作的一线护理人员和消化内镜医生参与，并与国内多家先进的内镜中心护理专家合作，医护共同完成了本书的编写工作。希望本书为消化内镜护士提供了较为全面的参考和借鉴。

本书共分为3篇25章。第一篇包括消化内镜设备原理及发展、消化内镜诊疗技术及发展的相关理论、消化内镜中心的护理管理、消化内镜护理的发展及展望等。第二篇介绍了消化内镜检查的相关护理，包括患者的术前、术中、术后患者护理，术中操作配合，无痛内镜技术及护理。第三篇介绍了消化内镜微创治疗的护理。本书图文并茂，切合实际，详细地呈现了护理操作过程。对每一项护理操作的关键注意点进行了总结，提示护士特别注意，以保证内镜诊疗的安全和成功。本书具有较强的适用性。

在撰写中，尽管参阅了大量国内外相关文献和著作，但由于编者的水平有限，消化内镜技术发展迅速，编者所在中心目前对部分诊疗新项目还处于探索和启动阶段，因此，在内容上难免存在着不足和疏忽的地方，还望得到同行的批评和指正。

本书的撰写过程中，得到多位护理人员和医生的大力支持，也得到国内多位同行的鼎力帮助。在此，向各位付出的辛勤劳动表示衷心的感谢！向在此之前为消化内镜护理撰写文献和著作的同行们致以敬意！向为本书拍摄大量优质图片的陈华聪老师致以诚挚的感谢！

编　者

2015 年 8 月

# 目　　录

## 第一篇　概　　论



## 第二篇　诊断性消化内镜的护理配合

# 第三篇　消化内镜微创治疗的护理

# 第一篇　概　论

# 第一章　消化内镜概述

## 第一节　消化内镜的发展简史及展望

### 一、消化内镜发展简史

（一）早期的硬式内镜（1805 ～ 1932 年）

早在 1805 年，德国的 Bozzini 利用烛光，通过一根细铁管，看到了直肠、泌尿道的内腔。1826 年法国 Swgales 制成了膀胱镜和食管镜。1868 年德国 Kussmaul 制成了第一台直管式胃镜。1801 年 Mikulicz 制作了下 1/3 处可弯曲 30° 的胃镜。但总体来看，早期硬式胃镜，操作困难，患者痛苦大，视野不清晰，盲区较多，使其使用价值大受限制。

（二）半可曲式胃镜

1932 年 Wolf-schindler 研制出半可曲式胃镜，在胃镜发展史上有了较大的进步。它是有由近段的硬性部和远段的软管部组成，由 26 块短棱镜构成。由于镜身大部分可弯曲，从而使胃黏膜可视面积大为增加。1941 年 Taylor 在胃镜操作部装上了弯曲装置，使末端可做上、下两个方向的弯曲，大大减少了观察盲区。1948 年 Benedict 将活检管道装于胃镜内，胃镜的功能又大大扩展。

（三）纤维内镜（1957 年以后）

1957 年，美国 Hirschowitz 制成了第一台纤维胃镜（胃、十二指肠镜），从而开启了纤维光学内镜的大门，这是内镜发展过程中的一次质的飞跃。日本在 1963 年开始生产纤维胃镜。开始在原胃内照相机上安装了纤维光束，制成了带有纤维内镜的胃内照相机，后来又在纤维胃镜上加上了活检管道，增加了纤维胃镜端部的弯曲结构，采用了导光束外接强光源的冷光技术，终于使纤维内镜进入了更为实用的阶段。20 世纪 60 年代后期，扩大了视野角度，增加胃镜远端多方向弯曲的控制能力，增加活检和治疗管道等，同时出现前视式和斜视式内镜，使食管、胃、十二指肠在一次检查中全部被窥视。1962 年 Overhoet 首先研制出了纤维结肠镜用于临床。1968 年 Mucune 首先通过纤维十二指肠乳头插管成功进行了逆行胰胆管造影（ERCP）。

（四）乙状结肠镜与结肠镜

John Hopkins 大学的 Howard A.Kelly 制造了一种 30cm 长的硬质直管，利用头灯将光线反射进管内照明。Tuttle 在 1903 年制成了直肠乙状结肠镜，长 25cm，照明灯安装在镜身远端。20 世纪 60 年代后期，随着纤维乙状结肠镜的出现，乙状结肠的检查更加令人满意。1968 年，Bergin Overholt 使用可曲式乙状结肠镜为 250 位患者进行了检查，后来，他又利用与乙状结肠镜同样的技术制成了纤维结肠镜。

（五）电子内镜

电子内镜是美国 Welch-Allyn 公司于 1983 年首先创造发明并应用于临床的。电子内镜的特点为它既非通过棱镜也非通过光导纤维传导图像，而是通过安装在内镜顶端被称为微型摄像机的 CCD 将光能转变为电能，由同轴电缆导出，再经视频处理器处理后将图像重建在电视显示器上。因此，电子内镜传导图像的机制与传统的内镜完全不同，因其图像信号直接为电信号，很容易将其数字化，方便地进行贮存、冻结、打印、局部放大等处理。电子内镜的出现是消化内镜发展史的第三个里程碑（硬式胃镜 - 纤维内镜 - 电子内镜）。

（六）超声内镜

体腔内超声系将微型超声探头安置在内镜前端，将内镜插入腔道后进行超声扫描，从而获得腔道壁多层次及周围毗邻脏器的高分辨率超声图像。

1957 年 Wild 和 Reid 等将 10 ～ 15MHz 的超声探头插入直肠腔内对直肠癌进行超声扫描。1968 年渡边等开展了前列腺的超声检查。1976 年 Franzin 将探头插入食管腔内进行心脏的 M 型超声检查。但以上均为非直视下将超声探头插入较浅体腔内进行的尝试。1980 年 Dimagno 和 Green 首次应用内镜和超声组合在一起的电子线阵型超声胃镜做动物实验获得成功，从此便诞生了真正意义上的超声内镜。

现在超声内镜在临床上的应用已经非常广泛，主要应用领域：判断消化系肿瘤的侵犯程度并判断是否有淋巴结转移；确定消化道黏膜下肿瘤的起源与性质；超声内镜引导下细针抽吸活检术；超声内镜引导下胰腺假性囊肿置管引流术；超声内镜引导下胆胰管引流术等，其中在胆胰疾病的诊治过程中发挥着尤为重要的作用。

### （七）放大内镜

放大内镜的起源应回溯至硬性胃镜的年代。1954 年 Gutzeit 及 Teitige 观察了胃体的腺窝并发表了他们的结果。1964 年 Salem 和 Truelove 强调这一标准在胃活检、特别是胃炎诊断中的价值。日本 Matsumomo 报道胃溃疡及胃癌时正常胃小凹被破坏并为特征形态的假小凹所取代。

自 1967 年开始，日本的一些制造公司开始生产一些具有放大功能的纤维内镜，如 1977 年的 ML 系列，1980 年的 HM 系列。1982 年，由 Tada 设计的能放大 170 倍的放大内镜（β-UHM 奥林巴斯）问世，另一类型可放大 170 倍的 FGS-SML 内镜也由 Machida 公司生产出来了。这些高倍放大的纤维内镜可达到观察细胞及细胞核水平。

放大内镜通过变焦，可将局部结构放大 20 ～ 170 倍，其放大倍数介于肉眼与显微镜之间，与实体显微镜所见相当，可重点观察隐窝、腺管开口形态或黏膜下血管形态，对早期黏膜病变的诊断效果明显优于普通内镜。奥林巴斯的 GIF-H260Z 目前已广泛应用于临床。其最新型号 GIF-HQ290 于 2014 年 5 月发布，该型号的内镜画质为全高清 1080P，内镜的景深达到了 3 ～ 7mm（NEAR FOCUS 近距），并采用双焦距功能，观察倍率放大 45 ～ 90 倍。

### （八）胶囊内镜（无线内镜）

胶囊内镜由于其外形类似于药用胶囊制剂而得名。主要由内镜胶囊、信号记录器和图像处理工作站3部分构成。目前使用的胶囊，大小为11mm×27mm，重约3.7g。胶囊内镜有如下特点：全小肠段真彩色图像拍摄，突破了小肠检查的盲区，提高了消化道疾病的检出率；胶囊内镜为一次性使用，有效避免了交叉感染，胶囊外壳采用耐腐蚀医用高分子材料，对人体无毒、无刺激性，能够安全排出外；只需吞服一颗胶囊，检查过程无痛、无创、无导线，也无需麻醉，不耽误正常的工作和生活；操作简单，医生只需回放胶囊所拍摄到的图像资料，即可对病情做出诊断；克服了传统的插入式内镜所具有的耐受性差、不适用于年老体弱和病情危重等缺陷，可作为消化道疾病尤其是小肠疾病诊断的首选方法。现已广泛应用的胶囊内镜如以色列的GIVEN、国产的OMOM等。

## 二、消化内镜的发展方向

### （一）图像质量更高

随着科技的不断发展和进步，CCD制造技术、视频计算机处理技术在快速进步，内镜图像放大倍数越来越大，图像清晰度越来越高，图像颜色越来越逼真。

### （二）内镜技术不断创新

进入21世纪后，随着消化内镜技术的发展，逐渐涌现了胶囊内镜、染色内镜、放大内镜、荧光内镜、激光共聚焦显微内镜（CLE）、窄带成像技术（NBI）、智能电子分光技术（FICE）、智能电子染色内镜（I Scan）等先进技术。并且放大内镜结合内镜下染色、放大内镜结合NBI等技术已经广泛运用于临床，更加有利于内镜医师发现微小病变，大大提高了早期病变的检出率。

### （三）内镜应用范围越来越广

经过近几十年的发展，新技术不断涌现，内镜的适应指征不断扩大。如内镜下息肉切除术、内镜下消化道早期癌变的剥离、内镜下胆管结石的取出、内镜下胰腺假性囊肿引流技术等。其中内镜下黏膜切除术（EMR）、内镜黏膜下剥离术（ESD）、内镜经黏膜下隧道切除术（STER）、经口内镜下肌切除术（POME）、经自然腔道内镜手术（NOTES）等，是近几十年在消化系统疾病的诊断和治疗中的新兴技术，且已比较成熟。相信经过内镜医师的不断拓展，将来会有更多的传统手术被内镜手术取代。

（牟　一　胡　兵）

## 第二节　消化道系统解剖结构与消化内镜的相关结合

消化内镜现已广泛运用于临床诊断与治疗，通过消化内镜，可以清晰地看到各部位的结构（图 1-1 ～图 1-11）

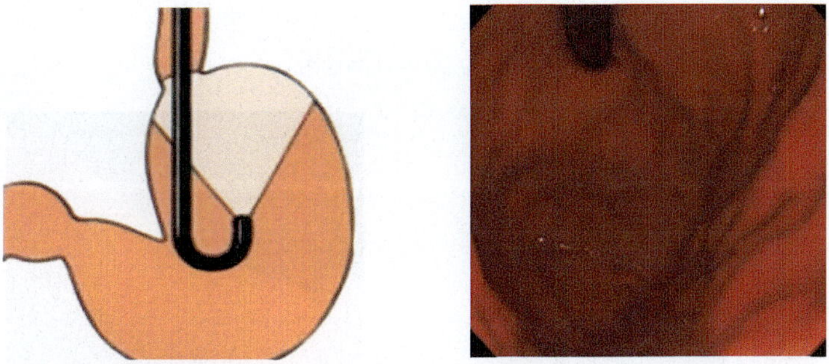

A. 胃镜反转视胃底示意图　　B. 胃底

图 1-1　胃镜反转看胃底

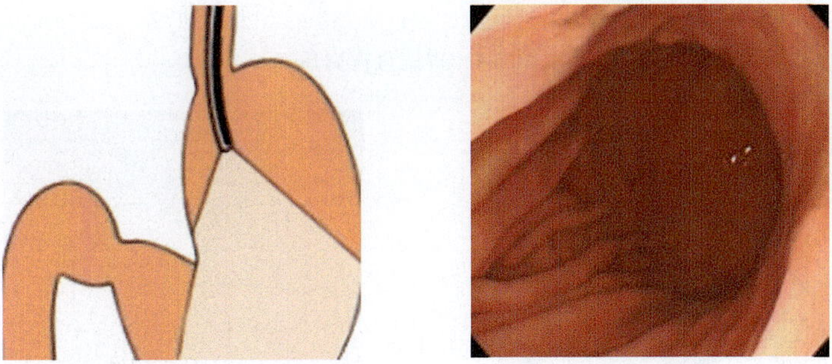

A. 胃镜直视胃体示意图　　B. 胃体

图 1-2　胃镜直视胃体

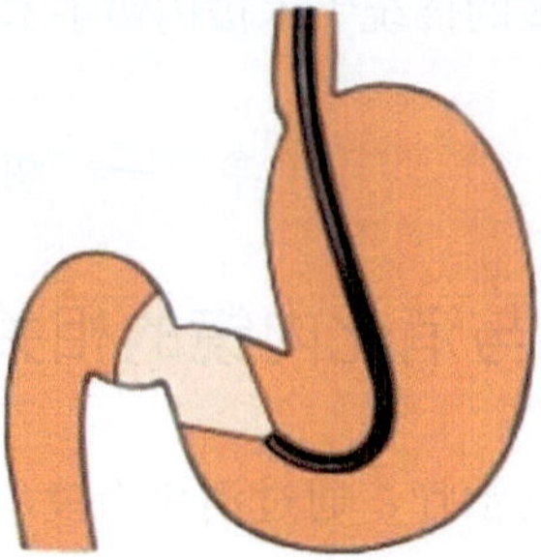

A. 胃镜直视胃窦示意图

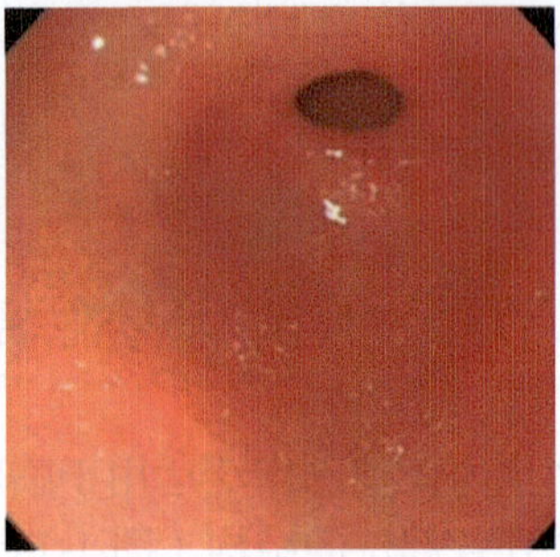

B. 胃窦

图 1-3　胃镜直视胃窦

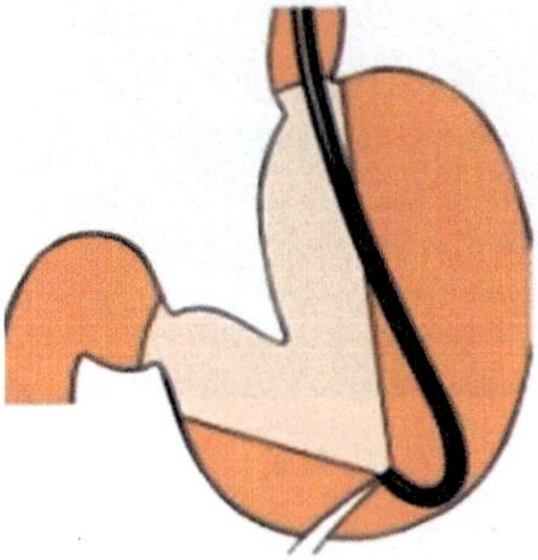

A. 胃镜直视胃角示意图

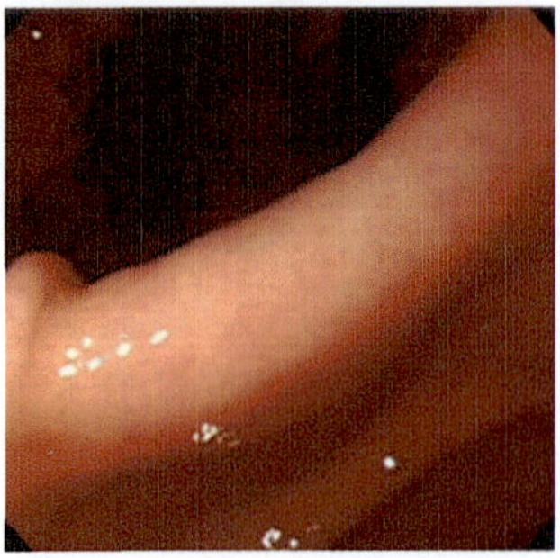

B. 胃角

图 1-4　胃镜直视胃角

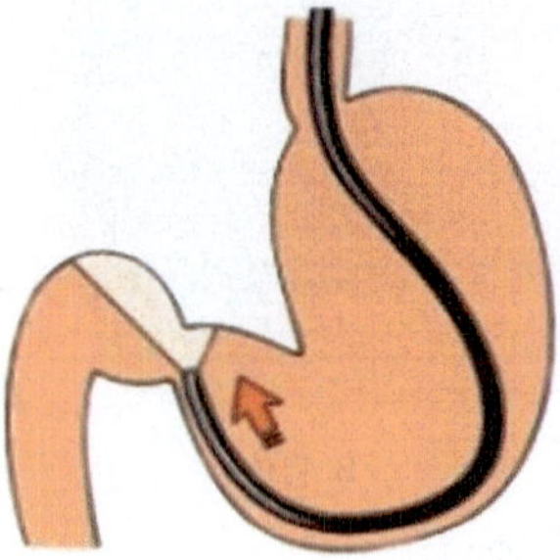

A. 胃镜直视十二指肠球部示意图

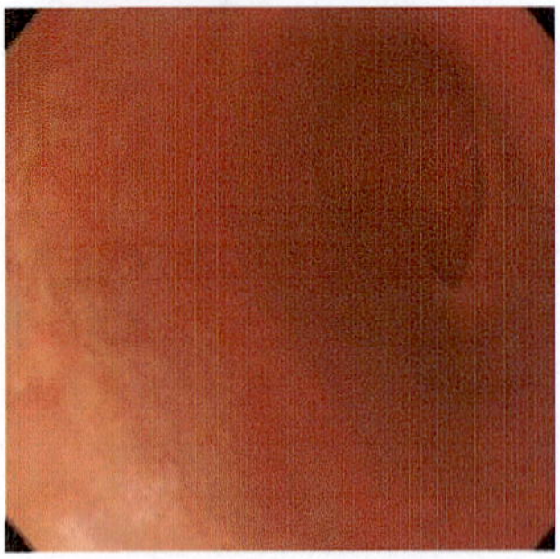

B. 十二指肠球部

图 1-5　胃镜直视十二指肠球部

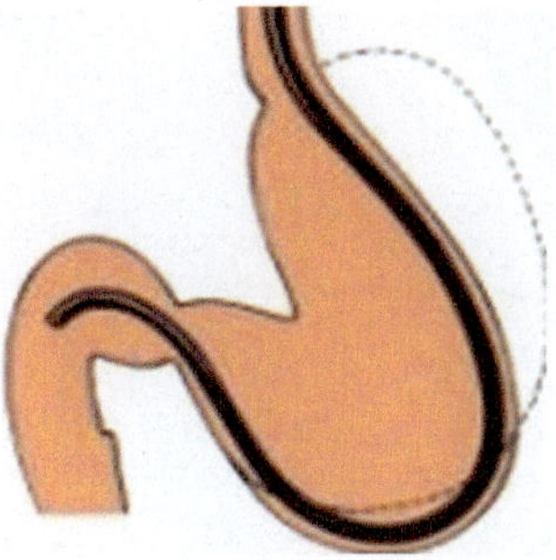

A. 胃镜直视十二指肠降段示意图

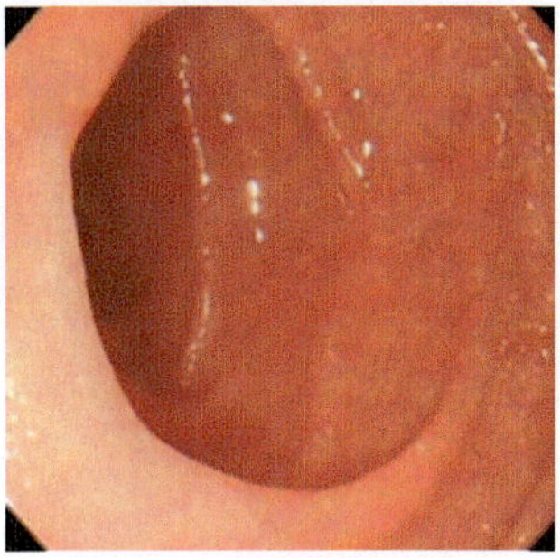

B. 十二指肠降段

图 1-6　胃镜直视十二指肠降段

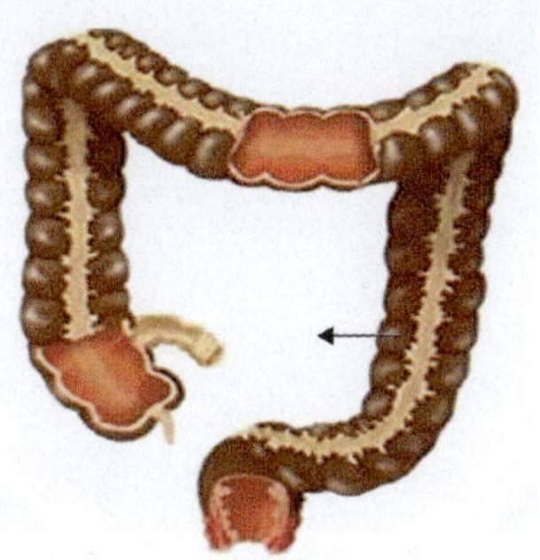

A. 回盲部示意图

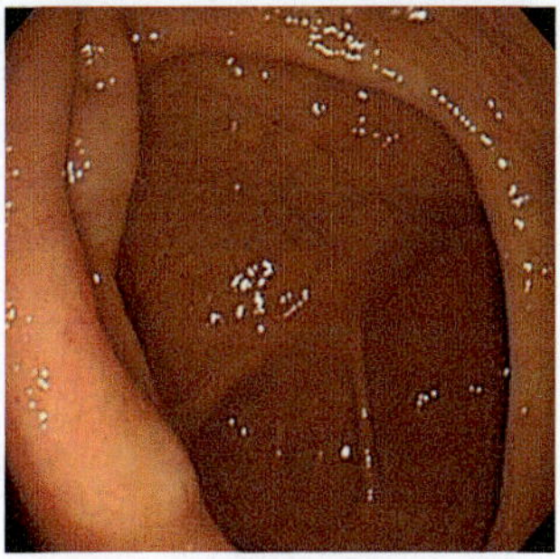

B. 回盲部

图 1-7　肠镜直视回盲部

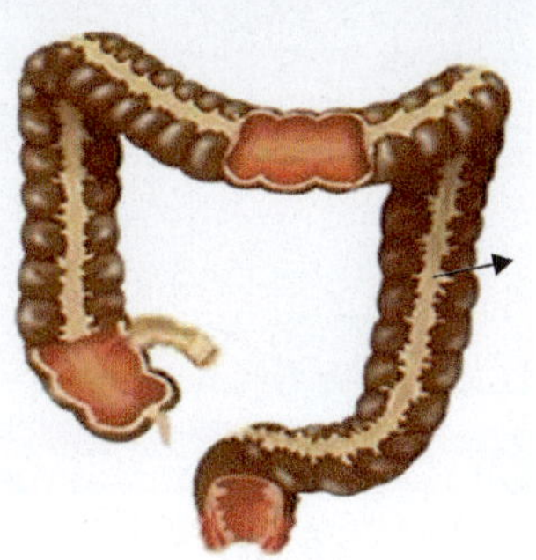

A. 横结肠示意图

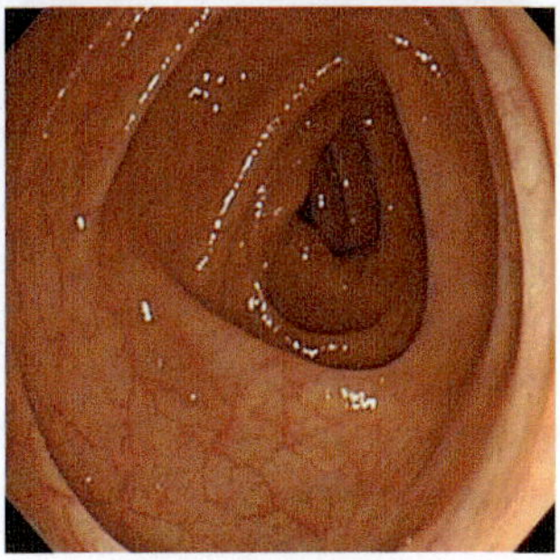

B. 横结肠

图 1-8　横结肠

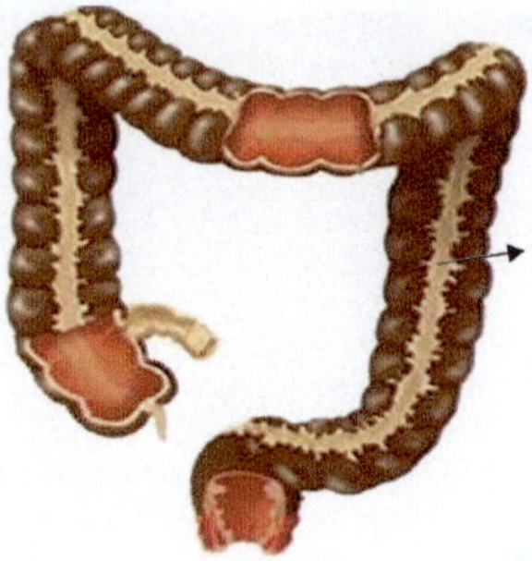

A. 降结肠示意图

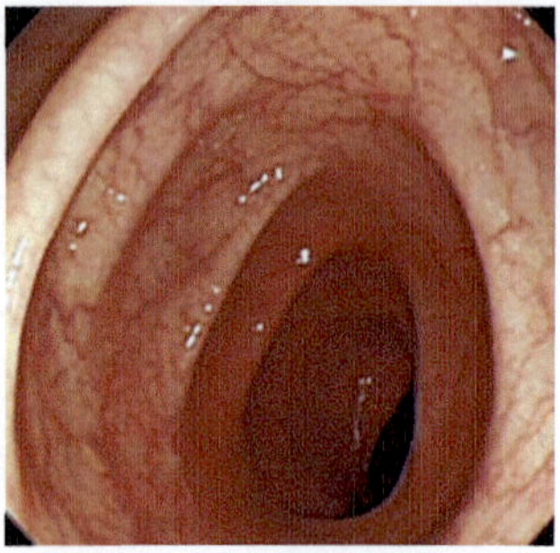

B. 降结肠

图 1-9 降结肠

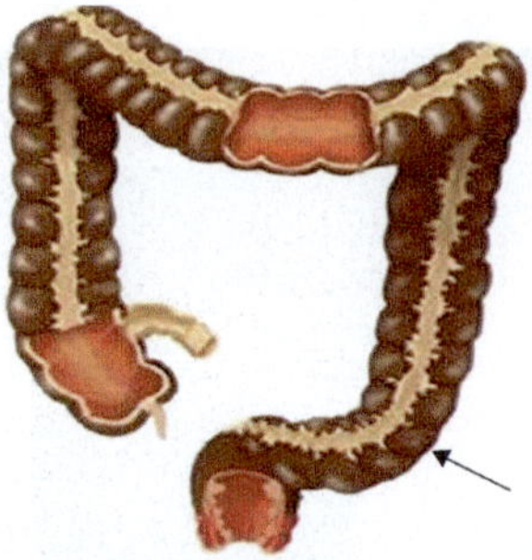

A. 乙状结肠示意图

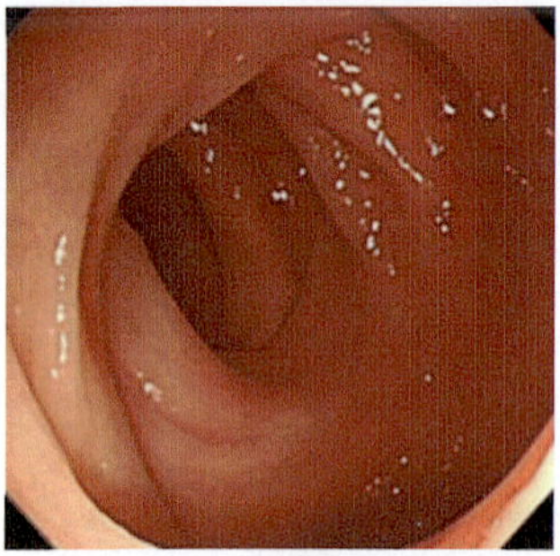

B. 乙状结肠

图 1-10 乙状结肠

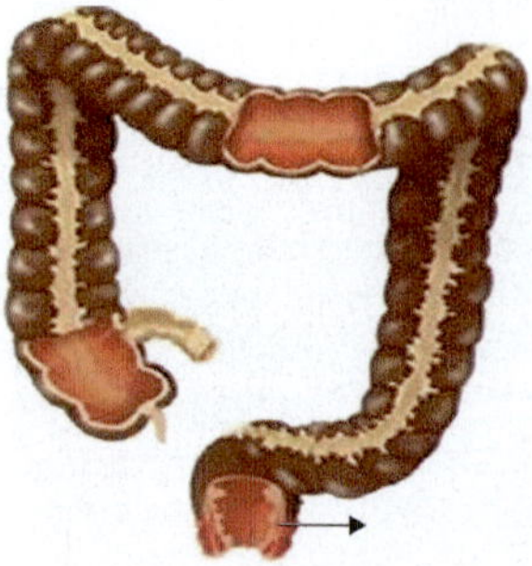

A. 直肠示意图

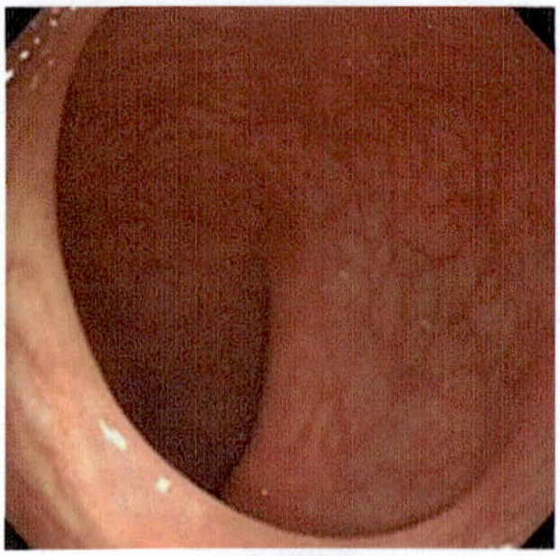

B. 直肠

图 1-11 直肠

（牟 一 胡 兵）

# 第三节　各种消化内镜的结构及原理

消化内镜常见种类有电子胃镜、十二指肠镜、小肠镜、结肠镜、胆道镜、超声内镜、胶囊内镜等。近年来随着科学技术的迅速发展与交叉渗透，各类新型内镜不断出现。尽管现在消化内镜在种类、大小及应用上各有千秋，然而它们还是具有共性的。

## 一、电子内镜构造及原理

### （一）电子内镜的组成

由光学系统和机械系统组成，前者包括导像及导光系统，后者包括弯曲及调控系统、注水注气系统、吸引活检系统，以及由金属软管和塑料制成的外壳保护等。内镜总体结构由目镜部（纤维内镜）、导光插头部、操作部、插入管、导光软管和先端部组成。通过一个螺旋状的导线连着内镜冷光源及图像处理器（电子内镜），图像通过光导纤维束或者电荷耦合器件（CCD）进行转换（图 1-12 和图 1-13）。

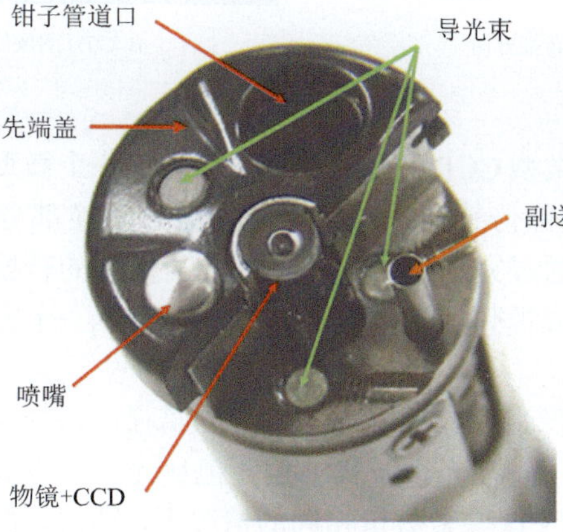


图 1-12　电子内镜先端部

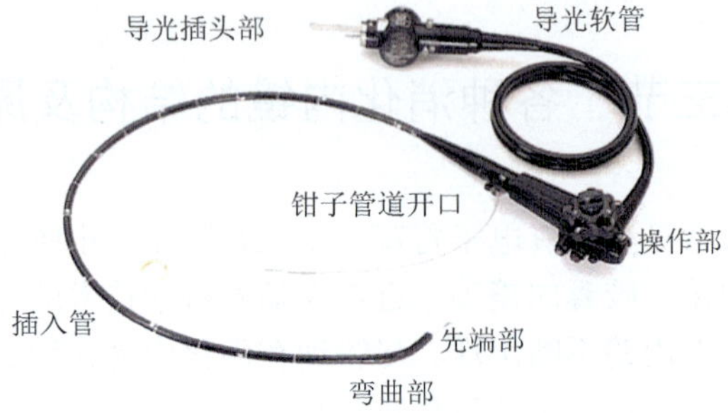


图 1-13 电子内镜主要结构名称

### （二）电子内镜的成像系统（图 1-14）

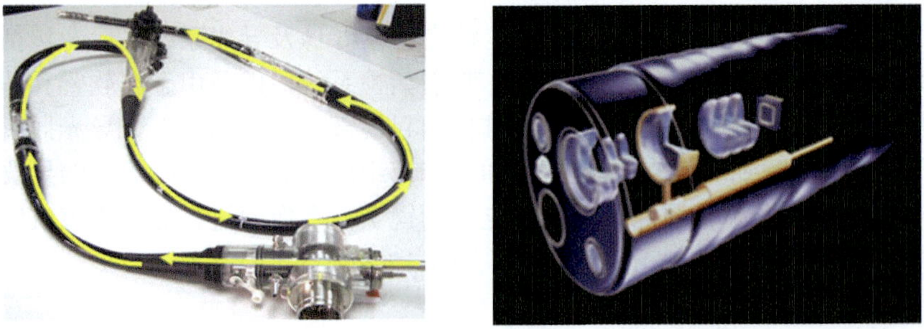

A. 冷光照明光源传播方向　　B. CCD 图像传感器

图 1-14 成像系统

前端装有一个微型CCD图像传感器，相当于一个微型电子摄像机。CCD是一个固态图像传感器，包括光敏部分、转换部分和输出电路部分。入射的光量子通过完成图像光信息到电荷信息的转换后，再经过视频系统处理器转换成视频信号，输送到监视器上，一个完整真实的图像就会显现。

CCD芯片中的像素仅能感受光信号的明暗强弱，只能得到黑白图像。为了获得彩色图像，需在光学通路中放置色滤光片，方式主要有顺次方式和同时方式。在CCD像素数量相同的情况下，顺次式的解像度优于同时方式，但顺次式的缺点为红、蓝、绿3种色信号的传送有时间差，有时会得到模糊图像。

## 二、超声内镜构造及原理（图 1-15）

超声内镜将微型超声探头安置在内镜的顶端，将内镜插入消化道后既可直接观察黏膜表面，又可同时进行超声扫描，从而可获得消化道管壁各层次及周围邻近重要脏器的超声影像。超声内镜可分为环扫和扇扫两种类型，借助扇扫超声内镜还可以完成黏膜下及胆胰病变的穿刺活检或介入治疗。

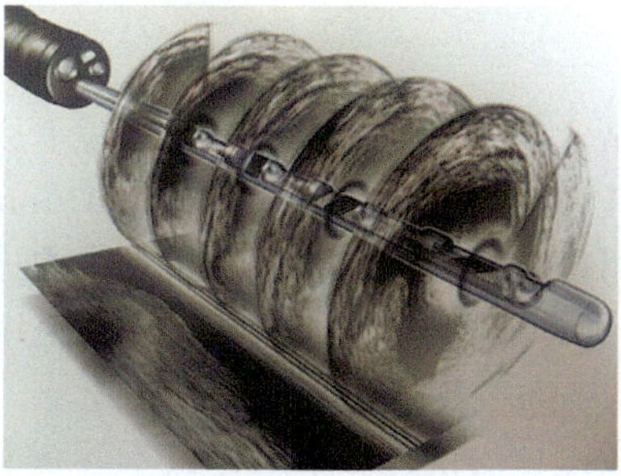

A. 环扫超声内镜探头

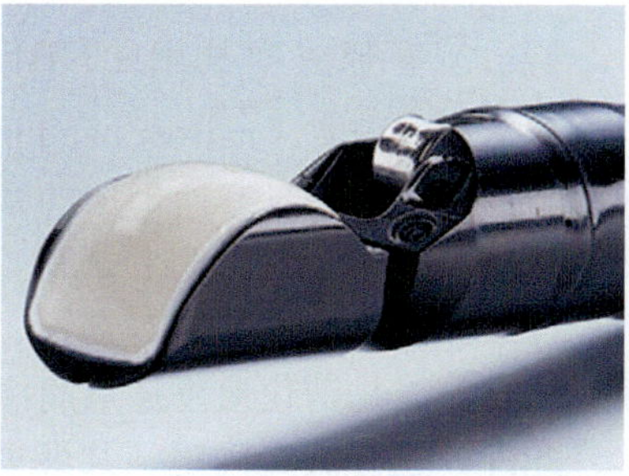

B. 扇扫超声内镜探头

图 1-15　超声内镜类型

## 三、胶囊内镜构造及原理

胶囊内镜最早由以色列开发研制，形如胶囊，属一次性用品，含有闪光装置和摄像传感器。吞服后通过整个消化道，工作时间为 8 ～ 9 小时，连续拍摄的图像经腹部的遥控接收器存于电脑加以分析。胶囊内镜则随粪便排出。胶囊内镜对小肠检查价值较大，患者痛苦少。

## 四、特殊内镜技术

近年来，为满足消化系统疾病的各种诊治要求，许多特殊内镜技术被不断开发、完善，如色素内镜、放大内镜、窄带成像技术等。

### （一）色素内镜

将某些染料（如碘、靛胭脂等）通过直视下喷洒后，使消化道黏膜散布色素，从而提高对消化道早期肿瘤、癌前病变的检出率。根据染料散布的作用机制，可分为染色法、对比法等。

（二）放大内镜

放大内镜是一种内镜诊断的新设备，与普通内镜的区别在于它的物镜周围装有放大镜头，通过调节镜头，可把黏膜放大 20 ～ 170 倍，从而可细微观察食管黏膜表面微血管、胃小凹和结肠黏膜腺管开口的形态特征。放大内镜结合窄带成像技术，更有助于提高消化道早期微小癌灶及癌前病变的检出率。

（三）窄带成像技术（NBI）

窄带成像技术（narrow band imaging，NBI）是一种新兴的内镜下成像诊断技术。利用 NBI 所形成的系统既可以通过黑白 CCD，采用 415nm 及 540nm 的“窄带光”进行成像，又可按传统电子内镜利用可见光源进行成像。NBI 内镜提高了对食管、胃、肠道病变表面的细微构造和毛细血管的观察，是消化道癌症早期诊断的一大进步。

此外，还有荧光内镜、共聚焦显微镜、内镜光相干成像技术等新型内镜技术。

（牟　一　胡　兵）

## 第四节　消化内镜诊疗器械

在内镜观察的基础上，可以通过各种辅助工具完成内镜下的局部喷洒染色剂和止血药、活体组织标本采集、染色或金属夹标记、高频电电切和电凝治疗、机械压迫和结扎治疗、局部注射治疗等。正是内镜设备和内镜附件的不断推陈出新带来了内镜诊疗技术的飞越。内镜护士对附件的熟练操作配合才能促成内镜诊疗成功进行。因此，内镜护士必须掌握各类附件的结构、性能和操作技巧。本节介绍部分广泛使用的诊疗器械，其他器械将于各诊疗项目专节结合治疗操作进行详细介绍。

### 一、一次性活检钳（图 1-16）

特点：南京微创普通活检钳钳头直径 2.3mm，外表涂有超滑特氟龙涂层，可以降低对钳道孔的磨损，用于常规活体组织的采集（图 1-16A）。图 1-16B 所示带针活检钳所具有的针状结构更利于固定活检组织，便于深取组织，提高病理活检的阳性率，更多的用于肠镜下活检。

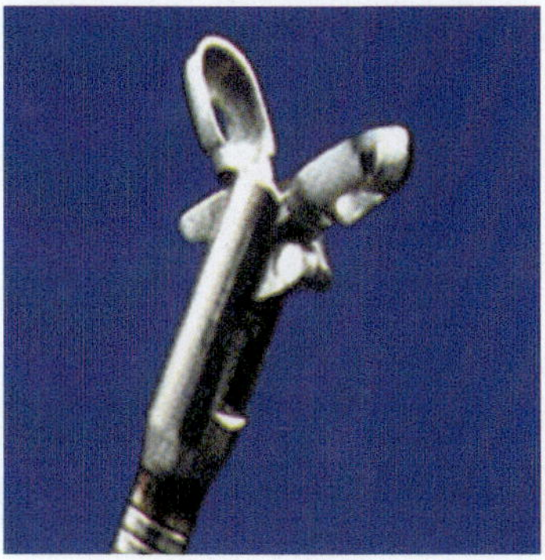

A. 南京微创普通活检钳

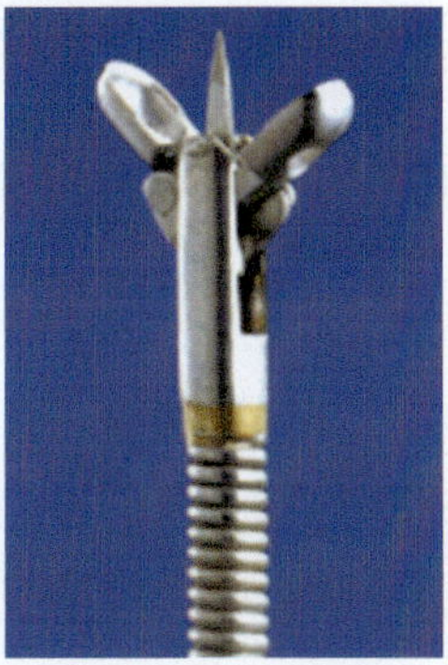

B. Olympus 带针活检钳

图 1-16　一次性活检钳

## 二、细胞刷

细胞刷如南京微创 MTN-XB-40/160-B（图 1-17）。

在内镜的直视下，通过刷头上的刷毛往复运动使人体内的活体组织细胞黏附在细胞刷上，进行细胞学的检查。操作时应随术者前后移动时，护士旋转手柄，使细胞刷呈 360° 旋转，达到取得更多组织细胞的效果。

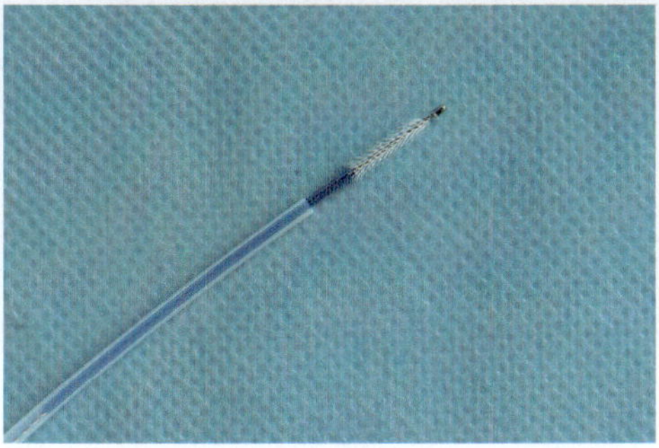

图 1-17　细胞刷

## 三、染色喷洒管

染色喷洒管如 Olympus PW-5L/V-1（图 1-18）。

特点：金属端头呈喷洒型，四散喷洒，范围均匀，常用于内镜下喷洒染色剂和止血药。

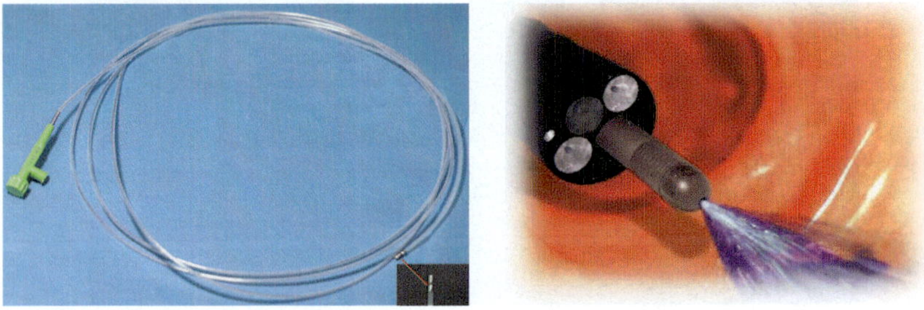

A. Olympus PW-5L/V-1　　　　B. 喷洒示意图

图 1-18　染色喷洒管及喷洒示意图

## 四、内镜注射针

内镜注射针如 Olympus MN-200U/201U（图 1-19），常用的外管外径有 21G、23G、25G（图 1-20）。

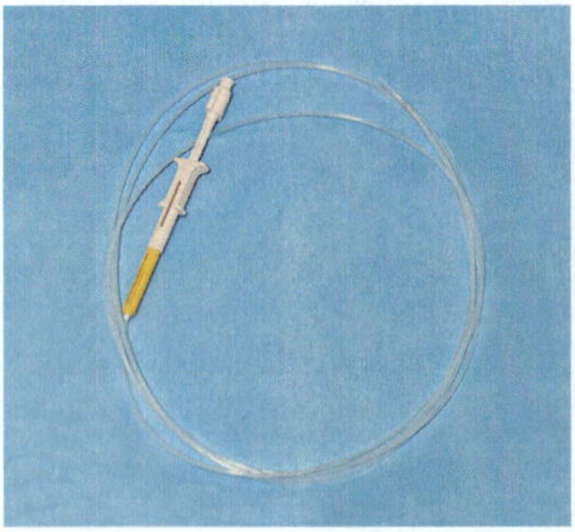

图 1-19　Olympus MN-200U/201U

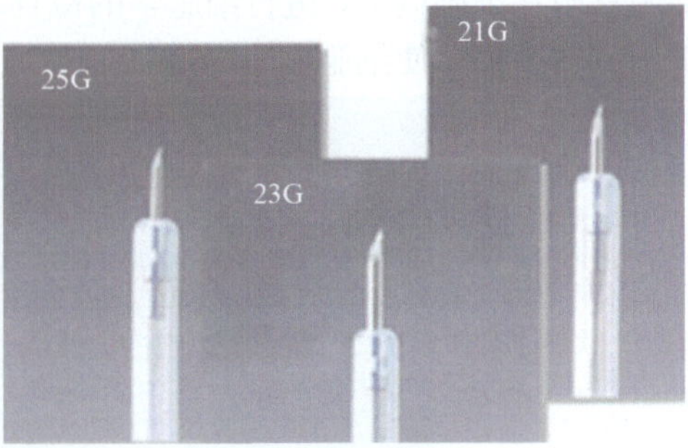


图 1-20　不同直径注射针

特点：外鞘设计实现了准确注射，适用于黏膜下注射和血管内注射。

注射时需注意：插入钳道前排净管腔内空气，将针尖收回外鞘管内；刺入黏膜的角度，避免刺入固有肌层；硬化剂注射时退出针芯后不宜立即拔出钳道，采用注射针前端压迫刺入点，可避免即时的出血；进行组织胶注射时注意即时吸药即时注射，避免药液堵塞针腔。

## 五、热活检钳

热活检钳如 Olympus FD-1L-1 或 FD-1U-1 与 SD 手柄（MH-264）配套使用（图 1-21）。

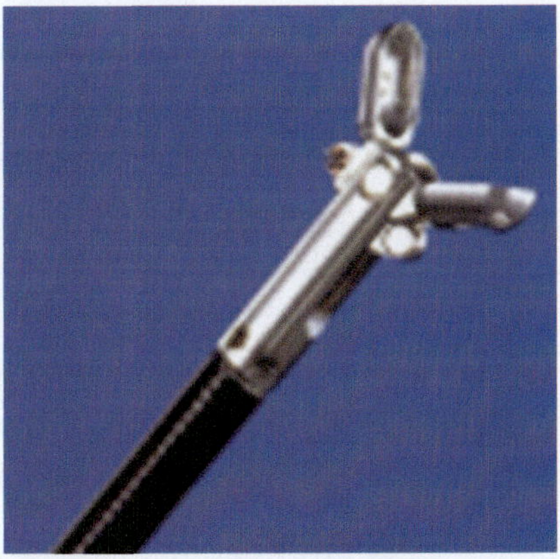

图 1-21　热活检钳

特点：椭圆形钳杯，钳身由绝缘套管组成，可通过调整手柄或调整内镜旋钮来调整钳杯的方向，达到准确的完成内镜下止血及小息肉的摘取。在摘除小息肉时须注意：仅钳住息肉顶端并控制好电凝的时间，避免电凝过深导致迟发性穿孔。

## 六、圈套器

圈套器如 Olympus SD-230U-20、SD-7P-1 与 SD 手柄（MH-264）配套使用；COOK SAS-1-S、ASJ-1-S（图 1-22）。

特点：广泛用于消化道息肉的切除或异物的套取。

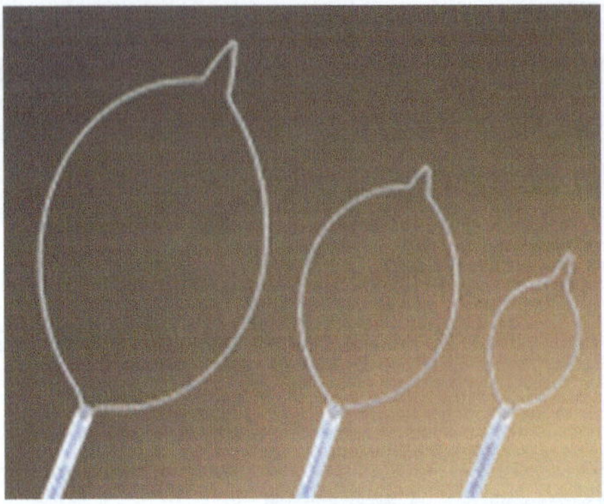

A. Olympus 椭圆形圈套器

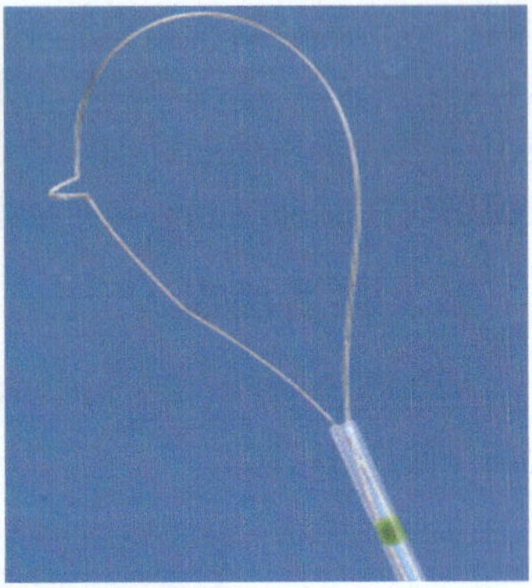

B. Olympus 月牙形圈套器

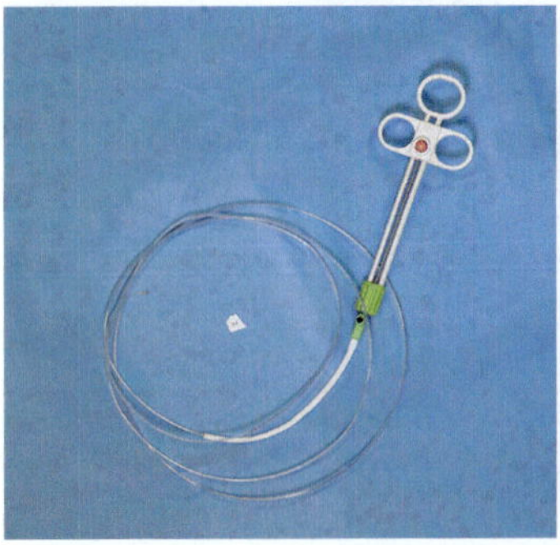

C. Olympus 手柄（MH-264）

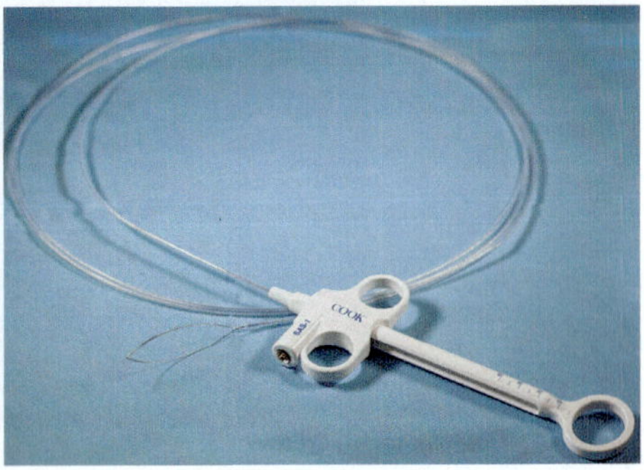

D. COOK 圈套器

图 1-22　常用圈套器

## 七、尼龙结扎环及置入器

尼龙结扎环及尼龙结扎环置入器如 MAJ-254、MAJ-340、MAJ-339 及 HX-20L-1 与 FG 手柄（MA-479）配套使用（图 1-23）。

特点：用于息肉、消化道黏膜下肿瘤、食管静脉瘤的结扎，以及消化道穿孔的内镜下修补术。

将结扎装置先端部露出钩子，扣住尼龙环的尾部后收紧推出塑料外套，将尼龙结扎环收入塑料套管内，交给术者经钳道插入。当塑料管套出现在视野时，收回塑料套管露出尼龙结扎环，对准圈套隆起病变的基底部，将尼龙结扎环套扎在满意部位（一般长粗蒂的息肉套在距基底黏膜 5 ～ 10mm 处），推出塑料外套管，使尼龙环固定，然后边退外套管同时同速收紧手柄，至外套管退至漏出金属螺纹管时，继续匀速缓慢收紧手柄，直至病变表面色泽变成紫红色为止。推出手柄，放松连线钩子，钩子与结扎环脱落。收回手柄，安全退出置入器。

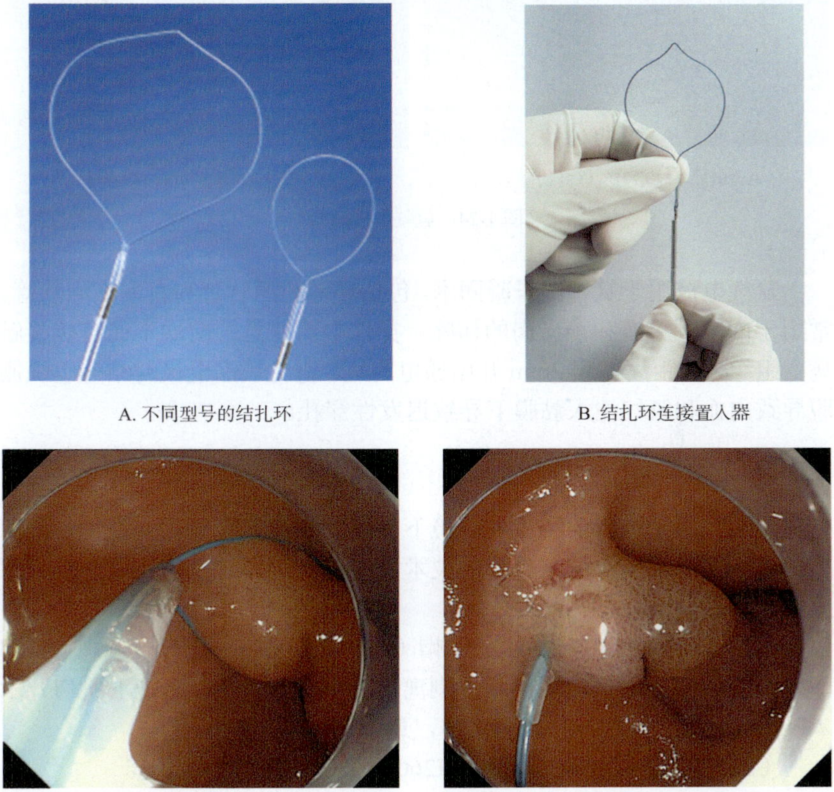

A. 不同型号的结扎环　　B. 结扎环连接置入器

C. 结扎环圈套息肉基底部　　D. 结扎环结扎息肉基底部

图 1-23　尼龙结扎环的使用

## 八、氩气电极软管

氩气电极软管如爱尔博 20132-177（图 1-24）。

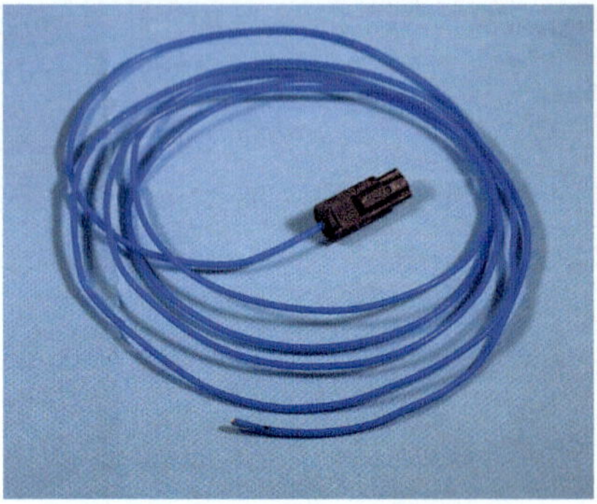

A. 20132-177 型氩气电极软管

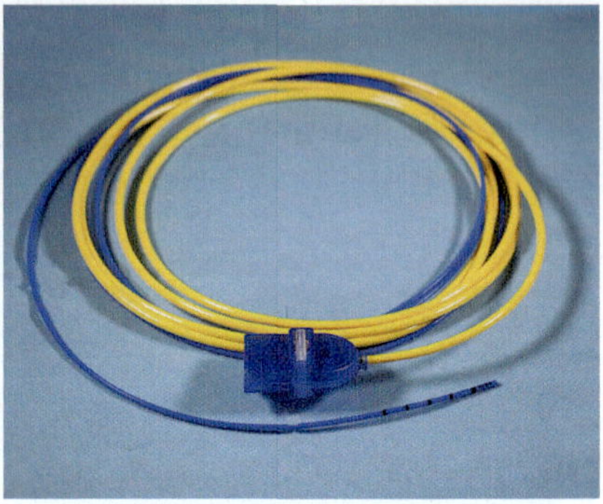

B. 一次性使用氩气电极软管

图 1-24 氩气电极软管

氩气电极用于氩等离子凝固术，包括环形喷洒软管和直形喷洒软管。常用于内镜下止血和小息肉的切除。操作中需注意：前端不能直接接触病变组织，以距离黏膜 2mm 开始通电为宜。避免拔除电极时结痂组织撕脱导致出血和氩气注入黏膜下导致迟发性穿孔。

## 九、先端帽

先端帽用于内镜前端辅助内镜下观察和治疗。有平直型开口和斜面型开口。根据不同部位、诊疗的技术需求进行选择。目前我中心较为常用的先端帽如下：

（1）D-201-11804 透明先端帽（图 1-25），适用于 Q240、Q260J 型内镜等，主要用于内镜黏膜下剥离术（ESD）和经口内镜下肌切开术（POEM）。侧孔可排除多余液体，最常用。

（2）D-201-12402，适用于 H260Z、FQ260Z 等。

特点：采用无色透明材质，使内镜先端远离黏膜组织，提供清晰的视野和优质的组织观察特性。

（3）MAJ-1990 先端帽（图 1-26），适用于 H260Z 等，主要用于辅助放大内镜下观察病变。

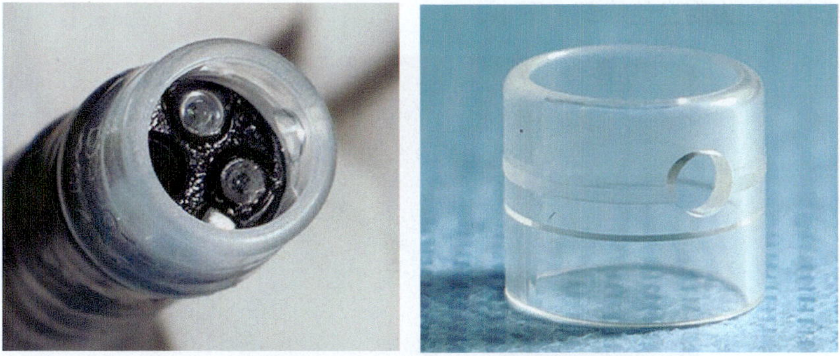

图 1-25　D-201-11804 透明黏膜吸套

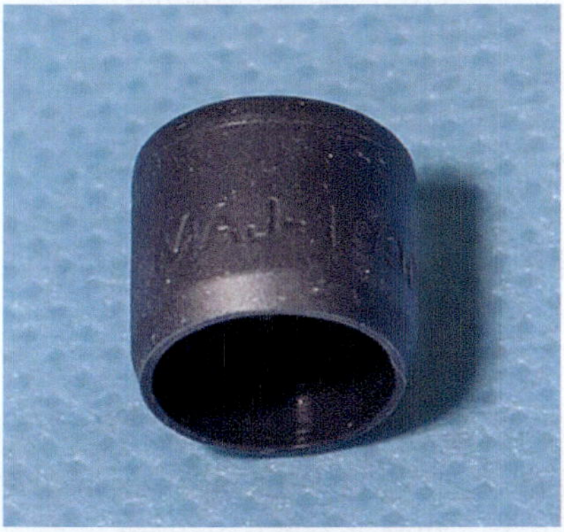

图 1-26　MAJ-1990 先端帽

特点：辅助固定放大内镜前端与黏膜的距离，达到固定内镜焦距的作用，提高观察图像的清晰度；黑色避光材质避免周围组织的反光对局部的干扰，提高观察的准确性。

## 十、高频切开刀

### （一）IT 刀（KD-610L）

IT 刀代表“带绝缘头的高频切开刀”为最早、最常用的切开刀，切开刀先端为陶瓷绝缘部（图 1-27）。

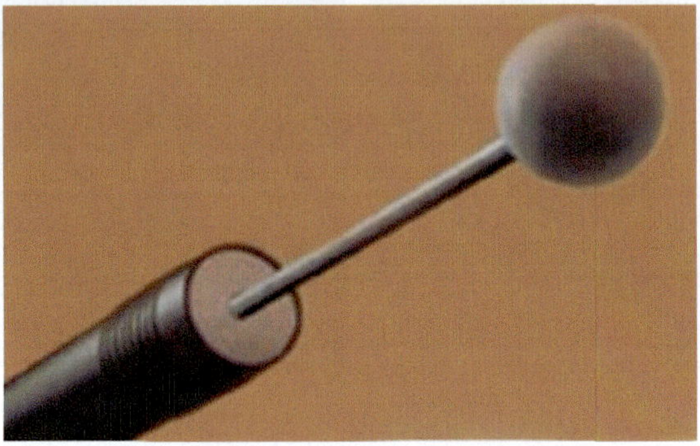

图 1-27 IT 刀（KD-610L）

**1. 特点**

（1）使用于纵向切割，刀体切开部分可以进行全方位、较长距离的快速切开和剥离，大大节约了 ESD 的时间。

（2）在切割部接触黏膜层时，陶瓷绝缘先端部能有效防止由于切割过深所造成的穿孔。

**2. 缺点**

（1）实施横向切割有一定的难度，需要熟练掌握和控制内镜的操作。

（2）由于需要潜入到病变下实施剥离，所以经常出现盲切（从内镜视野无法看到切入点），初学者会有不安因素。

（3）在实施全周切开之前，需要实施预切开以便能使 IT 刀放入黏膜层。

（二）IT2 刀（KD-611L）

IT2 刀是在 IT 刀的基础上做适当改进，绝缘陶瓷底部设计有 3 个电极，可轻松实施横向切开（图 1-28）。在大幅度提高切开和剥离性能的同时，绝缘刀头可避免进入黏膜过深，减轻对深层组织不必要的切开，降低穿孔危险性。

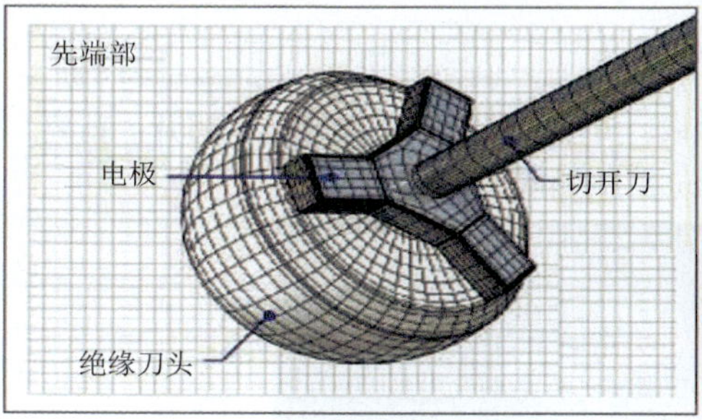


A. IT2 刀示意图

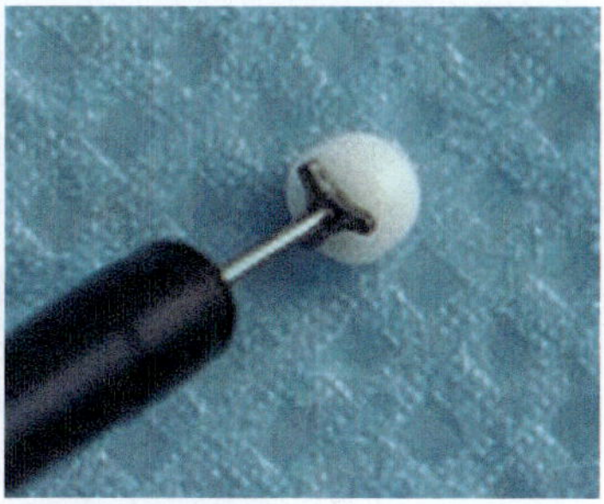

B. IT2 刀

图 1-28　IT2 刀

（三）Dual 刀（KD-650L/Q/U）

Dual 刀有效长度更长，适用于上 / 下消化道（图 1-29），特点如下：

（1）刀丝长度可调节，伸出和收回的状态是固定的，减少穿孔的风险。

（2）刀头类似门把手，防止切开和剥离过程中刀丝打滑。

（3）鞘管硬度更大（更好的力量传输）。

（4）鞘管有白色、蓝色标记（蓝色标记提示医生切开刀潜入黏膜的大概位置，避免穿孔）。

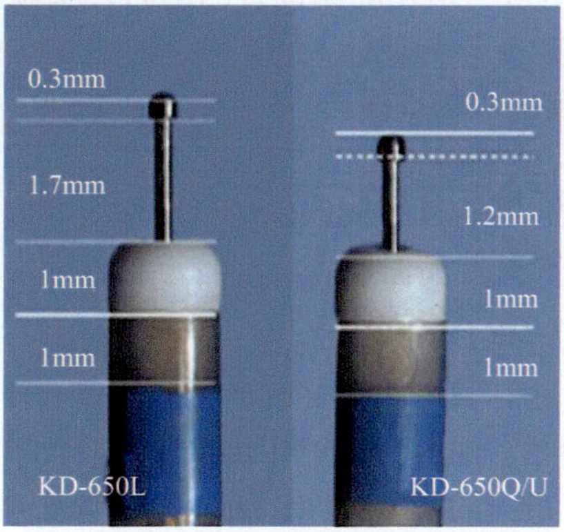


图 1-29　Dual 刀

（四）Hook 刀（KD-620LR）

旋转功能和先端部的 L 形设计确保能从任何方向实施切开 / 剥离，通过旋转手柄可选择适合的方向实施黏膜剥离（图 1-30）。

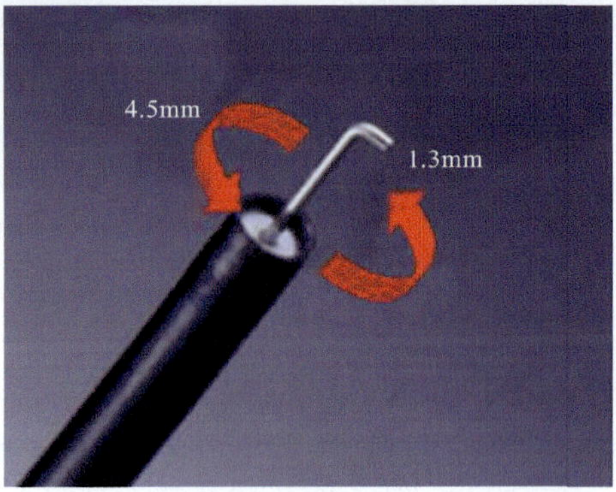


图 1-30　Hook 刀

**1. 特点**

（1）可用于标记、切开和剥离。

（2）手柄拉到极限可以固定 Hook 刀头的方向。

（3）辅助使用透明帽在确保视野的同时，实施安全可靠地切开及剥离。

（4）更容易选择切割目标。

**2. 缺点**

在操作手柄时，需要助手同医生的紧密配合。因为是钩住黏膜下层实施剥离，虽然安全却耗费时间。

（五）Flex 刀（KD-630L）

同其他高频电切开刀不同，采取柔软的外鞘设计刀丝部的长短可根据使用目的进行调整，切开刀采用环状设计，增大了刀丝与黏膜的接触面积，从而保证了适当的切割速度，柔软的外鞘及刀丝可实施多方位的切开和剥离。可用于各种不同的临床用途（标记、切开、剥离、止血等）（图 1-31）。

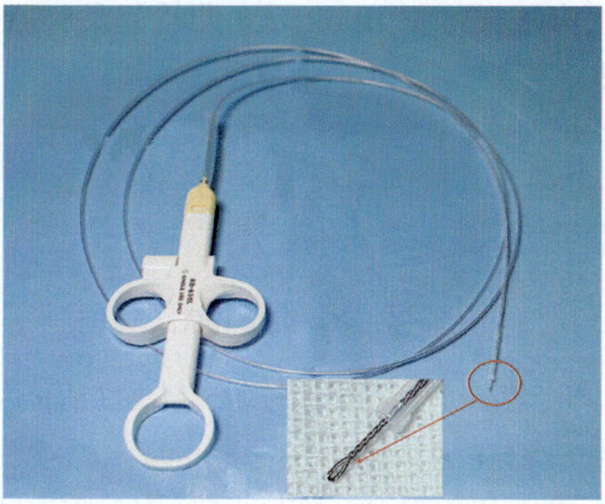

图 1-31　Flex 刀

**1. 特点**

（1）操作简单及切割迅速。

（2）前端部的折叠设计降低穿孔的危险。

**2. 缺点**

由于外鞘柔软不利于力量传达到前端部，所以需要接近病变实施切开和剥离。无法实施彻底的切开和剥离。

（六）Triangle 刀（KD-640L）

先端部采用三角形设计，前端部三角形的设计可以满足各个方位的切开和剥离（图 1-32）。

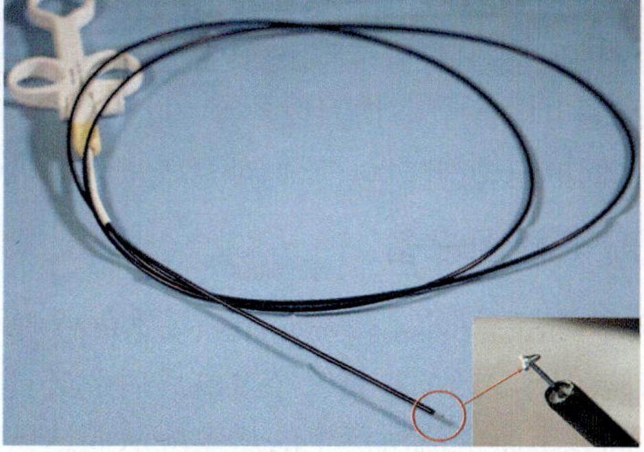

图 1-32　Triangle 刀（KD-640L）

**1. 特点** 使用方法类似于 Hook 刀，即抬起黏膜后进行切开和剥离。无需旋转调节角度。

**2. 缺点**

（1）三角形尖端比其他刀造成更大灼伤效果。

（2）手术时间较长。

## 参考文献

李雯，徐肇敏，童玉琴，等. 2008. 不同型号的金属夹在消化内镜治疗中的护理体会. 中华消化杂志，25(11)：607

王萍，徐建鸣. 2015. 消化内镜微创护理学. 上海：复旦大学出版社，4:90 ～ 91

姚礼庆，周平红. 2009. 内镜黏膜下剥离术. 上海：复旦大学出版社，4:125 ～ 132

（罗　蓉　李小青）

# 第五节　消化内镜微创治疗仪的原理及应用

经过多年的技术进步，现今消化内镜已有功能各异的上消化道、下消化道、胆道、放大、超声等电子内镜、胶囊内镜。以内镜下治疗为特征的微创技术以其创伤小而得到飞速发展，深受患者欢迎，包括内镜下黏膜切除术（endoscopic mucosal resection，EMR）、内镜黏膜下剥离术（endoscopic submucosal dissection，ESD）、经口内镜下肌切开术（peroral endoscopic myotomy，POEM）等。这些技术的开展离不开各种各样的内镜治疗设备和附件的发展。目前广泛用于内镜下治疗的治疗仪主要有氩等离子凝固设备、高频电设备、海博刀设备等。此外，尚有激光、热极、液电压碎石器等消化内镜微创治疗仪，它们都有各自的优缺点，优势互补。

## 一、氩等离子凝固设备

氩等离子凝固（argon plasma coagulation，APC）是一种新型的非接触式电凝治疗措施（图 1-33）。氩气经过电离后形成具有导电性的氩等离子体，可传导高频电凝电流所产生的热效应从而达到凝固组织和止血等目的。

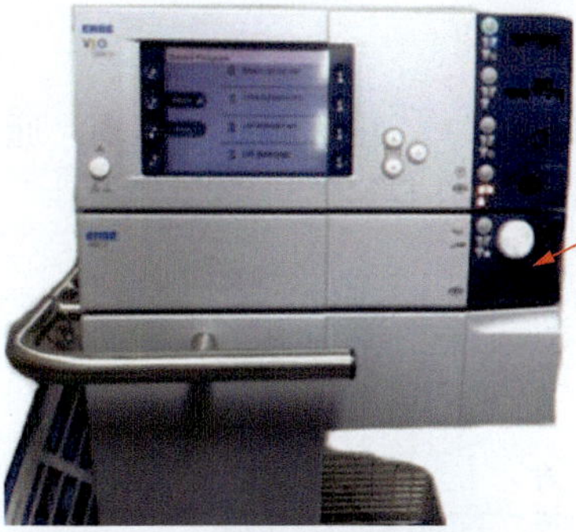


图 1-33　氩等离子凝固设备

（一）作用原理

APC 装置包括一个高频电能发生器，一个氩气源及一个探头，一根特氟龙管。特氟龙管可通过内镜钳道，其中的氩气通过离子化传导由钨丝电极产生的高频电能，继而能量被传导至组织而产生凝固效应。

氩气在高频电和组织间产生的电场作用下被离子化，形成氩等离子体。氩等离子体在电极和组织间形成微弱电火花，能引导高频电流到达组织表面，并且氩等离子体凝固不会炭化或气化组织，其热效应仅限于组织失活、凝固、干燥及干燥后产生的组织固缩。

APC 的物理特性是氩等离子体沿着电极和组织间的电场方向流动，离子流从电极到达最近的导电组织，组织一旦干燥，就失去了导电性，离子流就会自动从干燥组织流到湿润组织，直到相近组织表面被烧灼干燥。一般，APC 作用深度不超过 3mm。

氩等离子体凝固治疗仪将氩气和高频电结合使用，高频电使流经电极末端 2 ～ 10mm 处的氩气离子化。探头无需接触组织，且电凝深度小于 3mm，不易发生薄壁器官穿孔。

（二）临床应用

内镜下主要用于凝血及使组织失活，可用于除静脉曲张所致出血外的消化道出血。自 1994 年被应用于内镜下治疗后，APC 越来越广泛用于黏膜广泛病变、多发小息肉和消化道早期癌的治疗。

## 二、高频电设备

高频电流（300 ~ 1000Hz），也称无线电频率，通过人体时仅产生热效应，被广泛应用于临床（图 1-34）。

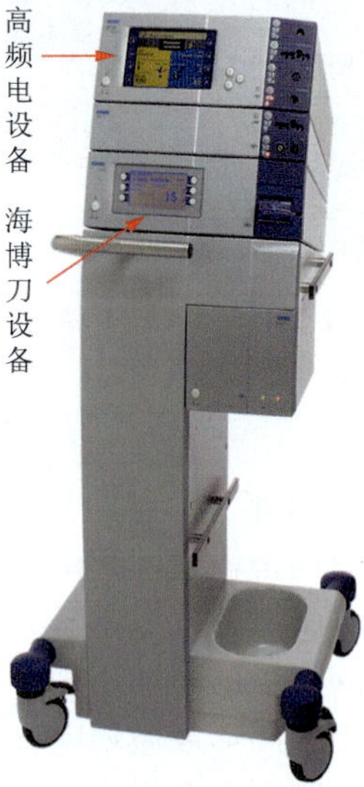


图 1-34　高频电设备

### （一）作用原理

高频电可使组织细胞离子升温，并碰撞其他细胞微粒，使细胞温度升高，组织凝固坏死。高频电的产热与通电时间、波形种类、电极大小等有关。如电流强度相等，则作用电极面积越小，局部电流密度越高，产生温度越高；相反电极面积越大，电流密度低，产热就低。

高频电治疗仪由高频电源、波形及功率控制键、作用电极、肢体电极等组成。高频电源可以发出 3 种波形，分别为切开波、凝固波和混合波。其中，切开波为一连续正弦波，凝固波为非连续衰减波，混合波为切开波与凝固波的混合波，兼有切开和凝固的作用。通常，凝固波的功率比切开电流少。

（二）临床应用

高频电刀附有内镜探头，可连接圈套器及电活检钳等，作用于局部组织，可产生脱水、切割和电灼等作用。主要可用于消化道息肉切除或早期消化道癌的黏膜切除，内镜下乳头切开术（endoscopic sphincterotomy，EST）等。

## 三、海博刀设备（图 1-34）

（一）作用原理

海博刀系统是由高频发生器、氩等离子发生器、水刀模块共同组成的多功能内镜治疗工作站。它具有内镜专用的电切、电凝模式，三种氩气喷射电凝模式。

通过可控精细水束选择性穿透黏膜层，在黏膜下层积聚饱满“水垫”，使黏膜层和黏膜下层充分隆起，并且精细水束不会对黏膜下血管固有肌层产生损伤。

（二）临床应用

标记、隆起、切割 / 剥离、止血等内镜治疗步骤均可由海博刀独立完成，融合 ENDO CUT IQ（新型内镜切割模式）、多种电切电凝模式及最新的选择性组织隆起（selective tissue elevation by pressure injection，STEP）技术。术中无需更换器械，在缩短手术用时、简化手术步骤的同时将内镜切除手术（EMR、ESD、ERCP、POEM、STER、EFR……）的安全性推向一个全新的高度。

（牟　一　胡　兵）

# 第二章　消化内镜中心的管理

## 第一节　消化内镜中心的基本配置

### 一、消化内镜中心的环境配置与要求

从内镜室的结构和功能来看，内镜室应该有一个良好的“外部形象”和多功能的设施所构成的“内部结构”。内镜中心总体面积的确定是根据该中心每年的诊疗患者数而制定的。国际上的标准一般是每平方米每年诊治 10 人次， 国内则以每年每平方米诊治 20 人次较适合国情。而目前，国内还有绝大部分的内镜中心其功能面积不能达到这一标准。

（一）位置

首先，消化内镜中心是完成胃镜、肠镜、十二指肠镜、小肠镜、超声内镜、胶囊内镜、胆道镜、腹腔镜等诊治任务的综合性场所，其服务群体更多的是门诊病人。因此其位置应该选在离消化内科门诊、胃肠外科门诊、门诊收费窗口较近的地方，便于消化系统疾病患者就近就诊、缴费、预约等。其次，随着无痛胃肠镜的大量开展，在内镜中心就近的位置，还应开设麻醉门诊，为无痛内镜诊疗患者提供术前的麻醉专科评估。另外，为了更好地完成消化内镜急重症患者的内镜下抢救，内镜中心还应与消化系统疾病病房、急诊手术室保持较近、通畅的交通联系。

（二）内部结构

**1. 内镜中心总体的布局**　应分为患者通道、医护人员通道、内镜诊室、办公区域几大部分。依照内镜诊疗的流程，内镜中心从患者接待到患者离开应配置如下功能区，各功能区域的大小应与该中心的内镜诊疗量相匹配。

（1）预约接待处：完成对门诊及住院患者的预约排序、术前告知及同意书签署、就诊引导、费用管理、患者信息录入、检查报告发送及术后健康指导等功能（图 2-1）。

（2）患者候诊处：用于患者及家属候诊时休息。可根据内镜中心操作间的布置情况设置集中候诊、分区候诊；一次候诊、两次候诊等形式（图 2-2）。

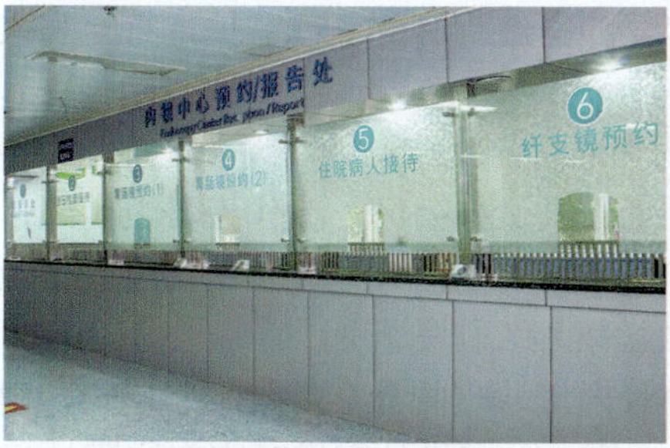


图 2-1 预约接待处

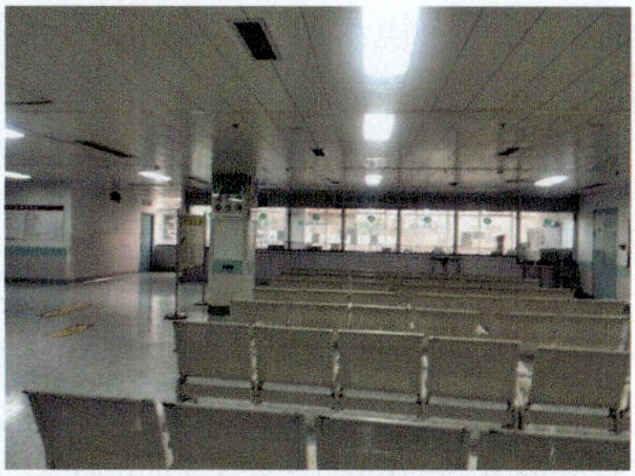

图 2-2 候诊区

（3）术前准备室：完成患者进行内镜诊疗前的有关准备事项，如口服局麻消泡剂、测量血压、麻醉护理评估、静脉通道的建立等。无痛内镜开展较多的可将普通内镜术前准备与无痛内镜术前准备分别进行，防止查对差错的发生。条件允许的可为肠镜诊疗患者配置男女更衣室，无条件时可指导患者在家更换检查裤后前来就诊（本中心采用一次性无纺布检查裤）。

（4）操作室：操作室是完成各项内镜诊疗的区域。操作室数量的配置应根据各内镜中心接诊患者的数量及增长趋势来设置。而操作室的种类则根据各内镜中心的技术种类分别设置胃镜检查室、肠镜检查室、十二指肠镜检查室、超声内镜检查室、小肠镜检查室、胶囊内镜检查室等。

根据《软式内镜清洗消毒技术操作规范》2004 版的有关规定，上下消化道的内镜检查应分室进行，不能分室进行的须分时段进行。根据操作室的功能不同，其净使用面积也有不同的要求。一般来说，胃肠镜操作室不少于 $15m^2$，而十二指肠镜操作室的净使用面积不少于 $30m^2$。

（5）内镜清洗消毒室及内镜存储室：根据工作量需求配置足够的面积和清洗消毒设备。年内镜诊疗量 5000 ～ 10000 例，消毒室面积不少于 $15m^2$；年内镜诊疗量 10000 ～ 25000 例，消毒室面积不少于 $30m^2$；年内镜诊疗量 25000 ～ 40000 例，消毒室面积不少于 $50m^2$；年内镜诊疗量＞

40000 例，消毒室面积不少于 60 ～ 80m²。

（6）麻醉复苏室：麻醉复苏室的大小及床位配置应与完成无痛内镜诊疗病人的量相匹配，复苏床位数应至少与无痛内镜诊间数相同。以保证行无痛内镜诊疗的患者能在麻醉复苏室进行麻醉复苏监护，直至病人处于清醒状态。

（7）其他功能区域的配置：物资库房，医疗垃圾及废液处理间，治疗附件处理间，工作人员休息间，工作人员办公区，工作人员卫生间，会议室，教学模拟操作间，内镜实验室等 。一些大型教学医院配置了消化内镜技能培训中心 ，更有利于教学培训工作的开展。

**2. 内镜中心布局注意事项** 随着内镜诊疗的社会需求不断增长，很多医院在新建规模更大的内镜中心（室）。在设计布局时应应注意：

（1）将各类检查技术分区布置。

（2）麻醉复苏室距离各类检查室距离不宜太远 ，减少患者在转运途中的风险。

（3）内镜清洗消毒室宜处于相应的检查室的外围，近靠窗户，减少内镜运输的污染，同时便于消毒液挥发气体的处理和排放。

（4）所有患者的服务区域应在病人到达距离最近范围，而工作人员的区域宜在患者服务区域的后面，保持相对隔离。

## 二、内镜中心的物资配置

### （一）预约接待处

应配备电脑、读卡器、打印机、内镜预约系统等。内镜预约系统与医院收费系统、内镜报告系统连接，满足患者信息数据化管理的需求，减少人为查对差错事故的发生，同时提高工作效率。另外应准备好各类消化内镜诊疗的同意书。同意书须详尽告知相关消化内镜诊疗的知识，提供给患者及家属阅读理解，达到患者及家属充分知情后签署，然后进行预约排序或及时的内镜诊疗。

### （二）候诊区

候诊区应配备一定量的座椅，供患者休息等候；在不同的等候区域做好标示，引导患者到达相应等候区域；还应配置男女卫生间；可配置电子呼号显示系统，使患者及家属能及时了解诊疗进度及候诊秩序；也可配置消化内镜诊疗相关知识及本中心的业务介绍纸版资料、板报或视频播放等形式的宣传工具，以增加患者及家属对消化内镜的了解；候诊期间应加强护理观察。对年老、小儿，病重、衰竭、低血糖、低血压等特殊情况的患者应及时给予适当处理，防止候诊期间发生不良事件（图 2-3）。

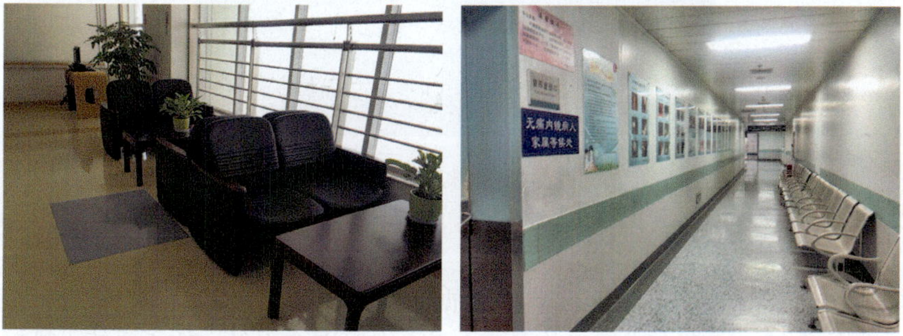

A. 分区候诊　　B. 分区候诊

图 2-3　患者候诊区

（三）术前准备室

术前准备室应包括患者准备室、术中用药准备室、静脉穿刺室等。

**1. 患者准备室**　应配备一定量的座椅，供患者休息等候；应准备有血压计、体温计、监护仪、吸氧装置等。为患者提供术前护理评估和监护；应准备好胃镜检查前的局麻消泡剂并指导患者口服；有肠镜检查裤及更衣间。在此，将贵重物品、眼睛、义齿及其他与检查无关的物品交由家属管理。

**2. 静脉穿刺室**　备齐所有静脉穿刺使用物品，为无痛内镜检查及内镜下微创治疗的患者建立静脉通道。推荐使用安全静脉留置针。

**3. 静脉用药准备室**　按临床第一治疗室要求准备及管理。包括治疗台、各类型号的空针、各种静脉补液的液体、各类无痛内镜使用的药物（按基数配备）、存放毒麻药品的保险柜、口罩、帽子、空气消毒机等（图 2-4）。

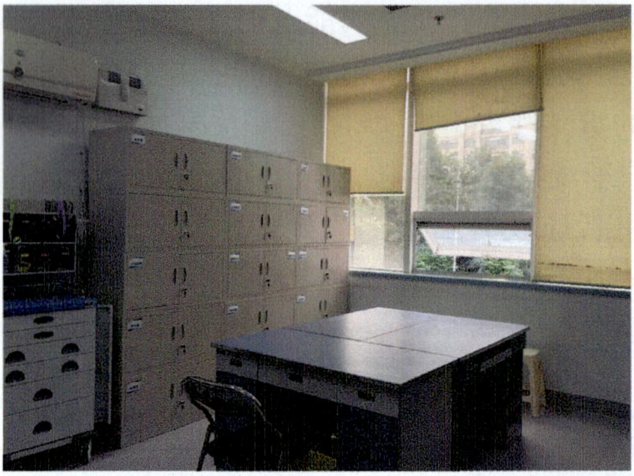

图 2-4　静脉用药准备室

**4. 操作室**

（1）胃肠镜操作室：操作室根据开展的项目应配置内镜主机、一定数量的内镜、高频电内镜工作站、电脑、内镜图文系统、负压系统（最好有两条）、氧气供应系统、二氧化碳供应系统、心电监护系统、麻醉机及麻醉意外抢救用品、抢救车及抢救药品、诊疗床（须有防坠床装置）、各类内镜诊疗附件及存放柜、 空气消毒机、相关的办公用品及存放柜、办公桌椅、医疗垃圾桶和生活垃圾桶、洗手槽及洗手用品等，必要时配呼叫器。物资摆放的具体情况根据操作间的结构而定。所有设备、物资应有专人管理，每天交接清点，保持完整备用状态（图 2-5）。

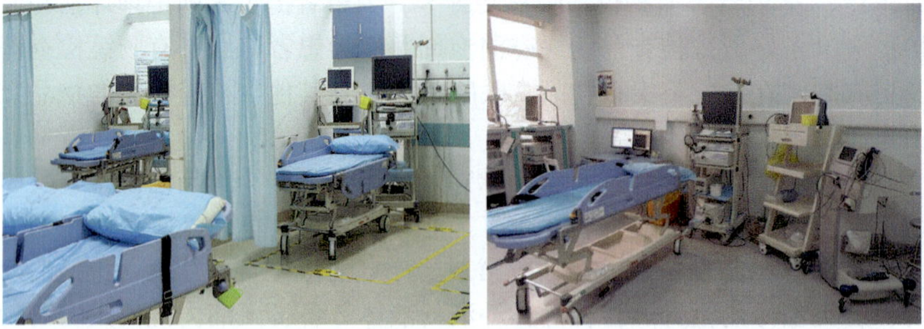

A. 胃肠镜检查室　　B. 胃肠镜治疗室

图 2-5　胃肠镜操作室

（2）十二指肠镜诊疗室：除胃、肠镜操作室的配置以外，ERCP 操作间的面积应在 $27m^2$ 左右，应该超过常规内镜检查室的 0.5 ～ 1 倍，患者检查台的宽度不少于 0.75m。按国家放射线工作室防护要求，墙壁、房顶、门窗均需用铅板衬托，并要求密封。若安装可视玻璃，也必须是铅玻璃。常规配置空气消毒机。除以上用品以外，还应配备 X 线机（图 2-6），铅屏、射线出束提示灯等。另外，备防护用品如防护服、防护围脖、防护眼镜、性腺防护裙等（图 2-7）。

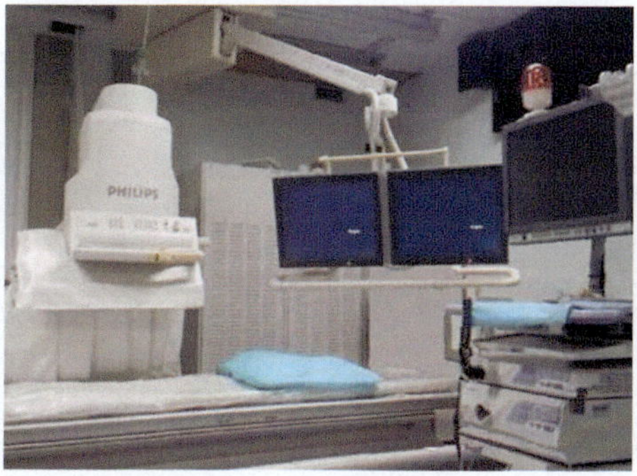


图 2-6　X 线机

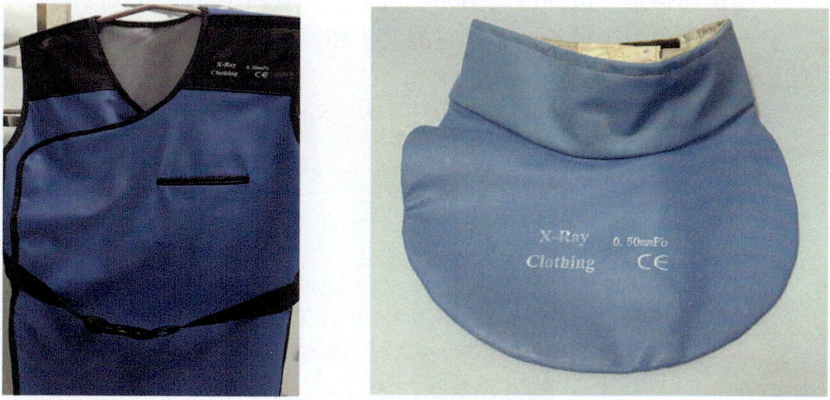


A. 铅衣　　B. 铅围脖

图 2-7　防护用品

**5. 清洗消毒室** 严格按照《软式内镜清洗消毒技术操作规范》(2004版)设置上、下消化道清洗槽和消毒槽(或全自动清洗消毒机),并做好标示(图 2-8);污染内镜送入通道和消毒后内镜送出通道及清、污区域要严格分开;应配备内镜干燥台、附件处理台、高压气枪、内镜全管路灌注系统等。内镜清洗使用水须符合 GB5749 标准;通风系统应设为“上送下排”风系统,并保证换气 10 次 / 小时以上,维持室内的负压状态。治疗附件的灭菌可在内镜中心进行,也可在医院中心供应室进行。首选压力蒸汽灭菌法,也可采用环氧乙烷或低温等离子灭菌。

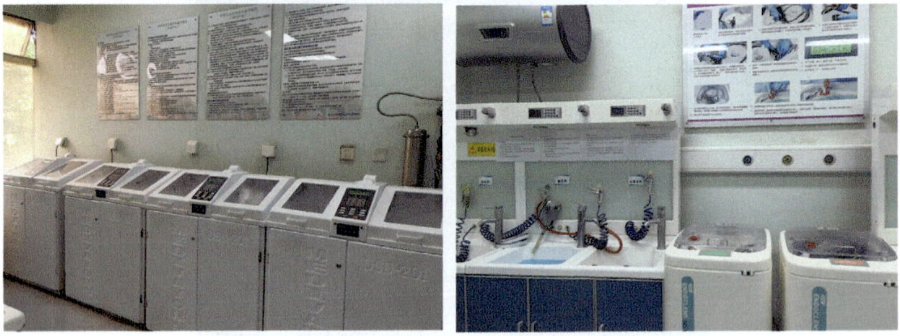

图 2-8 清洗消毒室部分设备

**6. 内镜储存室** 应通风、明亮、清洁。配备内镜储存柜或内镜悬挂架、空气消毒和干燥设备。储存室的大小和镜柜的多少以内镜拥有量来设计(图 2-9)。

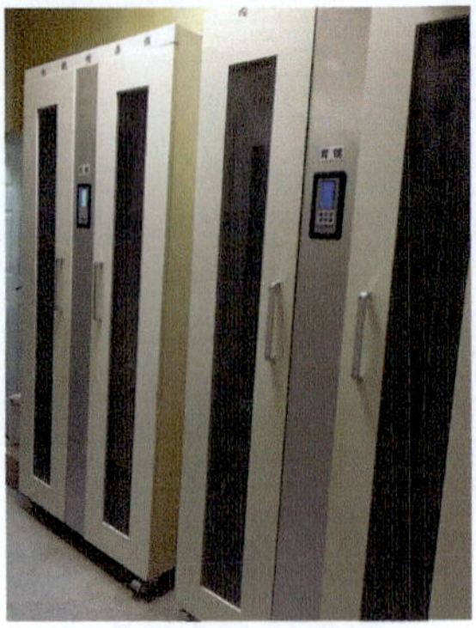

图 2-9 内镜储存室

**7. 麻醉复苏室**　麻醉复苏室须配备足够的床位、心电监护仪、负压系统、氧气供应系统、麻醉机、除颤仪、气管插管用物、抢救车及抢救药品、计时器、必要时配呼叫器、病人交接记录本、麻醉复苏记录本、麻醉复苏后注意事项宣传资料等（图 2-10）。

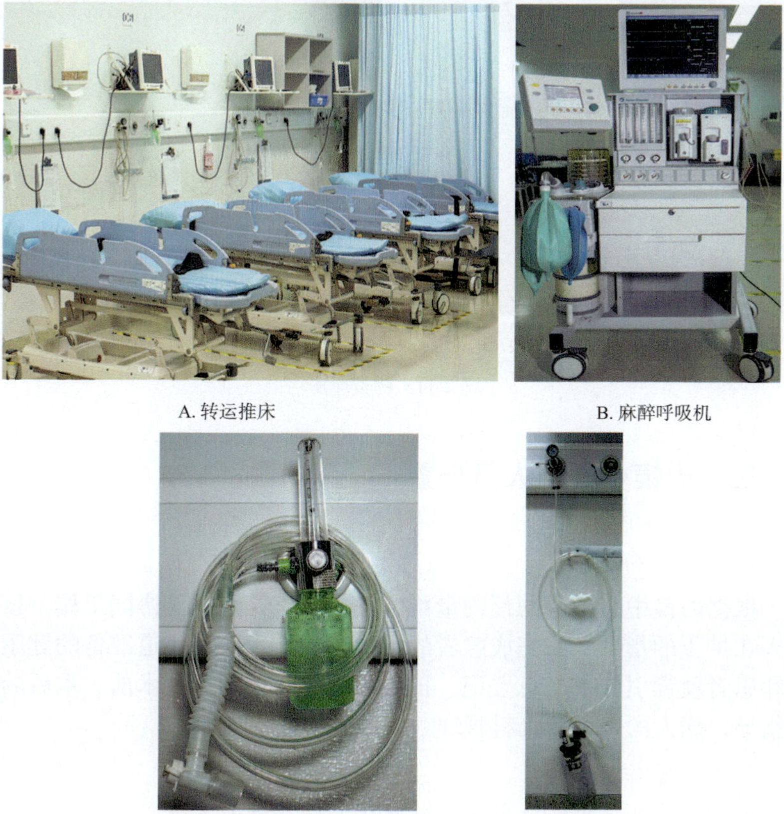

A. 转运推床　B. 麻醉呼吸机

C. 吸氧装置　D. 负压吸引装置

图 2-10　麻醉复苏室重要设施

**8. 物资库房**　应有足够的物品柜，保持物品离地存放；将物资定位、定量、分类，按有效期先后存放；高值耗材应加锁存放，使用后应有使用登记；物资的出入库应有专人记录，最好使用医院物资管理 ERP 信息系统，将物资申购、入库、出库、收费采用电子信息化管理。实现更及时有序的物资供应和成本控制（图 2-11）。

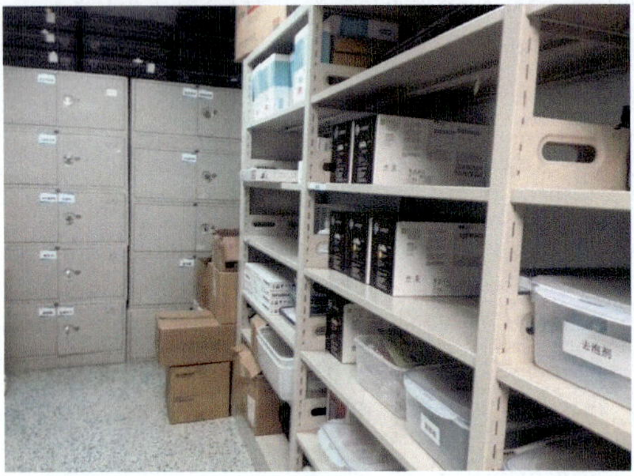

A. 物资库房

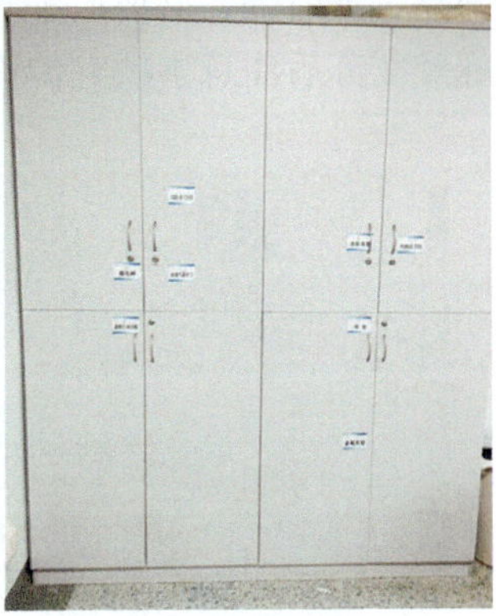

B. 治疗室附件柜

图 2-11　物资库房

## 三、内镜中心的人员配置

（一）预约台

根据内镜中心患者的预约量可配备技术工人和护士协同工作。技术工人在护士的指导下，完成患者的常规预约、术前消化道准备的健康宣教和患者就诊引导及信息登记。护士负责特殊诊疗患者术前、术后的健康指导，病人的费用及资料管理。

（二）操作室

根据开展的技术项目不同，配备的人员及量也不同。

**1. 普通胃肠镜检查室**　需配备内镜操作医生 1 名、助手 2 名（1 名医生和 1 名注册护士）；开展胃肠镜微创治疗时需有 3 名助手（1 名医生和 2 名注册护士）。目前，有些基层医院仍由医生承担着治疗配合的角色。随着内镜护士培训的进一步开展，将有更多的护士成为内镜微创治疗医生的第一配合者。

**2. 无痛胃肠镜检查室**　需配备麻醉医生 1 名。也有医院采用护士遵医嘱完成患者术中镇静的工作模式。

**3. 麻醉复苏室**　应配备麻醉医生和护士，共同执行术后患者的复苏和安全管理。也可配置一定数量的护理工人，在护士的指导下工作。

消化内镜医生、护士、麻醉医生均须为已注册人员，依法执业。

**4. 消毒间**　内镜清洗消毒由专项培训合格的护士或专职工人完成。人员的数量应与内镜诊疗量相匹配。以华西医院内镜中心的诊疗量，2014 年约 9 万，全部采用全自动清洗消毒机工作模式，配有清洗消毒工人 5 名，每周 6 天工作日，每人每天完成约 60 条。采用人工清洗消毒工作模式的内镜中心则需要配置更多人员，以每人每天清洗消毒 30 ～ 40 条为宜。

## 第二节　内镜中心的管理制度

完善的管理制度以及对制度的严格执行和持续改进是保障内镜诊疗工作安全发展的根本。消化内镜中心的质量管理主要从以下几方面进行。

### 一、医护人员技术准入制度

目前，我国内镜专科医生的管理根据《国家卫生计生委办公厅关于印发〈内镜诊疗技术临床应用管理暂行规定〉和普通外科等 10 个专业内镜诊疗技术管理规范的通知》（国卫办医发〔2013〕44 号）执行，专科护士的准入制度还未健全。所有从事消化内镜技术操作的医生、护士都必须是国家注册医生、注册护士。

拟独立进行内镜诊疗操作的医生需经过国家指定的“消化内镜培训基地”的培训，取得合格证，并在本院医务管理部门注册后，才能独立进行消化内镜的技术操作。医院根据消化内镜诊疗的技术难度系数和医生的技术资质评价，严格按照三级内镜技术管理要求核准医生独立从事消化内镜诊疗项目。并向有关行政管理机构提供核准人员名单。

消化内镜护士需经过消化内镜相关理论知识和操作技能的培训，考核合格后才能独立完成消化内镜的护理工作。

## 二、查对制度和患者身份识别制度

查对制度是保障医疗护理安全的核心制度，患者身份识别是查对制度的重要组成部分。结合内镜诊疗护理的特殊性，内镜诊疗准备前、操作前、操作后、发送报告时均应执行严格查对。查对时应注意患者姓名、性别、年龄、诊断、诊疗项目、内镜诊疗（麻醉）同意书、住院患者的腕带信息，同时关注申请医生有无特别提示以及患者与内镜诊疗相关的病历资料。在内镜诊疗过程中需要注意患者有无内镜诊疗的高危禁忌证，注意内镜诊疗后患者的不良反应，及时发现并发症并及时进行抢救处理。应定期进行查对制度及患者身份识别制度执行流程的自查和持续改进。目前，国内部分大型内镜中心已将医院信息系统（HIS）功能延伸，结合使用移动护理信息系统（MNIS），采用移动手持电脑设备（PDA）扫描患者 ID 号条码，确定患者身份、确定诊疗医嘱、确定内镜清洗消毒执行、确定内镜报告的发送等，更有利于保障内镜治疗的安全。

## 三、内镜及附件清洗消毒的管理制度

### （一）《内镜清洗消毒技术操作规范》（2004 年版）

《内镜清洗消毒技术操作规范》（2004 年版）是目前我国关于内镜清洗消毒操作和内镜中心（室）管理的规范依据。随着即将颁布的新版《内镜清洗消毒技术操作规范》的执行，将会更好地适应不断发展的消化内镜诊疗技术的开展。全自动内镜清洗消毒机的使用须遵守《内镜自动清洗消毒机卫生要求》（GB30689-2014）。

详见附录 1：《内镜清洗消毒技术操作规范》（2004 年版）。

### （二）《内镜清洗消毒技术操作规范》（2004 年版）重点要求的内容执行

对《内镜清洗消毒技术操作规范》（2004 年版）重点要求的内容执行见本章第三节。

## 四、遵守《医疗机构消毒技术规范》（2012 年版）的各项规定

详见附录 2：《医疗机构消毒技术规范》（2012 年版）。

## 五、医疗废物管理制度

### （一）医疗废物

医疗废物是指医疗卫生机构在医疗、预防、保健以及其他相关活动中产生的具有直接或者间接感染性、毒性以及其他危害性的废物。医疗废物包括感染性废物、损伤性废物、病理性废物、药物性废物、化学性废物五类。

### （二）医疗垃圾的规范处理

（1）分类收集不得混装。

感染行废物和生活垃圾分类收集，使用明显不同标识的垃圾袋，并在废物桶处贴上专用的标识牌。检查室内应备两个垃圾桶，分别盛装感染性废物和可回收废物，治疗车和麻醉车上应准备锐器盒，损伤性医疗废物必须装入锐器盒内。

（2）传染病人、疑似传染病人产生的医疗废物应当使用双层感染性医疗废物袋。

（3）医疗废物达到医疗废物袋的 3/4 时，使用扎口绳有效封口，并贴医疗废物标签，锐器盒应关闭后装入医疗废物袋。标签项目填写齐全。

（4）包装物或者容器的外表面被感染性废物污染时，应当对被污染处进行消毒处理或者增加一层包装。

（5）科室医疗废物暂存点要求：医疗废物装入医疗垃圾桶内，不得散放在暂存点地面。保持暂存点清洁卫生，地面不得有医疗废物残留物及液体，无异味（图 2-12）。

（6）应做好医疗废物袋管理，专袋专用，禁止盛装其他物品。

（7）每天运送到医院指定回收地点，并做好医疗废物的登记（保存 3 年）。

（8）发生刺伤、擦伤等意外事故时按职业暴露后处理流程进行处

理。详见本节职业防护管理制度。

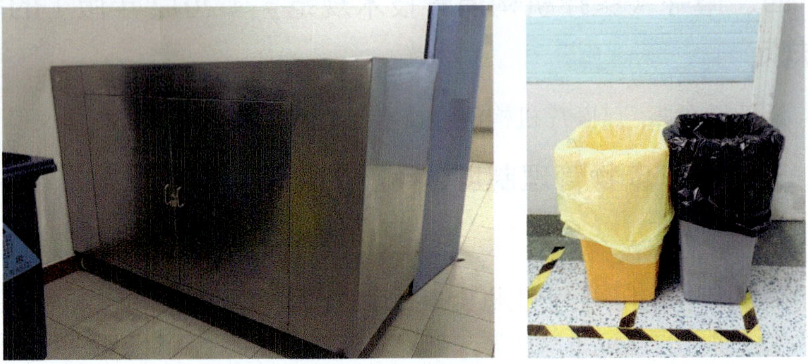

A. 医疗垃圾暂存点　　B. 分类放置垃圾桶

图 2-12　医疗垃圾的暂存

## 六、手卫生管理制度

医院感染病例相当一部分为接触性传染，其中由医务人员的手传播细菌而造成的医院感染约占 30%，国际多项研究证实，1/3 的医院感染完全能够通过手部卫生预防，手卫生是最简单、最有效、最方便、最经济的医院内感染预防方法 。

### （一）手卫生

医务人员洗手、卫生手消毒和外科手消毒的总称。而内镜中心的手卫生则包括洗手和卫生手消毒。即通过流动水和洗手液洗手或通过使用速干手消毒液搓揉手的方式来清除手上的暂居菌。

### （二）手卫生的五大指征

“二前三后”：“二前”即接触患者前，进行无菌、清洁操作前；“三后”即接触患者体液、血液后，接触患者后，接触患者周围环境后。因此，每一例患者检查，均应戴无菌手套。在戴无菌手套前和脱下手套后须进行速干消毒液洗手。如有体液、血液污染须进行流动水 6 步洗手法洗手（图 2-13）。

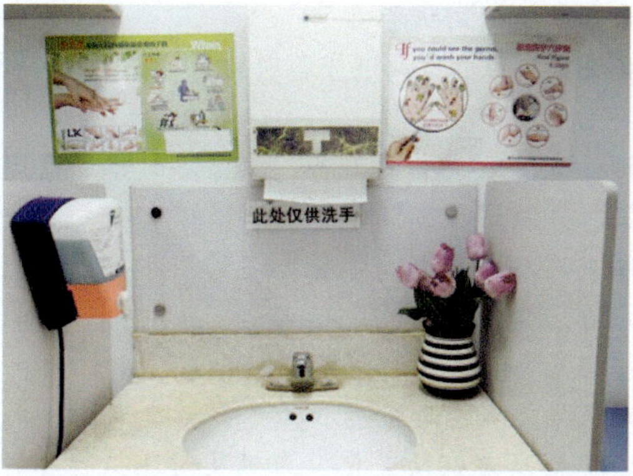


图 2-13　科室必备洗手设施

（三）手套

污染手套不能接触清洁区域，包括附件治疗台、内镜主机、电脑等。

（四）速干洗手消毒液

所有检查室、麻醉复苏床旁、治疗车、病人家属候诊区域等地点配置速干洗手消毒液，以便于提高医务人员和病人及家属的手卫生依从性。

（五）手卫生的标准

根据《医务人员手卫生规范》要求，清洁手卫生后，监测的细菌菌落总数应≤ 10cfu/cm。根据国家卫计委《三级甲等综合医院评审标准 2012 版》要求，手卫生依从性≥ 95%，手卫生正确率≥ 95%。

## 七、岗位职责管理制度

岗位设置根据中心的工作流程和人力资源配置情况确定。每个岗位应有对应的岗位职责及考核要求。

内镜中心护士岗位大致需要设置如下岗位：护士长、预约咨询护士、导诊护士、检查室护士、麻醉复苏护士、清洗消毒护士或工人等岗位。规模较大的内镜中心可设立总务护士、感控护士、随访护士、教学护士等岗位。采用兼职岗位的方式，更有利于灵活调配人力资源。以下附本中心检查室护士岗位职责供参考。

附：检查室护士岗位职责

1. 认真履行岗位职责，遵守各项规章制度、操作规程及护理常规；

2. 做好检查室各类物资准备，熟悉各种仪器及附件的性能和使用方法，并做好日常保养维护；

3. 仔细查对病人信息，掌握患者的“八知道”，并与医生保持良好沟通；

4. 妥善安置患者，保证患者的安全；

5. 协助医生完成全部检查和治疗、标本采集及正确留送；

6. 严密观察患者病情变化，正确及时地执行各种抢救医嘱及抢救护理措施；

7 保持检查室安静、整齐、秩序良好，诊疗期间杜绝无关人员在场；

8. 保持诊疗台及桌面物资固定有序放置，台面清洁整齐；

9. 护理服务满足患者需要，无患者及家属投诉；

10. 正确指导规范化培训学员、进修护士的学习和工作；

11. 积极参与新技术、新业务的护理学习，提高业务水平。

## 八、职业防护管理制度

### （一）标准防护

对所有接触的患者首先必须执行标准防护。戴好口罩、帽子、手套等防护设施，做好手卫生，防止锐器伤。

### （二）化学伤害的防护

（1）从事清洗消毒的工作人员需进行岗前培训，掌握职业防护知识和技能，并在工作期间定期进行培训和考核。

（2）操作时必须穿好防护服，戴好口罩、帽子、防护面罩、手套、鞋套等防护设施。

（3）戊二醛、甲醛、95% 乙醇等化学液体应妥善保管于通风透气的环境中，有专人保管、专柜存放，做好领取和使用记录并做好“危险”标识；95% 乙醇做“易燃易爆”标识。

（4）使用者应清楚物品的使用操作方法及职业防护要求并严格遵守，防止直接接触化学品、大量吸入、飞溅到皮肤、眼睛等处。

（5）要有消毒液泄漏的处理应急预案，并有专人负责培训和执行。

（6）发生化学品溢出时，首先疏散范围内的人员，由应急处理人员根据溢出的多少采取吸除、冲洗等方法将化学液体清除，并将吸附有化学液体的棉布、沙袋等采用双层塑料带密封送到指定存放点。

（三）放射线防护

（1）ERCP 室的围墙须采用铅墙隔离射线，操作间门外须有放射线出束警报装置提示。

（2）操作前必须穿戴好铅衣、铅围脖、铅眼镜、铅帽等设施，女性需加戴乳腺保护罩，根据情况穿戴性腺保护裙或裤。佩戴好放射剂量记录仪。

（3）对病人应在术前进行放射知情同意告知，术中采用铅裙保护其敏感器官。术中应防止过度曝光。

（4）放射防护用品应定期检查并酌情更换。

（5）科室应有专人管理放射防护工作，实施人员的培训、健康体检、放射设备的定期监测和检修。每季度监测从业人员放射剂量记录仪的剂量值。

（6）从事 ERCP 的工作人员必须进行岗前放射体检。按照国家放射从业人员的岗前培训要求进行培训，并考核通过发给《放射从业人员合格证》，持证上岗。

（7）科室须有放射线泄露应急预案。

附：放射线泄露应急预案

1. 定期组织对放射科各场所、设备和人员进行放射防护情况自查和检测，发现故障隐患及时上报至院办并落实整改措施；

2. 发生人员受超剂量照射事故，应启动本预案：

（1）事故发生后负责立即向医务部及医院有关部门报告；

（2）负责协助医院应急处理小组开展工作，包括放射性事故应急处理具体方案的研究确定和组织实施工作；

（3）放射事故中人员受照射时，要通过个人剂量计或其他工具、方法迅速估计受照人员的受照剂量；

（4）负责迅速安置受照人员就医，组织控制区内人员的撤离工作，并及时控制事故影响，防止事故的扩大蔓延。

3. 放射性事故应急救援应遵循的原则：

（1）迅速报告原则；

（2）主动迁就原则；

（3）生命第一的原则；

（4）科学施救，控制危险源，防止事故扩大的原则；

（5）保护现场，搜集证据的原则。

4. 放射性事故应急处理程序：

（1）事故发生后，当事人应立即通知同工作场所的工作人员离开，并及时上报科室应急处理小组组长；

（2）应急处理领导小组召集专业人员，根据具体情况迅速制定事故处理方案；

（3）事故处理必须在医院负责人的领导下，在有经验的工作人员和卫生防护人员的参与下进行，未取得防护检测人员的允许，任何人不得进入事故区。各种事故处理后，必须组织有关人员进行讨论，分析事故发生原因，从中吸取经验教训，采取措施防止类似事故重复发生。凡严重或重大的事故，应向上级主管部门报告。

### （四）关于锐器伤和体液暴露

内镜操作使医护人员随时有可能接触到患者的体液、血液、病理组织等，无痛内镜的术前准备和内镜诊疗中的用药及治疗附件的操作均有可能导致锐器伤的发生。因此必须做好职业防护。

（1）首先必须做好标准预防，防止直接接触患者体液、血液等。

（2）严格遵守操作规程，正确使用带锐器的附件，内镜注射针插入钳道之前和退入钳道之前均应先将针头收回入外鞘管内；不要互相传递锐器；不要双手回套针帽；禁止徒手掰开安瓿。所有锐器废物均应及时放入硬质锐器盒，至 3/4 满时密封后放入医疗垃圾袋内回收。

（3）布置好操作环境，防止因太窄和无关人员过多导致互相碰触。

（4）使用安全的护理工具：如安全留置针、预冲式连接空针、易折安瓿药品等。

（5）操作配合中注意动作要轻、稳、协调，预见性的做好防止胃液、肠液污染操作台面及飞溅到医护人员。对污染的床单元及地面及时进行终末处理。

（6）发生职业暴露必须及时进行伤口、皮肤、黏膜的处理和报告流程的跟踪，监测工作人员及患者情况，根据情况进行后续的医学处理。

## 九、物资管理制度

（1）所有仪器设备定位、定点放置，专人管理。如有工作需要移动，需做好登记。

（2）设备仪器管理人员应定期清点物资数目，记录安装、维修、报废、更新等事项的有关资料。

（3）设备仪器安装后，所有使用人员应接受操作培训，掌握操作方法。

（4）设备仪器的操作流程和简易的故障排除方法应制作成卡片随机携带。每天使用前后检查功能状态是否完好，结束工作后要关闭好电源，做好清洁消毒保养。

（5）所有诊疗耗材应专人管理，定位存放。高值耗材应专柜上锁，有进出库及记账记录，防止漏费和乱收费现象。物资入库时应核查产品名称、型号、有效期、数量，防止产品过期。

（6）一次性耗材应按规定一次性使用。使用前核实产品名称、型号及有效日期。

（7）特殊物品如化学试剂、消毒液等应根据产品说明书要求存放在安全位置，避免泄漏污染。严格遵守使用和职业防护规程。

## 十、内镜中心的病人的知情告知制度

内镜诊疗属于侵入性操作，具有难以避免的风险存在可能，这种风险因内镜诊疗项目、患者病情、医生的操作技术不同而存在不同的发生率。因此，必须尊重和保护患者及家属的知情权利，同时也有规避医疗纠纷的必要性。

（1）门诊患者行内内镜检查，知情同意书由内镜中心医务人员与患者当面签署。

（2）将内镜下微创治疗分类为二～四级手术。术前根据技术等级执行术前讨论制度。对患者的病情及内镜中心相关技术水平做全面的评估，拟定内镜治疗措施。

（3）与患者及家属进行深入有效的沟通，充分知情的情况下医患双方签署内镜诊疗知情同意书。

（4）内镜治疗知情同意书应由患者及患者住院期间的授权委托人完成签署。

（5）医患沟通应达到患者及家属对病情知情；对内镜治疗的必要性、可能达到的效果、可能存在风险及后续处理知情；对除内镜技术以外的其他诊疗技术选择的可能性知情；对可能发生的医疗费用、特殊耗材的使用选择知情等。

（6）内镜治疗知情同意书可以由病房主管医生与患者及家属签署，特殊内镜治疗项目需由内镜操作医生与患者及家属进行当面沟通。

（7）内镜治疗知情同意书一般由内镜中心草拟，由医院医务管理部门进行法律、技术等方面的审核，定稿后供内镜中心和相关科室使用。

（8）内镜治疗同意书应在完成诊疗后随医疗病历妥善保管。门诊患者的检查同意书由内镜中心保存。

附：胃镜检查同意

<table>
<tr><td colspan="4">胃镜检查知情同意书</td></tr>
<tr><td>患者姓名：</td><td>性别：</td><td>年龄：</td><td>病历号：</td></tr>
<tr><td>科室：</td><td>床号：</td><td colspan="2">诊断：</td></tr>
<tr><td colspan="4">胃镜检查潜在风险和对策：<br>医生告知我胃镜检查可能发生如下的风险，有些不常见的风险可能没有在此列出，具体的检查方案根据不同患者的情况有所不同，医生告诉我可与我的医生讨论有关我检查的具体内容，如果我有特殊的问题可与我的医生讨论。<br>1. 我理解该项操作技术有一定的创伤性和危险性，在实施过程中 / 后可能出现下列并发症和风险，但不仅限于：<br>（1）腹痛。<br>（2）咽喉部损伤、感染、吸入性肺炎。<br>（3）食道贲门撕裂 。<br>（4）食管胃肠穿孔。</td></tr>
</table>

续表

| |
|---|
| （5）出血。<br>（6）下颌关节脱臼。<br>（7）各种严重心律失常、急性心肌梗死、心衰、呼吸心搏骤停等心脑血管意外及并发症。<br>（8）诱发原有疾病加重或恶化，如原有食管胃静脉曲张、消化溃疡等可能诱发大出血。<br>（9）麻醉药物过敏，严重者可能导致死亡。<br>（10）除上述情况外，该医疗措施在实施过程中 / 后可能发生其他并发症或者需要提请患者及家属特别注意的其他事项，如：<br>1）因病灶或患者健康原因，终止检查。<br>2）检查后仍有可能不能明确诊断或排除有关情况，需再次检查。<br>3）检查仍有误诊、漏诊可能。<br>4）我理解检查时医生将根据病情进行活检、止血等处理。我理解一次性活检和止血处理及用物将另行收费。<br>2．我理解如果我患有高血压、心脏病、糖尿病、肝肾功能不全、静脉血栓等疾病或者有吸烟史，以上这些风险可能会加大，或者在检查中或检查后出现相关的病情加重或心脑血管意外，甚至死亡。<br>特殊风险或主要高危因素：<br>我理解根据我个人的病情，我可能出现未包括在上述所交代并发症以外的风险：<br>一旦发生上述风险和意外，医生会采取积极应对措施。 |
| 患者知情选择<br>医务人员已经告知我将要进行的检查方式、此次检查及检查后可能发生的并发症和风险、可能存在的其他治疗方法并且解答了我关于此次检查的相关问题。<br>我同意在检查中医生可以根据我的病情对预定的检查方式做出调整。<br>我理解我的检查需要多位医生共同进行。<br>我并未得到检查百分之百成功的许诺。<br>我授权医师对切除的病变组织或标本进行处置，包括病理学检查、细胞学检查和医疗废物处理等。<br>一旦发生上述风险，我授权医生根据情况决定抢救诊疗方案，并同意支付所发生的诊疗抢救费用。<br>我已经认真阅读并理解《四川大学华西医院消化内镜中心胃镜检查须知暨通知单》及《四川大学华西医院胃镜检查知情同意书》相关内容，同意进行检查。<br>患者签名：　　　　电话号码：　　　　　签名日期：　　　年　月　日<br>如果患者无法或不宜签署知情同意书，请其近亲属或授权的代理人亲属在此签名：<br>与患者关系：　　　　电话号码：　　　　　签名日期：　　　年　月　日 |
| 医务人员陈述<br>我已经告知患者的病情、将要进行的检查方式、此次检查及检查后可能发生的并发症和风险、可能存在的其他治疗方法并且解答了患者关于此次检查的相关问题。<br>医务人员签名：　　　　签名日期：　　年　月　日 |

附：内镜治疗同意书

<table>
<tr><th colspan="4">ESD 治疗知情同意书</th></tr>
<tr><td>患者姓名：</td><td>性别：</td><td>年龄：</td><td>登记号：</td></tr>
<tr><td>科室：</td><td>床号：</td><td colspan="2">诊断：</td></tr>
<tr><td colspan="4">疾病介绍和治疗建议：<br>消化道早癌是指消化道癌细胞仅累及黏膜及黏膜下浅层，其淋巴结转移率较低，因此绝大部分病人经内镜下切除即可治愈，从而避免了创伤较大的开胸或开腹手术。但也有部分病人在病变切除后病理提示癌已累及黏膜下深层以下，需追加手术或放疗。根据患者目前病情，医务人员已反复向患者及家属讲明各种治疗方法的利与弊，建议其认真了解以下相关内容并做出是否接受 ESD 治疗的决定。</td></tr>
<tr><td colspan="4">ESD 的适应证：<br>①早期食管癌及癌前病变；②早期胃癌按目前国际认可的标准：（即日本胃癌治疗指南）2cm 以上 UL（－）分化型 cT1a；3cm 以下 UL（＋）分化型 cT1a；2cm 以下 FUL（－）的未分化型 cT1a，无脉管侵犯的情况下，淋巴结转移危险性较低，可扩大适应范围；③早期结直肠癌及癌前病变。<br>ESD 的禁忌证：<br>1. 相对禁忌证：①心肺功能不全；②病变浸润深度超过 sm1 为 ESD 的相对禁忌证。<br>2. 绝对禁忌证：①严重心肺疾患，如严重心律失常、心肌梗死急性期、重度心力衰竭、哮喘发作期、呼吸衰竭不能平卧等患者；②有出血倾向、凝血功能障碍患者；③明显的主动脉瘤、脑梗急性期、脑出血患者。④烈性传染病患者。</td></tr>
<tr><td colspan="4">ESD 治疗的潜在风险和对策：<br>医生告知我如下 ESD 可能发生的风险，有些不常见的风险可能没有在此列出，具体的检查方案根据不同病人的情况有所不同，医生告诉我可与我的医生讨论有关我治疗的具体内容，如果我有特殊的问题可与我的医生讨论。<br>1．我理解该项操作技术有一定的创伤性和危险性，在实施过程中 / 后可能出现下列并发症和风险，但不仅限于：<br>（1）术中、术后出血，必要时手术治疗；<br>（2）咽喉部损伤、感染、吸入性肺炎；<br>（3）胸腹痛；胸腔或腹腔感染；<br>（4）由于穿孔致气胸、纵隔瘘、腹膜炎等需再次手术；<br>（5）操作不成功；<br>（6）下颌关节脱臼；<br>（7）各种严重心律失常、急性心肌梗死、心衰、呼吸心搏骤停等心脑血管意外及并发症；<br>（8）术后根据病理结果需追加手术或放化疗；<br>（9）麻醉药物过敏，严重者可能导致死亡；<br>（10）术后仍然无法避免肿瘤复发或转移。</td></tr>
</table>

续表

| |
|---|
| 2．我理解如果我患有高血压、心脏病、糖尿病、肝肾功能不全、静脉血栓等疾病或者有吸烟史，以上这些风险可能会加大，或者在检查中或检查后出现相关的病情加重或心脑血管意外，甚至死亡。<br>特殊风险或主要高危因素。<br>我理解根据我个人的病情，我可能出现未包括在上述所交代并发症以外的风险：<br>一旦发生上述风险和意外，医生会采取积极应对措施。 |
| 患者知情选择<br>医务人员已经告知我将要进行的治疗方式、可能发生的并发症和风险、可能存在的其他治疗方法并且解答了我关于该治疗的相关问题。<br>我同意在治疗中医生可以根据我的病情对预定的治疗方式做出调整。<br>我理解我的治疗需要多位医生共同进行。<br>我并未得到治疗百分之百成功的许诺。<br>我授权医师对切除的病变器官、组织或标本进行处置，包括病理学检查、细胞学检查和医疗废物处理，以及用于教学、科学研究等。<br>一旦发生上述风险，我授权医生根据情况决定抢救诊疗方案，并同意支付所发生的诊疗抢救费用。<br>我已经认真阅读并理解《四川大学华西医院 ESD 治疗知情同意书》相关内容，对医务人员详细告知的该诊疗项目上可能存在的风险完全知情。经慎重考虑，我（同意 / 不同意）进行 ESD 治疗。<br>患者签名：　　　　电话号码：　　　　签名日期：　　年　月　日<br>如果患者无法签署知情同意书，请其授权的亲属在此签名：<br>患者授权亲属签名：　　　　电话号码：　　　　与患者关系<br>签名日期：　　年　月　日 |
| 医务人员陈述<br>我已经告知患者将要进行的治疗方式及可能发生的并发症和风险、存在的其他治疗方法并且解答了患者关于该治疗的相关问题。<br>医务人员签名：　　　　签名日期：　　　　年　月　日 |

## 十一、内镜中心的重危病人抢救管理制度

消化内镜中心常见的重危抢救病情主要有消化道大出血、麻醉意外、心跳呼吸骤停、消化道穿孔等。为了保证抢救的安全和成功率，必须健全抢救制度。

（1）严格执行十三项核心制度之“重危病人抢救制度”。

（2）抢救应在内镜中心主任组织下进行，主任不在时由高年资医疗组长组织，护士长或护理专业组长参与抢救。

（3）麻醉医生组织，内镜中心医护人员参与麻醉意外和心肺复苏等抢救。

（4）保持抢救车上所有用品 100% 的合格率。准备好呼吸机、除颤仪、监护仪、气管插管用物、负压吸引装置、氧气供应系统等。

（5）备齐内镜急救用治疗附件，与常规使用的附件分开固定放置，每天交接、清点。以备消化道大出血的内镜下止血使用。参与抢救的医护人员必须能熟练使用各类抢救附件。

（6）住院病人发生消化道出血需要内镜下治疗时须有病房主管医生陪同，开具静脉用药、输血等抢救医嘱，并做好抢救记录。

（7）须向家属沟通病情和内镜下抢救的必要性及风险，达成理解并签署治疗同意书。

（8）必要时及时联系相关科室，如外科手术室和病房、急诊科、消化内科等，安排病人急诊入院或手术治疗。

## 参考文献

邱枫，钟英强. 2009. 实用消化内镜治疗技术. 北京：人民军医出版社

王萍，徐建鸣. 2015. 消化内镜微创护理学. 上海：复旦大学出版社

姚礼庆，钟诗芸. 2006. 内镜中心的设计和装修. 中华消化内镜杂志，23(6): 470 ～ 471

中华人民共和国卫生部. 2004. 软式内镜清洗消毒技术操作规范（2004 版）

（张琼英）

## 第三节　软式消化内镜的清洗、消毒、保养

消化内镜检查和治疗是一项侵入性诊疗技术，按卫生部《内镜清洗消毒技术操作规范》（2004 版）的要求，凡进入人体消化道的内镜及附件，均采用高水平消毒；进入人体无菌体腔和穿破人体黏膜的内镜及附件均应进行灭菌处理。由于内镜构造精细复杂、多管腔容易滋生细菌，

因此，加强对内镜清洗、消毒、保养的管理是预防和控制内镜相关医院内感染的关键手段。

## 一、软式内镜手工清洗消毒操作流程

软式内镜清洗消毒包括以下程序：床旁预清洗，然后测漏，再进行清水初次清洗，多酶清洗剂清洗，消毒液浸泡消毒，清水末次漂洗，最后采用 75% 乙醇吹干。其间每个程序之间均应进行吹干。

### （一）床旁预清洗

（1）检查完毕应立即用含多酶清洗剂的湿纱布或湿纸巾擦拭干净内镜表面的黏液等污物；

（2）之后将内镜前端放入含多酶清洗剂的洗涤液中，持续负压吸引 10 秒，同时行注气注水，直至负压吸引出清澈液体（图 2-14）。

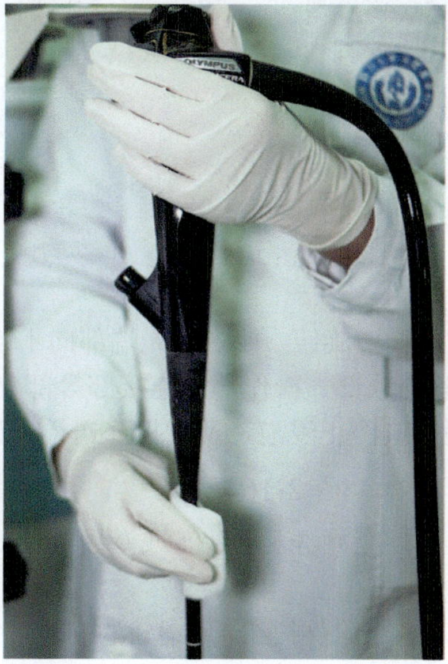

图 2-14　床旁预处理

（3）关闭内镜主机电源，盖上防水盖，拔出内镜，放入内镜转运车污染盆内。送到内镜消毒室。

（二）测漏（图 2-15）

（1）安装测漏装置进行内镜测漏。宜每次清洗前测漏。条件不允许时，至少应每天工作结束时对当天使用的内镜进行一次测漏；治疗内镜应于每次使用后进行测漏，以及时发现治疗附件对内镜管腔的损坏。

（2）取下各类按钮和阀门。

（3）连接好测漏装置，并注入压力。

（4）将内镜全浸没于水中，使用注射器向各个管道注水，以排出管道内气体。

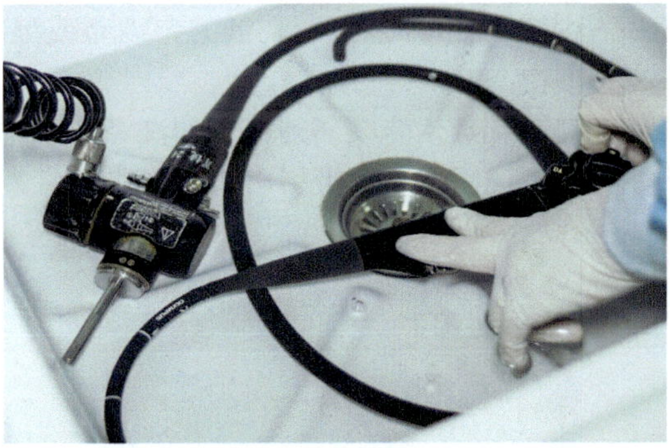

图 2-15　测漏

（5）向各个方向调整旋钮，使内镜先端部向不同方向弯曲，观察有无气泡冒出；再观察插入部、操作部、连接部等部分是否有气泡产生。

（6）如有渗漏，应停止浸泡，及时报修送检，记录测漏情况。

（三）手工初清洗（图 2-16）

（1）在流动水下彻底冲洗，用纱布或专用棉反复擦洗镜身，同时将操作部清洗干净。

（2）拆去内镜上各个附件按钮，用柔软的刷子反复刷洗，再用清水冲洗干净并擦干后放入超声波清洗机对其进行超声震动洗涤 10～15 分钟。

（3）用专用清洗毛刷彻底刷洗活检孔道和负压吸引管道，刷洗时必须两头见刷头，并冲洗净刷头上的污物。根据内镜不同钳道内径选用不同型号的清洗刷。

（4）对内镜的特殊通道，如十二指肠经的抬钳器通道、治疗内镜的副注水通道需连接专用的管路，进行彻底冲洗。

（5）用高压水枪彻底反复冲洗各管道，再用高压气枪干燥管道及镜身，以免残留水分稀释多酶清洗剂。

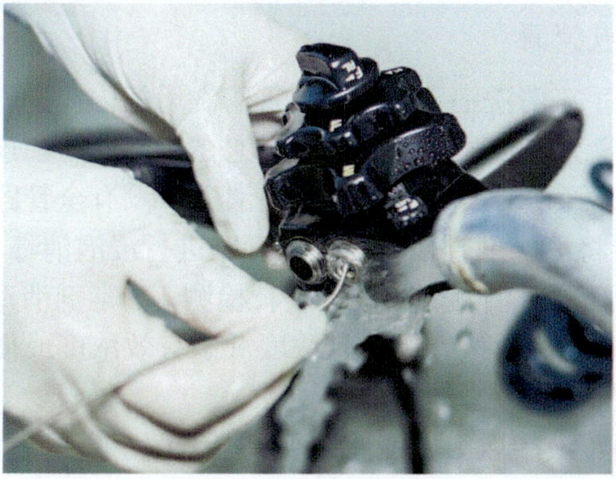

图 2-16　手工初清洗

（四）酶液清洗（图 2-17）

（1）将手工初清洗的内镜放入配制好的内镜多酶清洗剂（浓度根据产品说明书）中，直接连上全管路灌流系统，开通灌流程序，保持内镜全部没入液体中。酶洗浸泡时间参照产品说明书，同时用内镜纱布或专用棉在清洗剂中彻底擦拭内镜外表面。

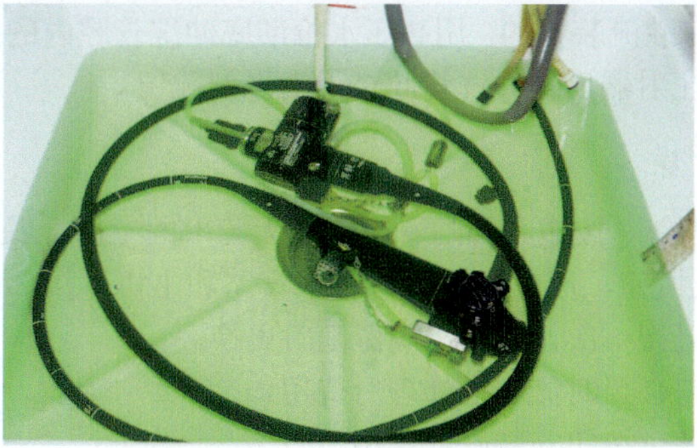

图 2-17　多酶清洗液全管路灌注

（2）如果没有全灌流系统，也可以用 50ml 注射器将清洗剂直接注满各个管路。

（3）浸泡时间结束后，用内镜专用毛刷再次刷洗各个管腔。

（4）内镜多酶清洗剂应当每清洗一条内镜后进行更换。

### （五）浸泡消毒

（1）采用手工清洗消毒方式者，将酶洗后的内镜进行流动水冲洗和吹干，与超声清洗后的按钮一同完全浸泡在消毒液中，连接上全管路灌流系统进行所有管路的消毒剂灌流浸泡消毒。没有全管路灌流系统的可用 50ml 注射器将消毒剂直接注满各个管路进行浸泡消毒。

（2）每天必须对消毒剂的浓度进行检测，消毒剂消毒的有效浓度和消毒时间按厂家的说明执行。一旦浓度低于有效浓度或使用时间超过说明书规定，应及时更换。

（3）从消毒液中取出内镜前必须更换无菌手套。

### （六）终末漂洗

（1）吸净镜腔内的消毒液，擦干镜身上的消毒液。直接用无菌水或滤过流动水冲洗镜身，用无菌棉布不断清洗镜身及操作旋钮部分，将取下的按钮附件冲洗干净。末次清洗使用的自来水质应达到 GB5749 标准;生产滤过水的滤网孔径应≤ 0.2μm。

（2）连接灌流器装置的进行各个管腔的反复灌流冲洗，再用高压水枪彻底冲洗管腔内。

（3）没有灌流装置的，用高压水枪彻底冲洗管腔内的残留消毒液，或用 50ml 的注射器反复冲洗管腔至无消毒剂残留。

### （七）干燥

（1）将内镜、按钮和阀门置于铺设无菌巾的专用干燥台。用乙醇纱布擦拭镜身及按钮，用高压气枪将各个管路和主机连接部的水分吹干。无菌巾每 4h 更换一次，污染、潮湿随时更换。

（2）按钮必要时需润滑处理后待用。

（3）将各个按钮安装好，备用。

## 二、内镜全自动清洗消毒流程

使用全自动内镜清洗消毒机，通过严格的自动程序设置，可以大大减少人为因素导致的消毒不严格，是现在和将来内镜清洗消毒发展的必然趋势。但是，在进入全自动机器清洗消毒前，床旁预处理和手工初清洗、酶洗这几道程序仍然是必不可少的步骤，严格的清洗是消毒效果的保障。

（1）将手工初洗和酶洗过后的内镜及各个按钮放入全自动机器中，按内镜的结构盘放到位。

（2）按机械操作说明，连接好各个管路，盖好机器的盖子，注意防止内镜受压（图 2-18）。

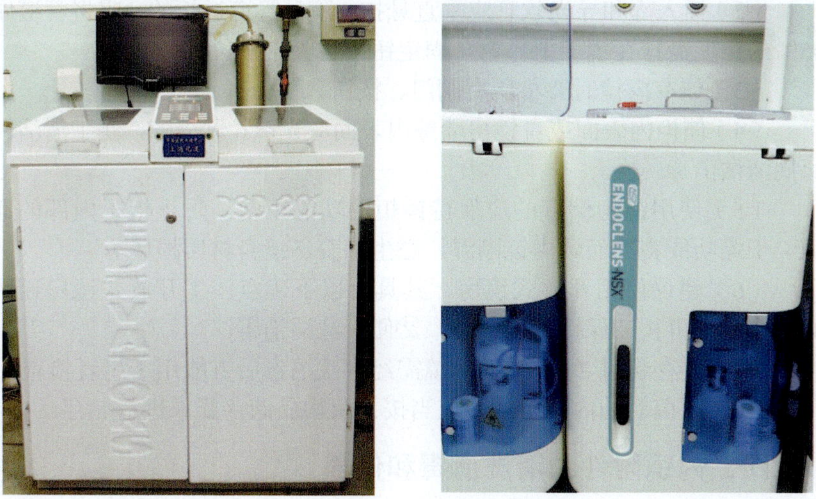


A. 全自动清洗消毒机　　B. 全自动清洗消毒机

图 2-18　全自动清洗消毒机

（3）按预先设置的清洗消毒流程，输入患者 ID 号、镜身号、操作人员编号。

（4）在全封闭状态下完成内镜的初洗—洗涤剂洗涤—次洗—消毒浸泡—末洗—乙醇吹干等整个流程，目前使用的全自动消毒机多具有全程测漏功能，但仍然不能替代手工测漏。

（5）消毒流程结束后，打开机盖，更换无菌手套，取出内镜置于内镜干燥台上，用乙醇纱布擦拭镜身及按钮，用高压气枪吹干各个管路及连接部水分。

（6）随时注意机器各个功能的报警系统的报警示意，及时解决报警问题，使机器保持正常运作状态。

（7）全自动清洗消毒机应按出厂说明定时更换水过滤网、内镜全管路灌流连接管等配套结构，并定时做好消毒机的自身消毒。

## 三、内镜储存

（1）每日诊疗工作结束后将内镜储存于专用储镜柜或镜房内。

（2）插入部和导光软管应垂直悬挂，镜身管道过长的，应将管道做45°的角度盘挂在镜架上。弯角固定钮应置于自由位。

（3）储存内镜时要将所有阀门、按钮取下。

（4）储柜内表面或者镜房墙壁内表面应光滑、无缝隙，便于清洁。每周清洁消毒一次。

（5）使用镜柜储存的应保持镜柜的功能正常，防止柜子内部的通风、干燥功能丧失而致内镜潮湿，滋生细菌，镜身材质损坏等。

（6）建议使用开放式镜房，其具有以下优点：①开放式镜房通风好，空调下可长期保持恒温状态；②便于清洁消毒。

（7）储存超过24小时的内镜需经再次消毒后方能用于患者检查。

（8）灭菌后的内镜及附件应当按无菌物品储存要求进行储存。

## 四、内镜附件的清洗消毒和保养

内镜附件的清洗、消毒或灭菌必须遵照以下原则：

（1）凡进入人体无菌组织、器官或者经外科切口进入人体无菌腔室的内镜及附件，必须灭菌。凡穿破黏膜的内镜附件，如活检钳、高频电刀等，必须灭菌。

（2）灭菌方法根据材料要求，可采用高压蒸汽灭菌、低温等离子灭菌、环氧乙烷灭菌。

（3）内镜及附件用后应当立即清洗、消毒。

（4）灭菌前须进行清水初洗、酶液浸泡清洗、超声波清洗、高水平消毒。

（5）含外套管的附件需进行分体清洗、高水平消毒、干燥后，采用水溶性润滑剂润滑内芯，安装后作送灭菌处理。

（6）一次性使用附件须按要求一次性使用，使用后须进行毁型处理，然后废弃到感染性医疗垃圾袋中。

## 五、清洗消毒剂的选用

（1）内镜清洗消毒用水应达到 GB5749（生活饮用水）标准。

（2）医用清洗剂：应选择适用于内镜的医用多酶清洗剂。内镜专用多酶应具有复合酶、高效、低泡或无泡、去除生物膜、pH 中性、环保、抗菌等功效。

（3）润滑剂：应为水溶性，与人体组织有较好的相容性。不破坏金属材料的透气性、机械性及其他性能。

（4）消毒剂：应选择适用于内镜的合法、有效的消毒剂。其应用遵循产品使用说明。目前，大多数内镜中心的高水平消毒采用 2% 的戊二醛浸泡 10 分钟（气管镜消毒浸泡 20 分钟，分枝杆菌感染内镜浸泡 45 分钟）或 0.55% 的邻苯二甲醛浸泡 5 分钟。也可使用酸性氧化电位水、内镜专用过氧乙酸。灭菌处理可选用戊二醛、内镜专用过氧乙酸等。但是，2% 的戊二醛灭菌需浸泡 10 小时，对内镜及附件均有较强的损害性，因此建议尽量不采用。消毒剂浓度测试试纸应取得卫生许可批件，其应用遵循产品使用说明，详见表 2-1。

**表 2-1　软式内镜常用化学消毒剂使用方法**

| 消毒（灭菌）剂 | 高水平消毒及灭菌剂量 | 使用期限与监测 | 作用方式 |
|---|---|---|---|
| 过氧乙酸（PAA） | 浓度<br>原液：0.2% ～ 0.25%（W/V）<br>使用中：≥ 0.15%<br>时间<br>消毒：≥ 5min<br>灭菌 :10min（0.35%） | 连续使用 7 天<br>参考次数：500ml 原液可消毒 20 ～ 25 条内镜，使用专用试纸，消毒 15 条内镜后每次消毒前监测 | 机械：自动冲洗浸泡 |

续表

| 消毒（灭菌）剂 | 高水平消毒及灭菌剂量 | 使用期限与监测 | 作用方式 |
|---|---|---|---|
| 邻苯二甲醛（OPA） | 浓度<br>原液 :0.55%（0.5% ～ 0.6%）<br>使用中：≥ 0.3%<br>时间<br>消毒 : ≥ 5min | 重复使用 14 天，每天使用专用试纸测浓度 | 手工：浸泡，应注满各管道<br>机械：自动冲洗浸泡 |
| 戊二醛（GA） | 浓度<br>原液 : ≥ 2%<br>使用中：≥ 1.8%<br>时间<br>消毒 : ≥ 10min<br>灭菌 :10h | 连续使用 14 天，每天使用专用试纸测浓度 | 手工：浸泡，应注满各管道<br>机械：自动冲洗浸泡 |
| 酸性氧化电位水（EOW） | 浓度<br>有效氯 :60mg/L ± 10mg/L<br>pH 值 2.0 ～ 3.0<br>氧化还原电位≥ 1100V<br>残留氯离子＜ 1000mg<br>时间<br>消毒 3 ～ 5min | 宜现制现用，用后即排，每天监测相关指标 | 手工：浸泡，应注满各管道<br>机械：自动冲洗浸泡 |

（5）干燥剂：应配备 75% 乙醇或异丙醇。

## 六、设施、设备及环境的清洁消毒

（1）每日清洗消毒工作结束，应对清洗槽充分刷洗，并采用 500mg/L 的含氯消毒剂或 1000mg/L 的过氧乙酸进行消毒。消毒槽在更换消毒剂时应彻底刷洗、消毒。

（2）内镜注水瓶、弯盘等需每日采用 500mg/L 的含氯消毒剂或 1000mg/L 的过氧乙酸进行浸泡消毒。

（3）内镜转运车的储镜盒应每日采用 500mg/L 的含氯消毒剂或 1000mg/L 的过氧乙酸进行擦拭消毒。

（4）每日诊疗及清洗消毒工作结束，应对内镜诊疗中心（室）的环境进行清洁和擦拭消毒处理。

## 七、监测与记录

（1）应指定专人负责质量监测工作。

（2）应定期对清洁剂、消毒剂、清洗用水、润滑剂等进行质量检查。

（3）应遵循生产厂家的使用说明或指导手册对内镜清洗消毒机进行日常清洁、维修检查和自身消毒。

（4）当发生医院感染暴发，怀疑与内镜清洗消毒有关时应及时进行监测，并进行相应致病微生物的检测。

（5）内镜清洗质量监测

1）可采用目测法对每件内镜及其附件进行检查。内镜及其附件的表面、关节处应光洁，无血渍、污渍、水垢等残留物质和锈斑；功能完好，无损毁。清洗质量不合格的，应重新处理；功能损毁的应及时维修或报废。

2）可采用蛋白残留测定、ATP 生物荧光测定等方法，定期监测内镜的清洗效果。

（6）内镜消毒质量监测

1）对使用中的消毒剂应按要求进行浓度监测。每日常规采用专用试纸法进行浓度监测；质控部门每季度微生物监测时取样进行微生物培养。

2）消毒内镜应每月，至少每季度进行生物学监测。内镜数量少于等于 5 条的，应每次全部监测；多于 5 条的，每次监测数量应不低于 5 条。

3）内镜清洗消毒机新安装或维修后和新进消毒人员时，应对清洗消毒后的内镜进行生物学监测，监测合格后方可使用。

4）微生物监测方法

A. 采样时间：在软式内镜消毒后、灭菌后、使用前进行采样。

B. 采样方法：采样部位包括内镜管道及内镜表面。①管道软式内镜管道的采样方法：采样部位为内镜的管道内腔面及表面。用无菌注射器抽取 50ml（含相应中和剂的磷酸盐缓冲液），从被检内镜活检管道入口注入，用无菌试管从活检管道出口收集，立即送检。②软式内镜表面的采样方法：采样部位为内镜的外表面。用沾有采样液（成分同 2.1）的棉拭子，涂擦被检内镜插入部的全部外表面 2 遍，剪去手接触部位，将棉拭子投入到含 10ml 采样液的采样管中，立即送检。

C. 样品处理与结果计算：①样品采集后应在 2h 内处理。②将采样管在混匀器上振荡 20s 或用力振打 80 次；用无菌吸管吸取 1.0ml 待检样品接种于灭菌平皿，每一样本接种 2 个平皿；平皿内加入已熔化的 45 ～ 48℃的营养琼脂 15 ～ 18ml，边倾注边摇匀；待琼脂凝固，置 36℃ ±1℃温箱培养 48h；计数菌落数。③结果计算：菌落数（CFU）/ 件 =2 个平皿菌落数平均值 ×10。

D. 合格标准

消毒合格标准：细菌总数≤ 20CFU/ 件。灭菌内镜：未查见细菌。

E. 致病菌检测：①应在可疑经软式内镜诊疗操作导致感染时进行检测。②检测方法：在进行细菌总数检测的同时，取混匀的待检样品 0.2ml，分别接种 90mm 血平皿、中国蓝平皿和 SS 平皿，均匀涂布，置 36℃ ±1℃温箱培养 48h，观察有无致病菌生长，并进行感染菌株的鉴定。

（7）手和环境消毒质量监测

1）每季度对医务人员手消毒效果进行监测。

2）每季度对诊疗室、清洗消毒室的环境消毒效果监测。

（8）质量控制过程的记录与可追溯要求

1）应记录内镜的使用及清洗消毒情况。包括诊疗日期、患者 ID 号、内镜编号（均应具唯一性）、清洗消毒的起止时间以及操作人员姓名（编号）等事项。

2）应记录对消毒剂浓度的监测结果。

3）应记录内镜的生物学监测结果。

4）宜留存内镜清洗消毒机运行参数打印资料。

5）记录应具有可追溯性，消毒剂浓度监测记录的保存期应≥ 6 个月，其他监测资料的保存期应≥ 3 年。

6）追溯要求。当患者出现内镜诊疗相关的感染时，可根据上述记录，查找感染的原因。

## 参 考 文 献

陈娣 . 2010. 消化内镜及附件的清洗消毒 . 中国消毒学杂志 , 368 ～ 369
席惠君 , 张玲娟 . 2014. 消化内镜护理培训教程 . 上海 : 上海科学技术出版社
中华人民共和国卫生部 . 2004. 软式内镜清洗消毒技术操作规范（2004 版）
中华人民共和国卫生部 . 2013. 软式内镜清洗消毒技术操作规范（第三讨论稿）

（吴朝平 张琼英）

# 第四节 消化内镜中心感染预防与控制措施

消化内镜作为一种微创性诊疗技术被广泛应用于门诊、住院患者及健康体检人群，加强护理质量管理，对预防医院内感染起着关键作用。一旦发生医院内感染事件，将直接导致医患之间、患者之间、医护人员的交叉感染，同时给院方带来经济和社会的双重损失。内镜室的感染控制工作具有连续性、动态性、直接性。在内镜感染控制工作中应用风险管理理念，建立长效的感染控制管理机制，才能保障患者和医护人员的诊疗安全，因此内镜中心感染控制是永恒的话题。

## 一、内镜诊疗医院内感染的常见因素

### （一）患者对感染的易感性

患者对感染的易感性包括年龄、性别、种族和原发疾病，机体免疫功能下降等。

### （二）内镜损伤

在内镜诊疗操作时对内镜的使用不当，如内镜前端弯曲状态下插入活检钳或其他附件时，钳道的“弓顶”处受阻最大，磨损也最大，使局部钳道内腔面粗糙、甚至破损，难以清洗，为生物膜的形成创造了条件，最终导致内镜消毒不彻底。

### （三）内镜及附件清洗、消毒灭菌不规范及主要表现

（1）内镜及配件材质特殊、构造精细、管腔狭小，腔道结构越来越

复杂，且部分部件不耐高温、高压、易腐蚀等特点，使清洗消毒灭菌难度较大。

（2）内镜使用后清洗不及时，导致内镜上存留的血液、黏液干燥，不易清洗干净，导致细菌生物膜形成，消毒灭菌失败。

（3）洗消人员还存在受教育少，接受能力差等，认识不到内镜引起的医院感染。清洗不彻底，残留的有机物及无机盐干扰消毒灭菌效果。

（4）消毒灭菌方法选择不正确或消毒剂使用方法不规范，达不到消毒灭菌效果。

（5）消毒后冲洗用水水质不合格或干燥不彻底，造成内镜再污染。

（6）自动清洗消毒机使用不当等。

（7）洗消设施：如灌流器、高压气枪、水枪压力不足，清洗刷与内镜腔道不符，毛刷头脱落等均难以清除内镜各部位的有机物。

（8）内镜数量与诊疗病人数不匹配，很多医院存在内镜少、病人多的问题，容易导致洗消流程不被严格执行。

（9）干燥台垫单不及时更换，且潮湿容易滋生细菌。

### （四）医务人员感染控制意识薄弱

内镜室医护人员在进行各种检查和内镜诊疗过程中不可避免要接触患者的分泌物、血液和排泄物，如果防护措施不当，极有可能发生职业暴露。如果工作人员手卫生依从性差，未及时更换手套和做好手卫生，也会造成内镜的再次污染。

### （五）医疗废物

内镜检查室可产生大量的医疗废物，如果处理不当，极有可能导致环境污染和二次感染。

### （六）环境因素

内镜室空气流动差、温度和湿度与院内感染都有一定关系。加上患者的排泄物不能及时彻底处理，使内镜室的空气污染也是造成院内感染的重要原因。

## 二、内镜中心感染预防及控制措施要点

### （一）建立健全各种规章制度

感染管理制度；消毒隔离制度；手卫生管理制度；医务人员职业防护管理制度；医务人员标准预防制度；医疗废物管理制度；医疗废物流失、泄漏、扩散和意外事件的应急预案等，全体医护人员认真学习执行，提高感染控制意识。

### （二）应有医院感染管理组织

（1）成立了感染管理小组。小组组长、副组长分别由科室主任、护士长担任，组员由兼职感控护士，护理组长，洗消室组长担任，认真履行各自职责。

（2）对工作人员定期进行医院内感染知识培训及信息传递。

（3）对内镜清洗消毒，医疗废物管理、消毒隔离、手卫生等进行定期专项自查和督导。

（4）组织相关人员对存在的问题进行原因分析，提出整改措施，实施后进行效果评价，并上报医院感染管理科。医院感染管理科定期进行督导。

### （三）合理配置清洗消毒室的设施设备

（1）清洗槽，手工清洗消毒操作还应配备酶洗槽、消毒槽、终端漂洗槽。

（2）全管道灌流器，宜配备动力泵（与全管道灌流器配合使用）。

（3）各种内镜专用刷。

（4）压力水枪。

（5）超声波清洗器。

（6）测漏仪器。

（7）计时器。

（8）内镜及附件运送容器。

（9）低纤维絮且质地柔软的擦拭布、垫巾、手卫生装置，采用非手触式水龙头。

### （四）正确执行内镜清洗消毒标准化流程

**1. 内镜清洗消毒流程** 见第二章第三节。

**2. 合理配置内镜诊疗室** 见第二章第一节。

**3. 采用一次性清洗材料** 对内镜的清洗过程中控制交叉感染具有实际的临床意义。

**4. 防止人为因素影响消化内镜清洗消毒效果**

（1）所有洗消人员要做到专业性和专门性并且要经过系统的培训及考核，有利于洗消水平的提高。

（2）内镜诊疗中心的医生、护士、洗消人员应当接受消毒知识学习。

（3）内镜诊疗中心的医生、护士必须掌握内镜的结构原理、使用维护、保养等，以保证正确使用内镜，避免人为因素损害内镜。

（4）严格执行内镜附件一次性材料使用的管理规范。在检查时用物一人一用一消毒。

（5）正确掌握清洗剂、消毒剂及清洗消毒设备的使用方法，每日做好使用中消毒剂浓度监测和记录，以确保清洗消毒效果。

### （五）特殊患者给予特殊处理

如 HP、HBV、HCV、HGV、HIV 阳性感染患者或多重耐药菌感染患者、已知其他特殊感染患者或非特异结肠炎患者等，根据抗体检查结果安排检查，高危患者提高防护级别，同一类疾病患者集中安排在每日最后检查。并对床单位作终末消毒。

### （六）每季度对医务人员手卫生效果进行监测

遵循《医务人员手卫生规范》（WS/T 313）执行。

### （七）每季度对诊疗室、清洗消毒室的环境消毒效果监测

遵循《医疗机构消毒技术规范》WS/T 367 执行。

## 参 考 文 献

傅根莲 . 2011. 加强护理管理有效控制和预防医院感染. 中华医院感染学杂志，21(1) : 116

顾青, 方英, 顾立英, 等. 2010. 两种方法刷洗内镜活检孔道去污效果的对比研究. 中华医院感染学杂志, 20(17) : 2630 ～ 2631
孔金艳, 唐平, 周小凡, 等. 2010. 人为因素对消化内镜清洗消毒效果影响的分析. 中华医院感染学杂志, 20(6) : 827 ～ 828
秦筱静. 2011. 风险管理在内镜室感染控制中的应用. 中华医院感染学杂志, 21(3) : 516
余德兰. 2014. 内镜室护士医院感染的危险因素分析及防护措施中华实验和临床感染病杂志（电子版）, 8(6) : 823
张荣欣. 2013. 内镜感染的危险因素及对策. 中华医院感染学杂志, 23(8) : 1974

（王晓红）

## 第五节 内镜护士在消化内镜诊疗中的角色

消化内镜从它的诞生到今天，一直都是在护士的陪伴和见证下成长的。经过一个多世纪的发展，在硬件设施上已从硬式内镜发展到今天的可控胶囊内镜；从技术上已从单纯的诊断发展到可进入人体无菌体腔的NOTES机器人技术。不断发展的诊疗技术也推进了护士角色内涵的扩展。但是始终不变的是“以病人为中心”，以患者顺利安全接受内镜诊疗为目标，改变的是为患者提供更优质的诊疗技术和护理措施。

### 一、消化内镜护理的发展

19世纪末，被誉为“消化内镜之父”的Schindler在他妻子Gabriele的协助下，为患者进行了胃镜下诊断。作为护士角色，Gabriele在操作前为患者进行全面的评估和耐心指导，在操作过程中提供给病人极大的心理安慰和配合指导，术后严密观察有无不适，直至确认患者安全才让其离开。她对内镜的维护处理，也大大延长了内镜的使用寿命，最长使用时间达21年。另外，Gabriele还将自己的工作进行了科学分析和总结，文章发表在*Bulletin Gastrointestinal Endoscopy*。她对内镜检查所进行的探索和实践成果成为近代内镜护理工作的奠基石。Gabriele也被誉为“消化内镜之母”。

随着消化内镜由单纯的胃镜下观察诊断到今天，已有包括胃镜、肠镜、十二指肠镜、超声内镜、小肠镜、共聚焦内镜、胶囊内镜等镜种；诊断技术也从烛光作为光源发展到现在的电子染色内镜、自体荧光内镜、共聚焦显微观察、超声观察、结合 X 光下观察等。并在此基础上开展了包括止血、取异物、息肉切除、食管胃底曲张静脉的治疗、消化道狭窄扩张术、消化道支架置入术、内镜下黏膜切除术（endoscopic mucosal resection，EMR）、经内镜黏膜下剥离术（endoscopic submucosal dissection，ESD）、内镜全层切除术（endoscopic full-thickness resection，EFR）、内镜黏膜下挖除术（endoscopic submucosal excavation，ESE）、内镜多环套扎黏膜切除术（multi-band mucosectomy，MBM）、经口内镜下肌切开术（per-oral endoscopic myotomy，POEM）、超声引导下针吸式细针穿刺术（endoscopic ultrasonography-fine needle aspiration，EUS-FNA）、经内镜逆行胰胆管造影术（endoscopic retrograde cholangiopancreatography，ERCP）、经皮胃造瘘术（percutaneous endoscopic gastrostomy，PEG）、经自然腔道内镜手术（natural orifice transluminal endoscopic surgery，NOTES）等微创治疗。ERCP 也从诊断技术发展成为多种胆胰疾病的治疗首选。消化内镜已成为一门学科，也带动了消化内镜护理队伍不断壮大，使消化内镜护理成为一门独立的专业。

在发达国家，成立了专门的学术组织，出版了专业的护理学术刊物。如美国消化内镜学会（ASGE）、美国消化护理及相关技术人员学会（SGNA）、英国胃肠病学会（BSG）、国际胃肠病护理与内镜学会（SIGNEA）等。已有内镜专科护士的系统培训课程和从业资质考核标准。在我国，消化内镜诊疗技术起步虽然晚于西方国家，但发展迅速，现在技术方面已达到和引领了国际先进水平。所以，作为内镜事业中承担着很重要角色的护理也必须能跟随其前进的步伐。目前，我国自上海市在 10 年前成立了上海市内镜护理质控组织以来已有多个省市成立了内镜护理学术组织。近年来形式多样的内镜护理学术交流及培训项目为我国内镜护士在临床护理及管理、专科教育培训、科研创新等方面创建了国内、国际交流的平台，使我国内镜护理工作得到长足的发展，也使中国内镜护理走上了国际舞台。2014 年 11 月，中华医学会消化内镜学分会护理协作组在上海成立，将进一步推进我国消化内镜护理的整体水平发展。

## 二、消化内镜护士的角色及内涵

### （一）患者的护理者

消化内镜诊疗相关的患者护理包括到术前、术中、术后以及院外的延伸服务。

**1. 术前护理**

对患者生理、心理、社会支持系统的评估；对患者及家属的健康指导，让患者及家属了解内镜诊疗的目的、术前注意事项和需要完成的准备；消除患者的紧张情绪；协助完成术前的相关检查；协助特殊患者完成有效的消化道准备，防止不良事件发生等。

**2. 术中护理**

做好与内镜诊疗所需的所有物资准备；严格核查患者的信息和内镜诊疗相关资料；协助麻醉医生完成麻醉前的准备；与内镜医生协同完成内镜诊疗操作；在操作过程中观察患者的病情，及时发现不良反应并做出正确处理；给予非麻醉患者心理支持，指导其正确配合，减轻不适；保证患者的安全，防止跌倒、坠床、误吸、医院内感染等不良事件的发生；病理标本的登记及送检等。

**3. 术后护理**

观察患者有无并发症及其他不适；对患者及家属进行术后的注意事项指导，包括患者的自我观察、休息、饮食、门诊患者的下一步就诊指导、住院患者各种治疗管道的固定及引流物观察、随访时间等。

**4. 院外的延伸服务**

对日间手术术后的病人提供护理支持；对需要定期随访的患者提供咨询；提醒未按时行内镜下随访的患者来院检查等。

### （二）消化内镜诊疗的管理者

消化内镜作为一种直接观察和微创治疗手段，越来越多地应用于消化系统疾病患者治疗。特别是自 1999 年开展对胃肠道早癌的内镜下治疗以及近年来NOTES的临床应用，使内镜消化内镜诊疗手段得到更广泛的应用。作为一种侵入性诊疗手段，严格的质控管理是其达成安全目标的根本保证。消化内镜的安全管理是消化内镜护士的重要角色内涵。

**1. 环境管理**

按照《内镜清洗消毒技术操作规范》（2004 版），合理布局内镜中心环境，保持安全、整齐、整洁、安静、美观的诊疗环境。其中包括物理环境和人文方面的安全。设备设施规范摆放，按照“5S”和院感控制的要求，以保证工作流程的顺利进行。明亮的光线，平坦、干燥、防滑、无障碍的地面以及必要的特需设备等，以防患者发生跌倒。医护人员保持强烈的安全意识，防止不良事件、差错事故、医患纠纷的发生。护士还必须尽可能地保持安全、安静、美观的就诊环境，以提高工作效率，改善患者的就医感受。特别在一些大型的内镜中心，由于各种原因，工作量与空间环境设计不匹配的情况下，护士在这方面更需要不断改善工作流程，以保证诊疗工作的顺利开展。

**2. 医院内感染管理**

防止医院内感染发生是消化内镜护士承担的一项重要任务，是消化内镜诊疗发展的根本保证。在控制消化内镜相关的医院内感染方面，严格的内镜清洗消毒管理是最为重要的环节。自从 20 世纪 70 年代第一批内镜高水平消毒剂问世以来，消化内镜的高水平消毒逐渐得到规范、持续的发展。护士在内镜清洗消毒技术方面进行了持续有效的探索，1978 年，美国《手术室护士学会杂志》颁布了第一份内镜清洗消毒规范，但在当时并未得到严格的执行。20 世纪 80 年代初，随着 ERCP 等侵入性治疗的开展以及更复杂的消化内镜使用。多起内镜相关感染事件报道，均显示与内镜的清洗、消毒、保存有关。推进欧美发达国家的内镜学术组织和政府对内镜清洗消毒规范进行不断的优化和严格执行。其中包括美国消化护士及技术人员学会（SGNA）、英国胃肠病学会（BSG）、美国胃肠病学会（ACG）、美国 FDA 等。我国卫生部于 2004 年颁布了《内镜清洗消毒技术操作规范》，作为全国内镜中心质量管理强制执行的基本规范，护士在执行过程中一直承担着质量控制的角色。2013 年成立了全国内镜清洗消毒学组，有 15 位护士加入其中，承担着不断提高内镜清洗消毒质量的学术带头角色。

**3. 流程管理**

随着消化内镜诊疗适应证的拓展，国内很多内镜中心（室）的工作量存现明显增长。就华西医院内镜中心为例，每年的诊疗量增长率均大于10%。不断增加的工作量对医疗护理安全是很大的考验。护士必须在工作流程的制定和执行中做好管理。包括普通检查病人需要详尽的术前指导和导诊；特殊治疗的病人需要有效的术前沟通；重危抢救病人需要及时全面的评估和绿色通道；与医生的及时联系和默契配合；护士的能级对应配置；各类物资的保障；各项制度的严格执行；与相关科室的协调和合作等都需要护士来完成。护士通过对流程的管理和执行保障了高质量、高效率、安全的消化内镜诊疗服务。

**4. 物资及成本管理**

消化内镜中心的物资包括设备、耗材及其他固定资产。设备主要包括内镜主机、消化内镜、内镜清洗消毒机、内镜储存柜、高频电内镜工作站、监护仪、电脑、打印机及其他一些民用设备。耗材包括种类繁多的高值耗材和低值耗材。护士承担着对设备的管理、日常维护保养工作；定期清点数目，记录故障及维修、更新、报废等事项；耗材的充足供给和合理使用以及费用管理，一方面延长设备的使用寿命，保障工作的正常开展和患者安全，另一方面要做好控制科室的成本支出。

**5. 信息系统和资料管理**

消化内镜中心的资料管理包括患者的相关资料、清洗消毒的相关资料、各类物资管理资料、相关法规制度资料、各类培训资料等。随着信息化管理技术的发展，各大医院都逐步推行了ERP系统应用于物资管理，清洗消毒追溯系统应用于内镜清洗消毒管理。既能减少手工登记所消耗的时间，又减少了纸质记录资料存储的困难。提高了护理管理的工作效率和管理水平。

另外一类重要的资料管理是患者病情及内镜诊疗过程的资料管理。《医疗机构管理条例》规定门诊病历保存15年，住院病人资料保存30年。患者资料既是病情和医学诊疗过程的证据，也是医学研究的重要信息。因此必须做好相关资料的保管工作。所有的纸质资料需要按时间、分类放置，保持干燥，防止霉变损坏和遗失，便于查询。由于大量的纸质数据保存、查询难度大，现在，患者资料多以数据形式保存于相应的数据存储介质里，如电脑硬盘、专用的服务器等。

虽然，内镜中心的信息系统维护是由医院专业人员来完成，实际工作中，护士仍承担着：

（1）纸质资料的管理。

（2）录入完整的患者信息。

（3）与信息系统工程师共同维持信息系统的功能正常以及促进信息系统的功能改进等角色。包括对电脑及其配件的管理和保护；对系统运行中出现的故障维修提供信息；对优化信息系统服务需求提供临床信息等，进一步完善信息系统的使用效果。

（三）教育者

**1. 专科护士培训**

在我国消化内镜开展初期到20世纪末，消化内镜中心常常被视为照顾老、弱护士的辅助科室，培训的方式也是由熟练护士带新进护士，培训的目标也是以满足操作配合为目的，没有专门为内镜护士学习的教材，培训方式单一。而发达国家的内镜护士则需在完成护理学课程的基础上进行内镜专科的理论、操作、科研、教学、管理等方面的培训，考核通过后方能从事独立的内镜护理工作。随着我国消化内镜的发展，护士的队伍也不断壮大，至2014年已达1万4千多人，人力资源结构也发生了巨大的变化。年龄结构日趋年轻化；学历结构和整个护理学科同步提高，现在已有本科学历、硕士研究生学历的护士加入。因此，消化内镜护士培训作为专科护士培训已是专业发展的趋势。

目前已有多个省市成立了消化内镜护理质控组或护理专委会，在护士专科培训方面进行了很多有效的工作。采取了讲座、视频、远程会议、手把手传授、动物模拟操作等方式；培训目标包含了理论、操作程序、安全管理、科研创新、优质服务、教学培训能力提高等方面；培训的教师来自于国内外的优秀内镜护理专家。一些优秀的消化内镜护理专家也对消化内镜护理工作进行了系统化、理论化，编撰了多部内镜护理著作，发表了众多的内镜护理学术文章和专利。如：复旦大学附属中山医院的王萍主编了《现代内镜护理》和《消化内镜微创护理》、解放军第二军医大学附属长海医院席慧君主编了《消化内镜培训教程》等，为消化内镜的专科护士培训创造了有利的条件。特别是2014年全国消化内镜护理协作组成立以来，学组更是将专科护士培训作为一项重要的、长期的学科发展策略来计划和执行。

**2. 患者教育**

对患者的健康教育包括对消化内镜诊疗的认识，对患者行消化内镜诊疗的术前、术中、术后的配合及自我护理，对与消化内镜诊疗有关的疾病的认识等。这对提高消化内镜诊疗的成功和降低消化内镜诊疗相关疾病的医疗成本都具有十分重要的意义。从 Gabriele 对患者的耐心指导到今天，护士都一直是患者教育的提供者。所不同的是，在当今高科技网络时代，健康教育的形式更多样化，受众也更广泛。护士通过面对面交流、书面指导、电教视频、板报、网络技术为包括院内患者和社会公众提供了及时的、不同深度的、适用的治病防病知识，履行着呵护生命、维护健康的职责和使命。

**3. 研究者**

进入 21 世纪，消化内镜护士不再仅仅完成日常的护理操作。在科研方面也不断创新，在护理管理、护理操作、护理培训方面都进行了有益的探索。特别在内镜相关的医院内感染控制方面，从消毒剂、清洗剂的临床使用的医学价值、经济价值、应用管理，内镜清洗方法的改进，内镜储存的改进，特殊内镜及附件的清洗消毒，诊疗操作中无菌技术等均有科研成果不断地为临床应用。并为国家修订内镜清洗消毒规范提供充分的科学证据。浙江大学附属医院的方英主编了《实用内镜清洗消毒技术》，还与解放军总医院内镜中心孔金艳等直接参与了新版《软式内镜清洗消毒技术操作规范》的编写。在消化内镜诊疗患者的护理方面，内镜护士对患者的整体护理过程进行了不断地探索和改进。从流程改善、操作技巧、患者安全、优质护理等方面研究和实践，不断提高消化内镜诊疗的服务质量。另外，护士还对消化内镜护理工具进行了很多创新和发明，充分发挥了护士的聪明才智。每年都有各类内镜护士的专利项目得到认证。

随着消化内镜技术的不断进步和护理队伍整体素质的提高以及护理学术组织的推进，消化内镜护理科研必将呈现更加辉煌的局面，以科研创新来创造消化内镜护理的美好未来。

（张琼英）

# 第二篇 诊断性消化内镜的护理配合

## 第三章 胃镜检查的护理配合

### 一、概述

胃镜检查是诊断上消化道疾病最常用和最准确的检查方法，是食管、胃、十二指肠疾病的主要检查手段。它不仅能直视病变，还能取活检，可提高早期上消化道肿瘤的检出率。

（一）胃镜检查的目的

（1）通过胃镜对食管、胃、十二指肠病变进行诊断和治疗。

（2）可取组织进行病理活检和幽门螺杆菌（*Helicobacter pylori*，*Hp*）快速检测。

（二）适应证

（1）有上消化道症状，经各项检查未能确诊者。

（2）上消化道造影检查不能确定病变或症状与钡餐检查结果不符者。

（3）原因不明的急（慢）性上消化道出血，前者可行急诊胃镜检查，以确定病因并进行止血治疗。

（4）须随访的病变，如溃疡病（图 3-1）、萎缩性胃炎、癌前病变、术后胃出现症状等。

（5）高危人群（食管癌、胃癌高发区）的普查。

（6）适于胃镜下治疗者，如食管和胃内异物、胃息肉（图 3-2）、上消化道出血（图 3-3）的止血及胃、食管黏膜剥离术等（图 3-4）。

（7）常规体检。

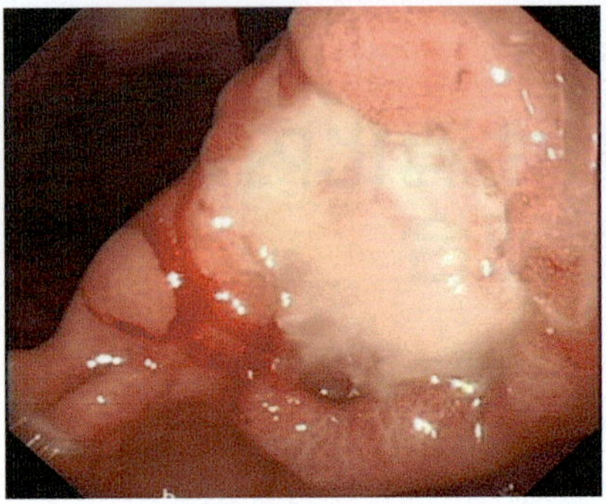
图 3-1 胃溃疡

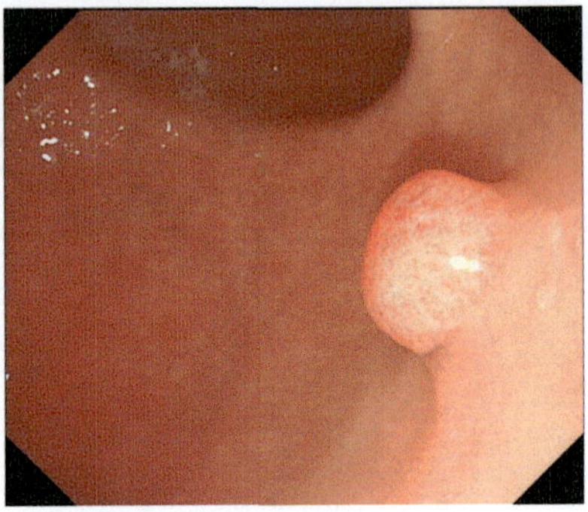
图 3-2 胃息肉

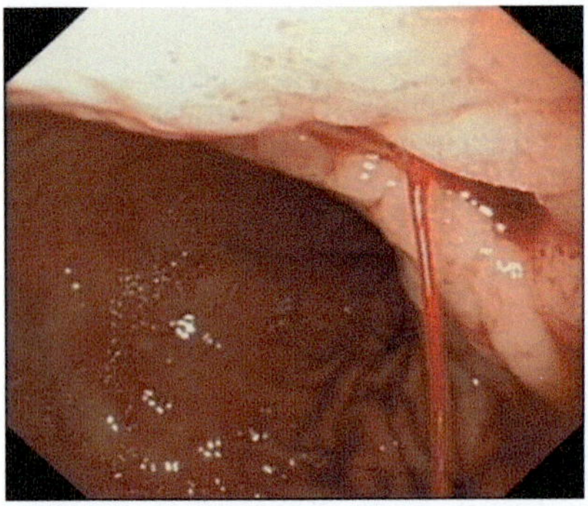
图 3-3 胃出血

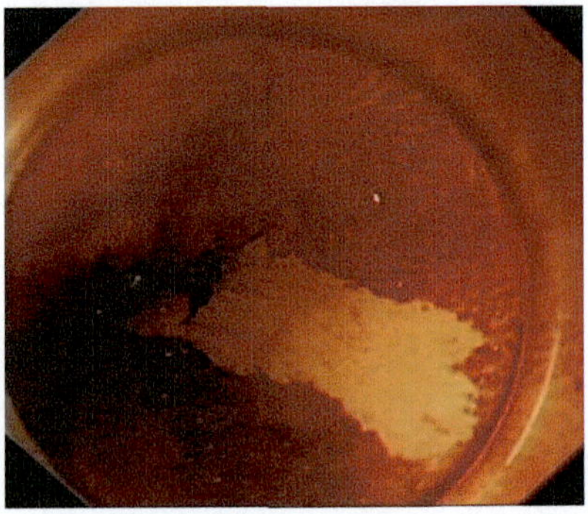
图 3-4 食管早癌

（三）禁忌证

**1. 绝对禁忌证**

（1）各种原因所致休克；

（2）严重的心肺疾患、昏迷、癫痫发作、主动脉瘤、脑出血；

（3）怀疑食管、胃、十二指肠急性穿孔；

（4）急性重症咽喉部疾患；

（5）怀疑有胃肠穿孔或腐蚀性食管损伤的急性期；

（6）严重脊柱畸形或纵隔疾患；

（7）严重心肺疾患和高血压患者。

**2. 相对禁忌证**

精神病患者或严重智力障碍不能合作者，但由麻醉医师评估后可行无痛胃镜检查。

## 二、胃镜检查的护理操作流程

（一）物资准备

（1）内镜主机、胃镜：检查内镜的主机是否正常工作，镜面是否清晰，注水 / 注气是否通畅，调节好白平衡。及时发现并排除故障。

（2）负压吸引设施、氧气供应系统、活检钳、镊子，利多卡因胶浆，止血药、无菌水若干、50ml 空针、纱布、治疗巾、卷纸、口圈、装有甲醛溶液的标本瓶、病理检查申请单、笔、酶洗液等。

（3）必要时备监护仪、抢救药品及抢救设备等。

（二）患者准备

（1）详细询问患者病史，讲解胃镜检查的目的、方法、风险，签署检查同意书。给予患者心理安慰，消除紧张情绪，以取得术中的良好配合，尽量减轻不适。

（2）检查前一天应进食易消化饮食，检查前禁食、禁饮 6 小时以上。钡剂检查 3 天后行胃镜检查，以免影响视野。

（3）若有不全幽门梗阻的患者，应延长禁食时间，必要时行胃肠减压术或洗胃术。

（4）有高血压服用降压药的患者在检查前 3 小时用少量温开水送服降压药。

（5）有心脏病史者检查时携带近期心电图报告。

（6）患者应该携带病历及以前的各种检查结果，以便检查医师能更准确地了解病情。

（7）如同一天要行腹部超声患者，应先行超声检查，再行胃镜检查。

（8）行无痛胃镜检查者需有家属陪同，贵重物品和义齿交于家属保管，着宽松衣裤和平底鞋。

（9）术前 15min 指导患者口服咽部局麻药利多卡因胶浆，以达到咽部黏膜表面麻醉及润滑作用，同时祛除胃肠道内泡沫及黏液，以保持视野清晰。无痛胃镜检查前需建立好静脉通道，以便术中输液及给药。

（三）检查中配合

（1）查对患者信息资料、检查知情同意书签署情况，询问消化道准备情况。

（2）协助患者取屈膝左侧卧位，嘱患者解松衣领扣和裤带，取下活动义齿（假牙）及眼镜，头部略向后仰，使咽喉部与食管成一直线。

（3）垫治疗巾于患者颌下，含牙垫（图 3-5）。

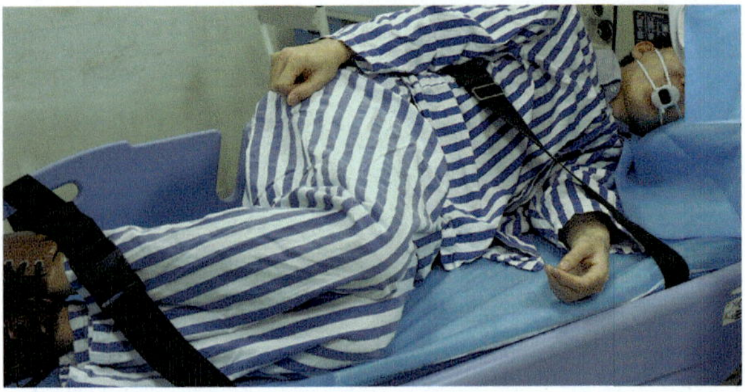

图 3-5　胃镜检查体位

（4）一般情况差的患者须监测患者生命体征及吸氧。

（5）术者操作胃镜时，护士站立于术者同侧（必要时移至对侧），整个过程须观察患者一般情况，嘱患者唾液自然外流。恶心、呕吐剧烈患者，给予必要的安慰，指导患者鼻吸气、口呼气、放松全身。

（6）协助术者进行活体标本采集（图 3-6）：术前须检查活检钳（图 3-7）的开闭情况，闭合后递给术者，经钳道插入，当活检钳出现于视野下即打开，待活检钳紧贴组织后即关闭、钳取。抽出活检钳，妥善放置所取组织于甲醛溶液内，并标识清楚，查对无误后及时送检。

1）钳取组织时，医护需要默契配合。

2）较硬的肿瘤组织，医生将活检钳前端紧贴组织，护士开始缓慢闭合活检钳的同时，医生将活检钳向组织下压。夹取快则易因病变滑动导致操作失败。

3）钳取溃疡性病变组织时，应取溃疡周围组织。一方面避免刺激溃疡区域导致大量出血和穿孔，另一方面避免取到坏死组织，提高标本阳性率。

4）钳取贲门口下方组织时，则需要护士在活检钳开口压注病变组织时及时夹闭甚至“盲夹”，避免因角度改变丢失取材机会。

5）钳取抽出活检钳时须用吸水纸或纱布，以防黏液或血液飞溅。

6）用后的一次性活检钳毁形后按医用垃圾处理，重复使用的随内镜一并送消毒间进行清洗消毒，经过灭菌处理后方可用于下一患者。

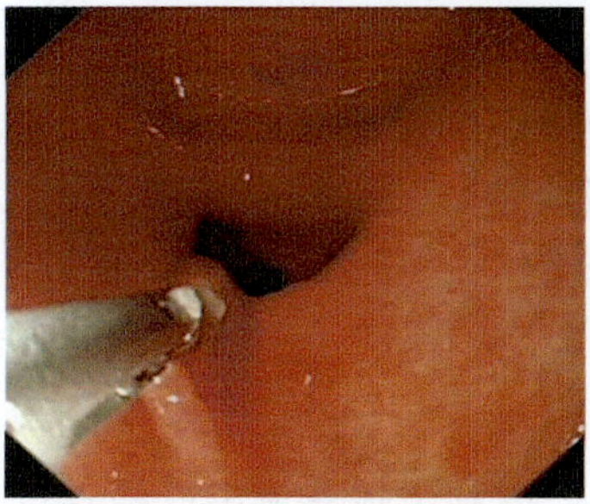

图 3-6　内镜下活检术

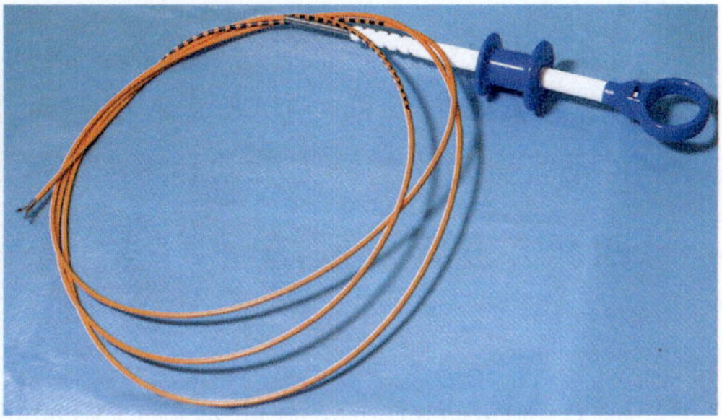

图 3-7　内镜活检钳

（7）如需进行食管刷片，即从内镜活检钳孔送入细胞刷，将刷子头部插到可疑病灶部位，在病灶及其周围进行擦拭，擦拭时护士应伴着术者前后擦拭的动作旋转手柄，使刷头作 360° 旋转，然后将细胞刷轻轻收回外套管内取出，将取得的材料涂在装有生理盐水的载玻片上，及时送检。

（8）密切观察患者反应，早期发现异常，如出现明显的心跳、呼吸、血氧饱和度异常、抽搐等应及时终止检查，进行抢救。

（9）检查结束后，取出牙垫弃于医疗垃圾桶内。清洁患者颜面部，协助患者取舒适卧位，

（10）使用后的胃镜进行床旁预处理，至于内镜转运车污染盆内。

（11）观察患者有无特殊不适，行术后健康指导，协助患者下床，离开检查室。

（12）整理环境和物资。

## 三、胃镜检查后的健康宣教

（1）一般胃镜检查后约 30min 即可进食温凉流质。取活检者，2h 后先进食温凉流质饮食（如冷牛奶），4h 后进食半流质饮食。

（2）进行活检术的患者一天内避免进行剧烈活动。

（3）检查后如咽部不适和疼痛，或声音嘶哑，可用淡盐水含漱或含服喉片，一般能得到缓解。不能缓解者可就诊，咨询医生做进一步处理。

（4）注意观察有无呕血、便血、腹痛、腹胀等。必要时及时就诊。

（5）无痛胃镜检查后当天不得驾驶机动车辆和从事高空、精细作业，且不宜做过重的体力劳动和重大事项的决策。

## 四、并发症及预防

### （一）吸入性肺炎

取左侧卧位时，尽量使左侧口角放低，以利于唾液流出；检查过程中指导患者勿吞咽唾液；退镜至咽部时保持吸引状态，防止液体流入气道。

### （二）出血

导致胃镜检查相关出血的主要因素：内镜刺激反复剧烈呕吐可致黏膜撕裂；操作过程中动作粗暴或盲目进镜；内镜下活检术和其他微创治疗；患者凝血功能异常等。因此，操作时应做到轻、稳、准，避免粗暴、盲目进镜刺激患者剧烈呕吐导致黏膜撕裂，特别是反转观察胃底和复位时；进行活检术和其他微创治疗时应考虑患者的凝血功能，避免伤及血管。

### （三）穿孔

穿孔是最严重的并发症，但很少见，多为进镜时用力过猛或盲目进镜或深凹病变的活检及深、大病变的胃镜治疗所致。穿孔一经确诊，应做内镜下治疗或考虑外科手术。

（四）心血管意外

对有心血管疾病的患者术前应完成心电图检查，检测血压，详细了解病情，排除绝对禁忌证。术中密切观察患者心率、心律、血压变化。

（五）下颌关节脱臼

患者用力咬住口圈、张口过大、呕吐时，下颌关节发生异常运动而脱臼。用手法复位即可。

## 五、关于幽门螺杆菌的检测

幽门螺杆菌（*Helicobacter Pylori*，*Hp*）感染是多数十二指肠溃疡患者的致病因素。十二指肠溃疡患者的 *Hp* 检出率为 90%，胃溃疡患者的 *Hp* 检出率为 70% ～ 90%。*Hp* 感染还可能导致慢性胃炎、胃癌、胃黏膜相关性淋巴样组织恶性淋巴瘤（MALT 淋巴瘤）；目前已有较多的研究报道 *Hp* 感染与动脉粥样硬化、心脑血管疾病、血液系统疾病和皮肤病（如酒糟鼻、荨麻疹）、牙周疾病、儿童和胎儿的生长发育迟缓、不明原因的缺铁性贫血和特发性血小板减少性紫癜（ITP）等密切相关。

*Hp* 检测分为侵入性检测和非侵入性检测。

（一）侵入性检测

侵入性检测是依赖胃镜活检，包括快速尿素酶试验、胃黏膜直接涂片染色镜检、胃黏膜组织切片染色镜检、细胞培养、基因检测方法、免疫快速尿素酶试验。

快速尿素酶试验是在胃镜检查的同时进行。若胃镜发现相关病变，则在胃窦近幽门部活检，将组织放入尿素培养液中观察颜色变化。若活检组织中存在幽门螺杆菌，溶液颜色由橘黄色变为玫瑰红色，则为阳性，阴性则无颜色改变。快速尿素酶试验在短时间内可获得结果，但存在假阴性的可能。

（二）非侵入性检测方法

主要有 $C^{14}$ 或 $C^{13}$ 尿素呼气试验、粪便 *Hp* 抗原检测、血清和分泌物（如唾液、尿液等）*Hp* 抗体检测等。

$C^{14}$ 尿素呼气试验在空腹 3 小时以后受检。受检者用水吞服 $C^{14}$ 尿素胶囊后，静坐等待 15 分钟。从呼气口往卡内呼气约 2 ～ 5 分钟，当卡上指示窗内指示片的颜色由蓝色变为白色即可。呼气过程中可停歇片刻再呼气。抗 *Hp* 治疗后复查的患者需停药 4 周后才做呼气试验，以免出现假阴性结果。此方法不宜用于儿童及孕妇。血清学检测是流行病学调查的常用方法，唾液和尿液 *Hp* 抗体检测适用于儿童 *Hp* 感染的流行病学调查。

（闵秀君　李小青　郭林杰）

# 第四章　肠镜检查的护理配合

## 一、概述

结肠镜检查在结直肠疾病的诊断和治疗中发挥了重要的作用。随着内镜设备的不断改进及内镜技术水平的提高，诊断性结肠镜已由最初的观察诊断逐步发展到形态描述、色素对照、放大观察、窄带光成像（NBI）、共聚焦内镜等技术，特别是色素内镜结合放大内镜的应用对结肠早期癌症和癌前病变的诊断达到新的水平。根据需要同时可以取组织做病理检查。

### （一）适应证

怀疑有结直肠病且没有结肠镜检查禁忌证者。

### （二）禁忌证

（1）严重心肺功能不全。

（2）近期心肌梗死（3 周内）。

（3）休克。

（4）大的主动脉瘤。

（5）暴发性结肠炎。

（6）中毒性巨结肠。

（7）晚期妊娠。

## 二、结肠镜检查的操作流程及护理配合

### （一）检查前患者的准备

**1. 患者的评估**　评估患者有无肠镜检查的禁忌证；患者对肠镜检查相关知识的了解程度；患者的心理状态；行无痛肠镜检查的患者除需进行静脉麻醉相关的评估，还需对患者的家庭支持系统作评估。

**2. 行肠镜检查相关知识的指导和心理护理**　让患者及家属对此充分知情，并能积极配合。签署肠镜检查同意书和无痛肠镜检查的麻醉知情同意书。

**3. 肠道准备**

（1）嘱患者检查前 2 ～ 3 天开始进少渣饮食，检查前一日晚进无渣食物。如进行无痛肠镜检查，检查当日应禁食 6 小时、禁饮 3 小时以上。

（2）指导病员进行肠道准备：一般于术前 5 ～ 6 小时开始。

1）可采用磷酸盐口服液 240ml 加温开水 1500ml 于术前 6 小时开始分次口服。

2）20% 甘露醇 250ml 加 5% 的葡萄糖注射液 500ml 口服，半小时后重复一次。

3）33% 的硫酸镁口服液、番泻叶、蓖麻油等均可作为肠镜检查前的肠道清洁剂，用于肠道准备。

4）目前上市的辉灵口服液是较好的口服洗肠液，为磷酸盐与二甲硒硅油的混合剂，在口感上做了工艺处理，提高了患者肠道准备的清洁度和依从性。

5）对习惯性便秘的患者需在检查前 1 ～ 2 天口服缓泻剂或用开塞露塞肛或肥皂液灌肠等，排除干结的宿便。以提高次日清洁肠道的效果。

6）指导患者以适当的速度口服洗肠液，避免过急导致呕吐，并认真观察粪便直至排出物为清水样。

7）特殊患者的指导：如有慢性心肺疾患、糖尿病、不完全肠梗阻、年老、衰弱的患者应指导患者及家属严密观察原发疾病的症状。必要时停止肠道准备，及时就诊。

（二）物资准备

（1）内镜主机、结肠镜、硅油、肠镜检查裤、大型号的治疗巾等。其余同胃镜。

（2）必要时备监护仪、抢救药品及设备等。

（三）环境准备

检查环境应清洁、安静、安全，并注意保护患者隐私。

## 三、检查中配合

（1）连接肠镜与内镜主机系统，检查其功能状态。

（2）查对患者信息资料、检查知情同意书，询问肠道准备情况及有无特殊不适。

（3）协助患者取左侧卧位（图 4-1），双腿弯曲朝腹部，垫治疗巾于病人臀部，准备好润滑剂。

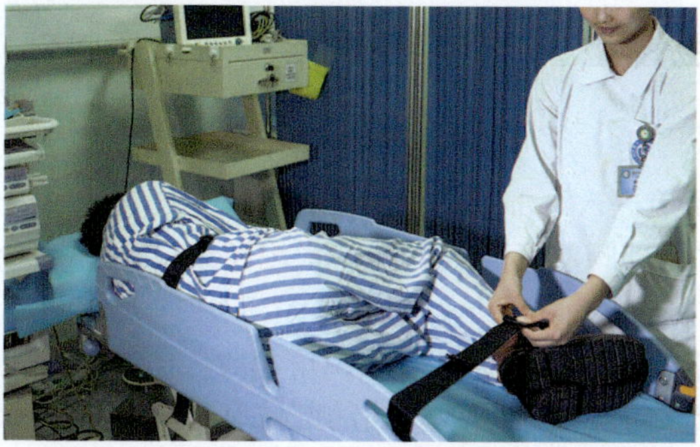

图 4-1　肠镜检查患者体位

（4）向患者做必要的解释工作，告知患者在操作中的不适感以及缓解的方法。并提醒患者保持安静卧床，避免躁动导致并发症。

（5）必要时监测患者生命体征、给予吸氧。

（6）行无痛肠镜检查者需协助麻醉医师进行静脉麻醉。

（7）现绝大多数医院肠镜检查由医生单人操作。医生操作肠镜时，护士应主动关心患者反应，指导患者练习深呼吸减轻不适。观察患者腹痛的程度，有无心慌、冷汗、气紧、恶心、呕吐等不适。必要时提醒医生停止进镜，退镜至肠镜袢曲解除，在护士的协助下，按压腹部，辅助进镜。

（8）双人肠镜操作时，护士在插镜时需指导患者保持肛门放松，然后用拇指轻轻将肠镜先端部顶入肛门，保持巡腔进镜，与医生默契配合，当进镜感到明显助力和不能明确走向时，切不可暴力进镜。必须退镜至无阻力（袢曲解除）或适当的结肠袋，调整内镜方向或由第三位合作者按压住腹部适当部位，再开始巡腔进镜。直至回盲部甚至末端回肠。

（9）协助医生行活检标本留取等。方法见第二篇第三章。

（10）检查结束后对肠镜进行床旁预清洗，取下放于污染镜盆内。

（11）告知患者检查后的注意事项，协助患者穿着好衣裤，下床，安全离开检查室。

（12）整理环境和物资。

## 四、结肠镜检查中的特殊配合——按压腹部

（一）原因

（1）结肠镜进入深部结肠后形成袢曲，导致推镜时内镜反而后退的矛盾运动或对局部肠壁形成强力的扩张，导致患者剧烈腹痛，甚至发生肠穿孔。

（2）由于肠管过度弯曲，形成锐角弯曲，导致很难通过调整肠镜旋钮来寻找肠腔方向。常见形成袢曲的部位有乙状结肠、横结；常见形成锐角弯曲的部位有降乙交界处、结肠脾曲、结肠肝曲。

（二）按压目的

消除结肠急峻的弯曲，辅助消除肠镜袢曲，使其变短、变直，顺利进镜至回盲部。

（三）辅助按压腹部的方法

用手按压时可以阻拦住肠管的弯曲，将肠管由锐角变为钝角，内镜就会顺利地向深部插入。

（四）可采用的按压手法（图 4-2）

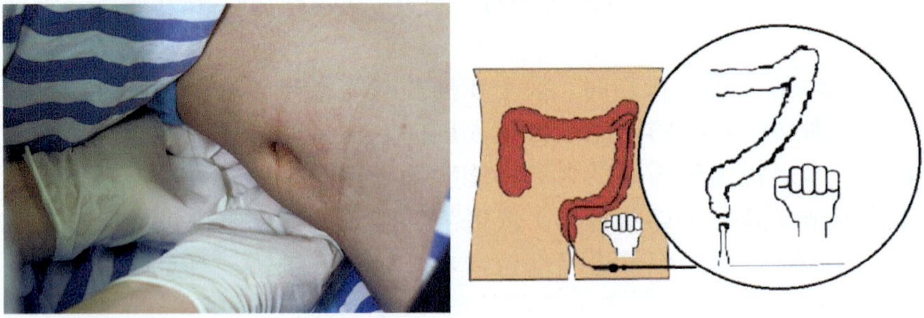

A. 过降乙交界时将左下腹向上向脊柱方向抬举

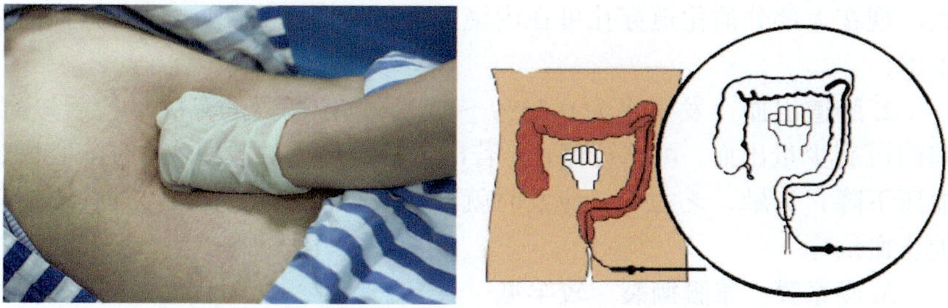

B. 在降结肠进入横结肠和横结肠进入升结肠时由脐下推向剑突

图 4-2　按压手法

（五）用手按压注意事项

（1）需要熟知结肠解剖结构、各部位名称，对结肠的走形要有立体概念。

（2）要熟悉结肠的标志性结构，判断内镜前端所处的位置。其判断可以依据内镜插入深度和镜下观察肠管形态进行综合判断。

（3）辅助按压腹部的主导思想是设法让内镜只有前端一个弯曲，其他镜身都处于直的状态，此为最理想的进镜状态。

## 五、检查后的护理

（1）告知患者检查后可能会出现轻微腹胀、腹痛等不适，与术中注气有关，一般可自行缓解。操作中退镜时应尽量吸净肠腔内气体。如上述症状明显，可通过再次内镜吸引排除残余气体。

（2）指导患者术后无腹痛、腹胀即可进食。合理安排休息。

（3）行无痛肠镜检查的患者由家属陪同方能离院，术后当天不能骑自行车或驾驶车辆，不能从事高空、精细作业以防意外。

（4）行肠镜下活检术的患者 3 天内勿剧烈活动。

## 六、并发症的处理

**1. 肠穿孔**　发生率为 0.17% ～ 0.9%；若患者出现持续加重的腹痛、腹部查体出现肌紧张甚至板状腹等应安置胃肠减压，安排患者行 X 线检查。现在大部分消化道穿孔可在内镜下通过金属夹夹闭，必要时行外科手术。

**2. 肠道出血** 发生率为 0.55% ～ 2%；低位肠段的黏膜活检后短时间内可有少量出血，可自行停止。若出现持续加重的黑便或血便、心慌、血压下降、头晕、乏力等，应及时就诊。进行内镜下观察、止血，或其他止血治疗。

**3. 肠系膜、浆膜撕裂** 较罕见。

**4. 感染** 极少数抵抗力低下的患者。术后出现腹痛、腹泻、发热者，应进行大便常规检查或细菌培养，监测生命体征。对发生感染者进行抗感染治疗。

## 参 考 文 献

唐承薇，程南生. 2011. 消化系统疾病. 北京：人民卫生出版社，74 ～ 75

席慧君，宋燕. 2014. 消化内镜护理培训教程. 上海：上海科学技术出版社，59 ～ 69

（闵秀君　李小青　郭林杰）

# 第五章　无痛苦消化内镜诊疗的护理

## 第一节　消化内镜诊疗的无痛技术

无痛胃肠镜诊疗是指通过镇静、镇痛等技术手段，消除或减轻患者在消化道内镜诊疗过程中的痛苦，提高患者对消化内镜诊疗的依从性，同时降低因患者合作不佳而引起的不必要安全隐患；此外，无痛技术使患者胃肠道分泌物减少，蠕动减慢，改善胃肠镜操作条件，观察无盲区，采集图像稳定性好、清晰度高，使内镜医生更快、更顺利地完成诊疗过程。

随着社会发展、人民生活水平提高和医疗技术的日新月异，普通人群也越来越重视自身生活质量和健康管理，越来越重视舒适医疗，无痛胃肠镜诊疗应运而生，因其痛苦小、心血管安全性高，临床应用越来越广泛，为广大患者、青少年及健康体检人群所接受。根据胃肠镜诊疗方案的不同，采用的无痛技术可以大致分为气管插管无痛技术和不插管无痛技术。

### 一、无痛性消化内镜诊疗技术的实施条件

#### （一）空间及设备物资配置

（1）无痛苦消化内镜诊疗室单个诊疗单元面积不小于15$m^2$。

（2）诊疗室内除应配置消化内镜基本诊疗设备外，还应配置心电监护仪、麻醉机、供氧和吸引系统、心脏除颤仪、气道管理设备：简易呼吸球囊（图5-1）、常用麻醉咽喉镜（图5-2）、气管内插管用具等。

（3）麻醉及抢救药物：异丙酚、咪达唑仑、芬太尼等常用麻醉药物，以及阿托品、麻黄碱、异丙肾上腺素、纳洛酮、氟马西尼等常用急救药品。

（4）具有独立麻醉恢复室或麻醉恢复区域，建议内镜操作室与麻醉恢复室床位比例为1 ： 1～1 ： 1.5，并根据受检患者数量与麻醉镇静性质设置面积。应配置心电监护仪、麻醉呼吸机、急救车、输液、吸氧、吸引、气管插管、呼叫器等急救设备。

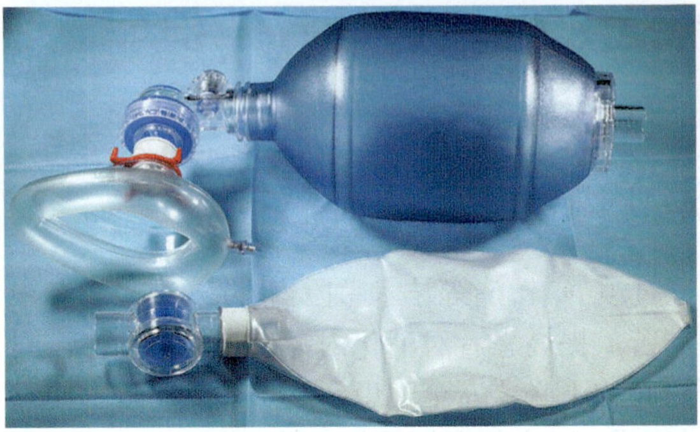

图 5-1　简易呼吸球囊

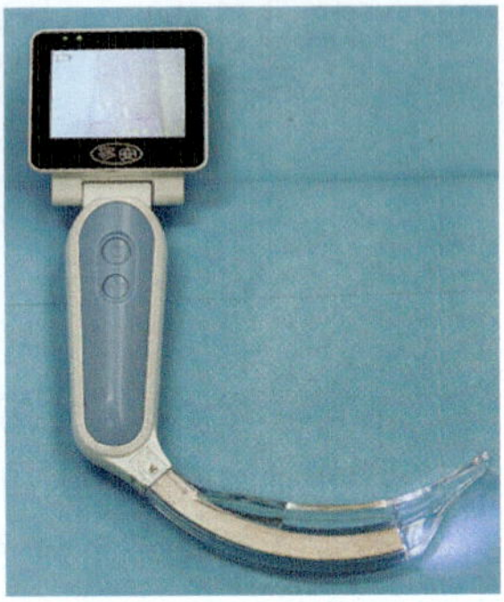

图 5-2　麻醉咽喉镜

（二）人员配备

（1）无痛苦消化内镜应由具有主治医师（含）以上资质的麻醉科医师负责实施麻醉 / 镇静，并由较高年资的消化内镜医师实施内镜操作。

（2）根据无痛苦消化内镜患者受检人数与受检方式以及麻醉 / 镇静性质合理配备麻醉医师人数。建议每个操作单元至少配置 1 名高年资麻醉科住院医师和 1 名麻醉科护士；每 2 ～ 3 个操作单元配置 1 名具有主治医师（含）以上资质的麻醉科医师，指导并负责所属单元患者的麻醉镇静以及麻醉恢复。

## 二、适应证和禁忌证

（一）适应证

（1）所有因诊疗需要、并愿意接受无痛苦消化内镜诊疗的患者。

（2）对非无痛消化内镜检查有顾虑或恐惧感、高度敏感而不能自控的患者。

（3）操作时间较长、操作复杂的内镜诊疗技术。如内镜下逆行胰胆管造影术（ERCP）、内镜超声（EUS）、内镜下黏膜切除术（EMR）、内镜黏膜下剥离术（ESD）、经口内镜下肌切开术（POEM）、小肠镜等。

（4）一般情况良好，符合 ASA（美国麻醉学会生理状况分级 3）Ⅰ级（正常健康人）或Ⅱ级（患有不影响活动的轻度系统疾病）患者。

（5）处于稳定状态的 ASA Ⅲ级（患有影响其活动的中、重度系统疾病）或Ⅳ级（患有持续威胁生命的重度系统疾病）患者，可在密切监测下接受无痛苦消化内镜。

（6）婴幼儿及不能配合操作的儿童。

（7）上消化道大出血患者可在插管麻醉下行无痛苦消化内镜。

（二）禁忌证

（1）有常规内镜操作的禁忌者。

（2）ASA Ⅴ级患者（病情危重，生命难以维持 24 小时的濒死患者）。

（3）严重的心脏疾病患者，如发绀型心脏病，伴肺动脉高压的先天性心脏病，恶性心律失常，心功能 3 ～ 4 级等。

（4）有困难气道及患有严重呼吸道病变（阻塞型睡眠呼吸暂停综合征、张口障碍、颈项或下颌活动受限、病态肥胖，急性呼吸道感染、慢性阻塞性肺疾病急性发作期、未受控制的哮喘等）。

（5）肝功能差（Child_Pugh C 级）、急性上消化道出血伴休克、严重贫血、胃十二指肠流出道梗阻伴有内容物潴留。

（6）严重的神经系统疾病患者（如脑卒中急性期、惊厥、癫痫未有效控制）。

（7）无监护人陪同者。

（8）有药物滥用、镇静药物过敏史及其他麻醉风险者。

## 三、操作流程

（一）麻醉前访视与评估

在进行无痛苦消化内镜镇静前，麻醉医师需要充分做好麻醉前访视，具体包括下列内容。

**1. 患者知情告知**　应告知患者镇静、麻醉的操作过程，并向患者解释镇静麻醉的目的、风险，取得患者同意，并签署知情同意书。

**2. 麻醉前评估**　应详细了解患者重要病史，并进行体格检查和气道评估。病史包括心肺疾病、神经系统疾病、呼吸睡眠暂停综合征、打鼾、目前用药和饮酒情况、药物过敏史、手术史、最后一次进食或饮水的时间及量、育龄期女性妊娠可能性。体检包括重要生命体征和体重、心肺听诊、意识状态评估，气道评估包括有无肥胖、短颈、颈椎疾患以及口腔和下颌的结构异常。必要时行心电图、X线胸片检查、心脏超声、肺功能检查。

（二）术前准备

**1. 无痛苦消化内镜术前准备** 与普通消化内镜术前准备基本相同。

（1）患者应在术前6小时禁食，术前4小时禁水。如患者有胃排空功能障碍或胃潴留，应适当延长禁食、禁水时间，或行术前洗胃。必要时行气管插管以防返流窒息。

（2）患者如有活动义齿，应在术前取下。

（3）轻度镇静条件下，可采用咽喉表面麻醉以增强患者耐受性；中度以上镇静及全麻状态下，不必使用咽喉表面麻醉。

（4）当日实施麻醉的主管医师应当对术前评估记录进行确认，并且再次核实患者身份和将要进行内镜诊疗操作和无痛技术操作项目。

（5）建立静脉通道，首选右上肢。

**2. 麻醉实施**

（1）麻醉实施应由具有麻醉职业资质的人员完成，或由护士根据医嘱给予执行。

（2）患者采取左侧卧位，连接监护设备，持续监测患者生命体征。

（3）给予持续面罩高流量吸氧。

（4）选择镇静深度，根据术前麻醉评估结果和消化内镜诊疗项目作不同选择。

镇静深度为4级。即轻度镇静、中度镇静、深度镇静和全身麻醉（表5-1）。一般情况下，诊断性或非复杂性上消化道内镜或结肠镜操作可在轻、中度镇静下完成。持续时间较长及复杂性较高的内镜操作，如小肠镜、EUS、ERCP、ESD、POEM等应在深度镇静或全身麻醉下进行。

表 5-1　不同镇深度评估要点及适应消化内镜诊疗操作

| 镇静深度 | 评估要点 | | | | 适用操作 |
|---|---|---|---|---|---|
| | 反应 | 气道 | 自主通气 | 心血管功能 | |
| 轻度镇静（抗焦虑） | 对语言刺激反应正常 | 无影响 | 无影响 | 无影响 | 胃镜检查、结肠镜检查 |
| 中度镇静（有意识镇静） | 对语言或触觉刺激存在有目的反应 | 无需干预 | 足够 | 常能保持 | 胃镜检查、结肠镜检查 |
| 深度镇静 | 反复或疼痛刺激后存在有目的反应 | 可能需要干预 | 可能不足 | 常能保持 | ERCP、EUS、胃肠镜治疗、小肠镜 |
| 全身麻醉 | 疼痛刺激无反应 | 常需干预 | 常不足 | 可能受损 | ERCP、EUS、胃肠镜治疗、小肠镜 |

**3. 术中监护**

麻醉医师在内镜检查过程中须密切观察患者有无呛咳、屏气、呃逆、自主拔管行为、喉痉挛、局部疼痛、诱导早期兴奋多语、短暂性呼吸暂停、下颌松弛呼吸不畅、肌阵挛、过敏反应、恶心呕吐、头痛、头昏等情况，并根据患者反应调整麻醉深度，及时处理各种麻醉相关的并发症。还应监测心率、血压、血氧饱和度和二氧化碳分压等生理参数。

**4. 麻醉后恢复**

（1）凡麻醉结束后尚未清醒（含嗜睡），或虽已清醒但肌张力恢复不满意的患者均应进入麻醉恢复室 / 区域。

（2）根据患者人数合理配备麻醉医护人员。建议复苏室床护比为 2 ： 1 ～ 3 ： 1。术后护理见无痛消化内镜的护理。

## 四、常用药物

常用药物有镇静药物、镇痛药物、麻醉药物、肌肉松弛药物以及抢救药物。

### （一）镇静药物

常用的镇静药物为咪达唑仑（咪唑安定），具有镇静抗焦虑、顺行性遗忘和中枢性肌肉松弛作用，可减少麻醉药物的使用量。一般成年人首次剂量为 1 ～ 2.5mg，静脉注射，以 2mg/min 速度推注，注射后 1min 起效，维持 5 ～ 6min，必要时追加 1mg，但总量≤ 5mg。咪达唑仑相对比较安全，对呼吸抑制和心血管影响轻微，可能造成患者苏醒后的头晕等不适。其特异性的拮抗剂为氟马西尼，注射过量或残余作用可静脉注射 1 ～ 2mg，1 ～ 2min 患者即可清醒。

（二）镇痛药物

目前常用的镇痛药物为芬太尼类药物，属阿片类镇痛药，包括芬太尼、舒芬太尼、瑞芬太尼等。

**1. 芬太尼** 通过干扰中枢神经系统对痛刺激的传导而产生镇痛作用，起效快，静脉注射立即产生镇痛作用，持续 1 ～ 1.5h，是哌替啶的 200 倍。常用剂量 0.1 ～ 0.2mg，一般不会引起呼吸抑制，但与镇静安定药、丙泊酚等中枢抑制药合用时，因药物间的协同作用，药量宜酌减。

**2. 舒芬太尼** 作用强度是芬太尼的 5 ～ 10 倍，作用时间是芬太尼的 2 倍，对呼吸的抑制作用低于芬太尼，更适用于老年人和心血管疾病患者。

**3. 瑞芬太尼** 药效强、起效迅速、作用消失快、无阿片蓄积、静脉给药可控性强、术后恢复快和肝肾功能影响小，在临床麻醉上得到广泛应用。但其对呼吸和循环系统的抑制作用较强，故在用于不插管无痛技术时，仅可采用低浓度小剂量缓慢推注或低浓度泵注的方式给药；用于插管无痛技术时，往往与丙泊酚合用，持续静脉泵注维持麻醉。

（三）麻醉药物

常用的麻醉药物为丙泊酚和依托咪酯。

**1. 丙泊酚** 是近年来备受推崇的可控性强、安全有效的静脉麻醉药，为大豆油的乳化剂（图 5-3）。起效快，诱导平稳，作用时间短，具有一定的镇静作用，但镇静作用甚微。苏醒快而安全，停药后 5 ～ 10min 即能清醒并作应答，无兴奋现象，不影响患者的时空定向力。但对心血管系统和呼吸系统有较为明显的作用，尤其是收缩压的一过性降低，可能对老年患者和体质较弱的患者造成明显的低血压。使用芬太尼后可减轻；在呼吸方面主要表现为呼吸抑制，呼吸暂停，低氧血症，有文献报道与注药剂量和速度有关，多为一过性，必要时托起下颌或加压给氧即可缓解。

**2. 依托咪酯**　是一种快速作用的镇静催眠药，有水溶剂和白色乳剂两种剂型（图 5-4）。其具有较好的心血管稳定性，对于老年患者和体质较弱的患者有其优势，但其可能引起肌肉抽搐等不良反应。常用量为静脉注射 0.3mg/kg，1min 后患者开始入睡，维持 5 ～ 10min，由于制剂中含有丙二醇，注射局部有疼痛感，部分患者注射后肌肉僵直。

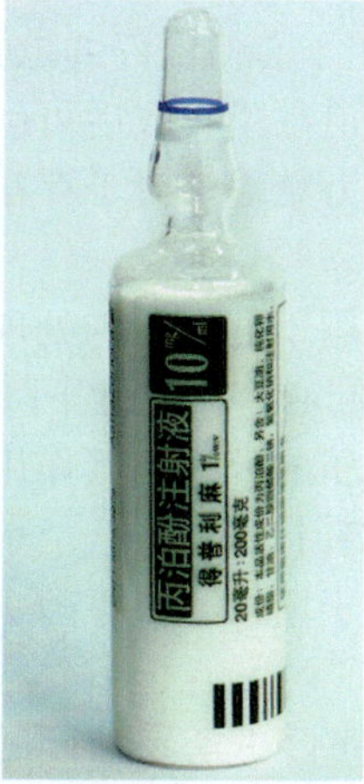


图 5-3　丙泊酚

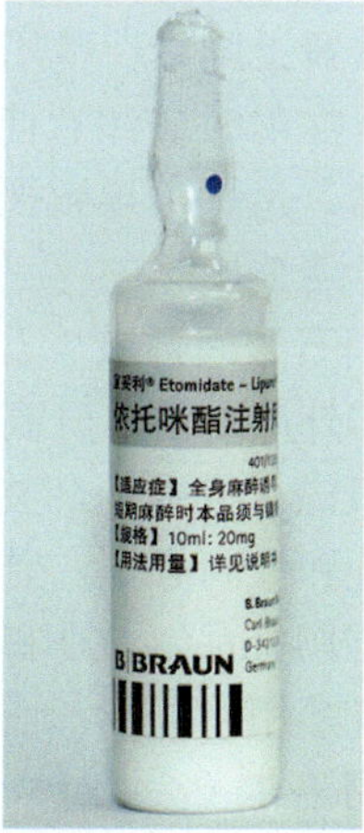


图 5-4　依托咪酯

**3. 脂肪乳剂过敏的患者**　可以采用吸入麻醉药物代替，临床上常用的有七氟烷。

（四）肌肉松弛药物

常用的肌肉松弛药物有琥珀胆碱和顺式阿曲库铵。

**1. 琥珀胆碱**　是一种去极化肌肉松弛药物，其起效迅速，作用时间短，比较适合时间较短且需要气管插管的胃肠镜诊疗。琥珀胆碱起效时可出现全身肌肉的抽搐，与其药物作用机制有关，其不良反应还包括密闭腔隙压力（颅内压、眼内压等）升高，苏醒后的肌肉酸痛、恶性高热等。禁用于颅内高压、眼球穿通伤、高位截瘫等患者。

**2. 顺式阿曲库铵** 是一种非去极化肌松药物，其起效时间 3 ～ 5 分钟，作用时间较长，代谢不依赖于肝肾功能，适合时间较长且需要气管插管的胃肠镜诊疗，其肌松作用可使用新斯的明进行拮抗，但新斯的明必须在患者自主呼吸恢复后才能给予。

（五）抢救药物

常用抢救药有盐酸肾上腺素、重酒石酸间羟胺、麻黄碱、硫酸阿托品、艾斯洛尔、尼卡地平、乌拉地尔、盐酸利多卡因、碘胺酮等。

**1. 盐酸肾上腺素** 常用抢救药物，主要用于心搏骤停的抢救。用于经内镜黏膜下注射时应注意使用剂量，经消化道黏膜吸收后可引起心率、血压的升高，过量可导致严重心律失常、心力衰竭，对于存在基础心脏疾病的患者需慎用。

**2. 重酒石酸间羟胺** 升血压药物，主要用于低血压的处理，其作用原理为收缩外周血管，升高血压的同时可引起心率反射性下降。

**3. 麻黄碱** 升血压药物，主要用于低血压的处理，其作用原理为收缩外周血管和提高心率，升压同时可引起心率上升。

**4. 硫酸阿托品** 抗胆碱能药物，主要用于增快心率、减少分泌物，青光眼患者禁用。

**5. 艾司洛尔**（爱络） β 受体阻滞剂，可降低心率，同时可引起血压轻度下降。哮喘慎用。

**6. 尼卡地平**（佩尔） 钙通道阻滞剂，可降低血压，同时可引起心率反应性增快。

**7. 乌拉地尔**（亚宁定） α 受体阻滞剂，可降低血压。

**8. 盐酸利多卡因** 局部麻醉药，抗室性心律失常药，可用于处理室性心律失常，常用剂量为 1 ～ 2mg/kg。其主要副作用为局麻药中毒（抽搐、意识消失、心律失常等）。可用脂肪乳拮抗其毒性反应。

**9. 胺碘酮**（可达龙） 广谱抗心律失常药物，可用于快速心律失常的治疗，常用剂量为 150 ～ 300mg。

## 五、常见并发症及处理

医护人员在无痛苦消化内镜操作期间，应积极防止麻醉意外和并发症的发生。

（一）误吸

镇静状态下经口消化内镜诊疗过程中内镜应尽快通过食道进入胃底，首先吸净胃内液体，以防反流误吸，之后再按照内镜诊疗常规进行诊疗。一旦发生误吸则应立即重建气道，使患者处于头低足高位，保持有效的通气和引流。迅速用喉镜窥视口腔，以便在直视下进行吸引。在气管插管后用生理盐水 5 ～ 10ml 注入气管内，边注边吸，反复冲洗。应用机械通气（PEEP 或 CPAP）吸氧，纠正低氧血症，并应用糖皮质激素、强心甙、抗生素等药物积极治疗吸入性肺炎。

（二）低氧血症

操作中如果发生患者血氧饱和度下降，应立即通过大声询问和触碰患者以刺激其加深呼吸。抬高患者下颌，同时应增加吸氧流量（如从 2L / min 增加至 4 ～ 5L / min）。如采取上述措施后患者仍无自主呼吸，则应予以通气支持，建立人工气道（如气管插管）。如果患者采用苯二氮䓬类药物镇静，还应立即静脉给予拮抗剂氟马西尼。

（三）心律失常

除室上性心动过速和室性期前收缩外，心动过速一般无需处理，紧急情况下应静脉给予患者Ⅰa～Ⅳ型抗心律失常药物，必要时除颤。如发生心动过缓，当心率降至每分钟 50 次以下，可静脉推注阿托品 0.5mg，如有需要可重复给药至 3mg 或静脉给予肾上腺素 0.02 ～ 0.1mg。如果 5min 后无效，可考虑使用异丙肾上腺素。在威胁生命的情况下应给予心脏按压等急救措施。

（四）血压下降

患者血压下降应及时给予输注液体，对于操作时间较长、应用异丙酚进行镇静的患者可以预防性补充生理盐水。血压下降幅度超过基础血压的 30%，可先加快补液速度，无效则用麻黄碱 6mg，静脉推注，可重复。必要时使用多巴胺、去氧肾上腺素和去甲肾上腺素等药物。

## 参考文献

李鹏，翼明，张树田．2010. 无痛消化内镜操作共识．中国实用内科杂志，30(7)：605～607
刘凤梅．2004. 异丙酚复合芬太尼在胃镜检查中的应用．中国内镜杂志，10(5)：57～59
罗俊，刘进．2007. 门诊胃肠镜麻醉的流程规范和安全管理探索．中国误诊误治杂志，7(8)：1860～1861
史文生，吴小丽，陈静．2011. 不同麻醉方法在无痛胃镜检查中的临床观察．临床和实验医学杂志，10(6)：450～453
王家顺．2008. 无痛胃镜及普通胃镜检查心律失常发生率的比较．海南医学院学报，14(6)：659～662
吴静，陈德坚．2007. 无痛胃镜检查的不良反应与对策．实用医技杂志，14(3)：323～324
谢昆华，唐尚伟，刘源添，等．2011. 无痛胃镜检查对冠心病患者的安全性探讨．海南医学，22(5)：35～37
张翔，刘斌．2013. 帕瑞昔布钠与舒芬太尼对无痛胃镜麻醉安全性及满意度影响的研究．华西医学，28(6)：859～863

（李　玉　胡　芹　王儒蓉）

## 第二节　无痛胃肠镜诊疗的护理

无痛胃肠镜诊疗护理可以分为诊疗前护理、诊疗中护理和诊疗后护理3部分。

### 一、诊疗前护理

诊疗前护理主要是指在患者进行无痛胃肠镜诊疗操作之前的护理，其目的是使患者在诊疗前达到接受诊疗需要的最佳状态。

（一）检查预约及健康指导

**1. 麻醉访视评估**　患者评估和进行无痛胃肠镜诊疗时，应在确定内镜诊疗申请后，先进行麻醉评估，并完成麻醉访视单填写及麻醉知情告知和同意书的签字手续。

据华西医院的流程设计规定：门诊患者在麻醉专科门诊由高年资麻醉医生进行评估，对无麻醉禁忌证的患者开具有关用药及材料费用，与内镜诊疗费用一并缴纳。住院患者在检查前一天由麻醉医生床旁进行麻醉评估。

评估的标准按照术前分级标准，即 ASA（美国麻醉学会生理状况分级 3）分级标准对患者重要脏器功能做出评估，向患者及家属了解患者体重、麻醉史、过敏史、有无严重的心脑血管和肺部疾病，必要时做好各项检查，如血常规、出凝血时间、心电图、肺功能等。详见第二篇第三章。

**2. 门诊患者进行诊疗前的准备** 门诊患者持麻醉评估单和同意书以及缴费凭据前来预约。预约时指导患者进行诊疗前准备。

（1）指导患者诊疗前胃肠道准备方法和要求：胃镜检查患者检查当日需要禁食 6 小时，禁饮 4 小时；肠镜检查患者则需要在术前口服清肠液等进行肠道清洁，直至排出液呈清水样。并于术前 4 小时停止进饮。

（2）告知患者检查当日着宽松衣裤，平底安全的鞋子。

（3）有活动义齿者、眼镜等术前应取下，连同随身的贵重物品交由家属管理。

（4）检查当日须有陪护人员。

（5）询问特殊用药史，对近期使用抗凝剂、降糖药、降压药等患者应做专项指导。高血压患者检查前 3 小时口服降压药；抗凝剂应停服 1 周；检查当日应停止服用餐前降糖药；停服其他影响内镜下观察的药物。

**3. 住院患者由主管医护人员落实术前指导** 并进行内镜诊疗知情告知及同意书签署。

### （二）检查当日术前护理评估

（1）核对患者姓名、性别、年龄、诊断、检查项目、禁饮禁食时间、肠道准备等基本情况，住院病人需仔细查对病人腕带信息。

（2）同时应检查患者相关医学知情同意书（内镜检查知情同意书、内镜下治疗知情同意书、麻醉同意书、特殊耗材使用同意书等）签署情况。

（3）询问患者有无严重的心肺疾患、高血压、糖尿病、哮喘、呕吐、特殊用药、有无跌倒史等。对存在以上情况的患者，告知当日麻醉主治医生，进行及时评估。如评估患者不适宜接受无痛胃肠镜诊疗，应由麻醉医生与患者和家属沟通，采取延迟或取消无痛技术。

### （三）家属的管理

（1）检查当日须有家属陪同。

（2）家属须在患者诊疗期间作为委托人参与患者的各项诊疗决策。

（3）患者将贵重物品（钱包、现金、首饰、义齿、眼镜等）交予家属妥善保管。

（4）术后患者必须有家属陪同离院。

### （四）心理护理

再次向患者介绍麻醉的目的、方法、优点、过程等，给予患者心理支持，消除患者紧张情绪，取得患者的配合。

### （五）建立静脉通道

应根据内镜诊疗项目建立相适宜的静脉通路（图 5-5）。一般情况下，进行无痛胃肠镜检查的患者应采用留置针 24G 于右前臂建立静脉通路；进行较大的内镜下微创治疗的患者，术中存在消化道大出血的风险，一般建议成年患者留置针管径不应小于 18G（图 5-6）。

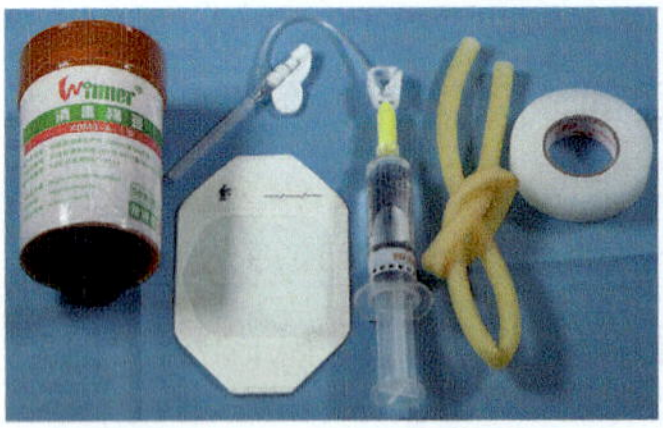

图 5-5 静脉穿刺用物

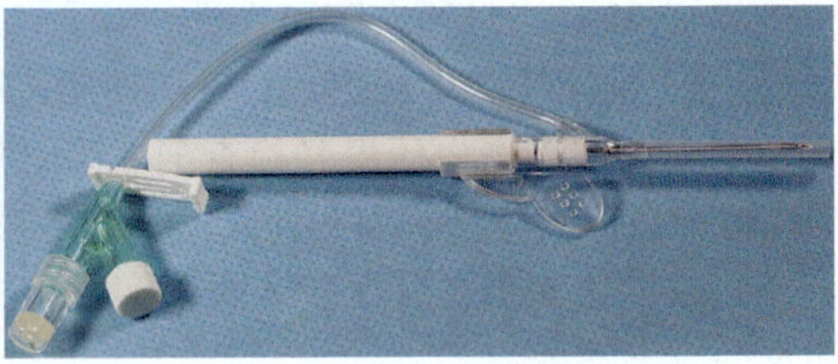

图 5-6 18G 留置针

### （六）候诊患者

在患者候诊期间，观察患者有无低血糖、低血容量等表现，发现异常及时处理。

### （七）物资及药品准备

所有麻醉及抢救用物、药品由专人管理。定基数、每班清点、补充，定点放置，拿取方便。毒麻药品采取双人双锁、专用保险柜保存放。

**1. 麻醉用物资**　氧气吸入装置、负压吸引装置、心电监护仪、氧气面罩、合适的鼻咽通气管等。

**2. 麻醉药物**　由麻醉医生进行稀释配制，标识清楚。

抢救物资（图 5-7）：加压氧气面罩、口咽通气管、气管插管用物、抢救药物、麻醉呼吸机、除颤仪等。

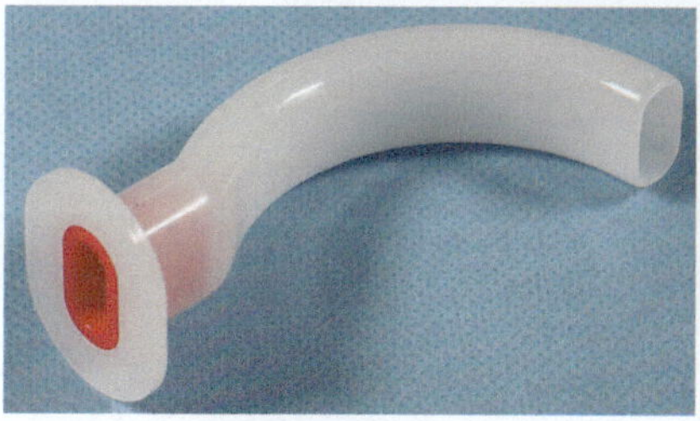

A. 口咽通气管

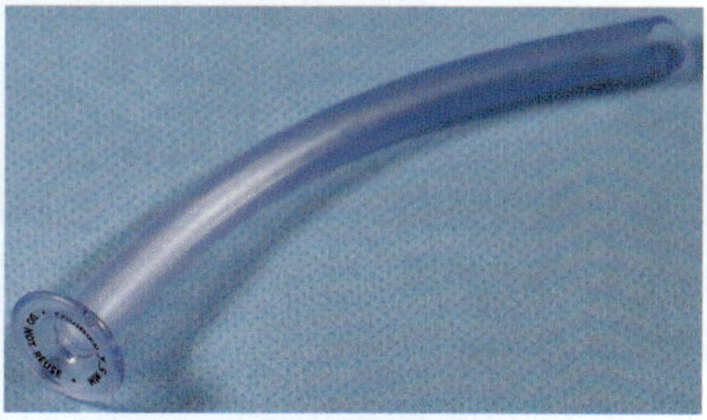

B. 鼻咽通气管

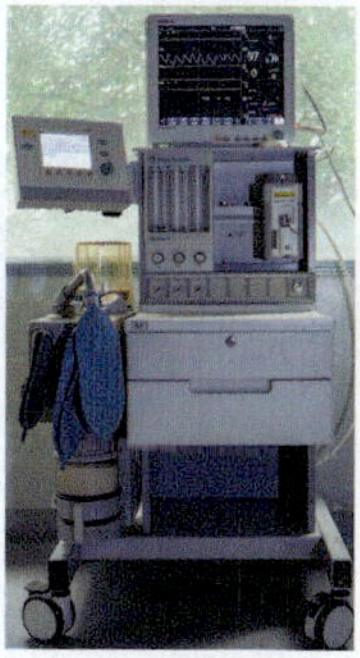

C. 麻醉呼吸机

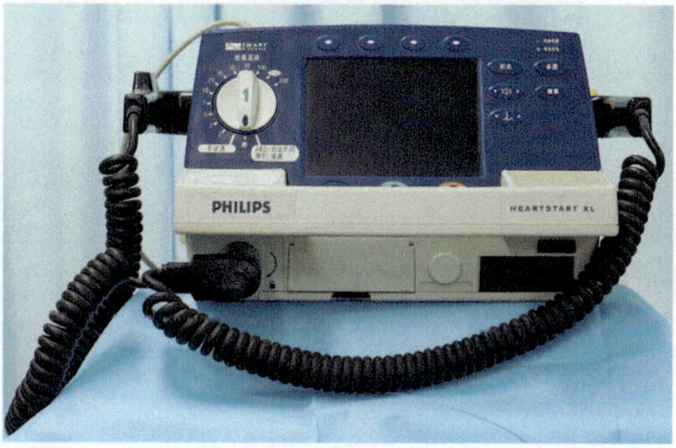


D. 除颤仪

图 5-7　常用的抢救物资

### （八）其他准备

**1. 检查床**（图 5-8）　两侧必须有床挡保护，且配备保护锁确保挡板直立、牢固，以防坠床事故发生，应有安全有效的约束带。

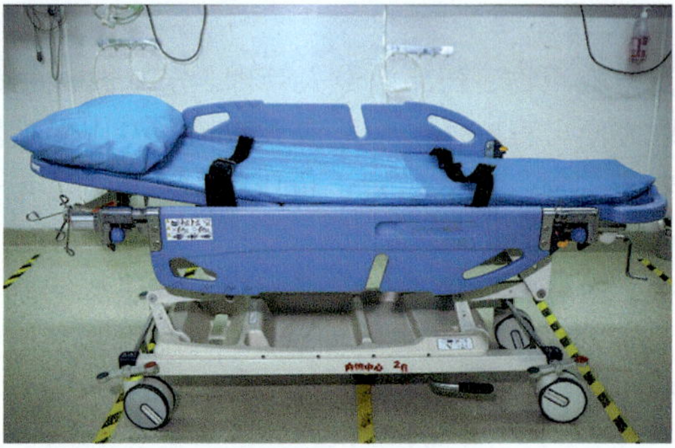

图 5-8　检查床

**2. 患者转运通道**　从无痛胃肠镜准备间到检查室再到术后复苏室，所有通道应畅通、距离最短，以防范患者在转运过程发生意外。患者转运应有麻醉医生护送。

（九）患者的安置

将做好术前准备的患者按内镜诊疗种类引导至不同检查等待区。在安置患者卧床候诊时应再次核对患者基本信息，防止差错事故发生。扶助患者卧于检查推床前，应将检查推床制动，对侧床挡锁定，患者卧于检查推床后采用约束带将患者妥善保护，胃镜诊疗患者给予盐酸利多卡因胶浆吞服。在等待检查期间观察患者有无不适或其他需要，及时给予帮助和处理。并要注意避免坠床等不良事件发生。

## 二、诊疗中的护理

（1）患者进入检查室后，麻醉医生及检查间护士应再次核对患者基本信息，询问病史，查看术前麻醉评估单记录内容及特别提示。

（2）安置心电监护，监测患者血氧饱和度、血压、心率及心电图等。

（3）予面罩加压给氧 6 ～ 10L/min。

（4）协助患者取左侧卧位，保持头颈部伸直，维持呼吸道通畅位置。

（5）协助麻醉医生进行无痛技术处理，并观察患者病情变化。

（6）配合内镜医师进行胃肠镜诊疗操作，并观察患者病情变化。

（7）必要时协助麻醉医生维持患者生命体征平稳，确保内镜诊疗顺利进行和患者的安全。

（8）积极参与麻醉意外和内镜诊疗并发症的抢救。

## 三、诊疗后的护理

（1）完成内镜诊疗后，需观察患者生命体征正常，清除口腔内分泌物，维持血氧饱和度大于 95%，安置好患者体位，固定好床挡及约束带，方可将患者推送回麻醉复苏室。

（2）连接心电监护仪，监测患者意识、心率、血氧饱和度、无创血压及心电图，并给予患者鼻导管或面罩吸氧。

（3）做好交接班。检查间护士应与复苏区域护士进行交接、检查间麻醉医师应与复苏区域麻醉医师进行交接，交接内容如下。

1）患者生命体征，包括意识、心率、血氧饱和度、无创血压，同时应注意呼吸道是否通畅。

2）患者吸氧及呼吸支持情况。

3）患者约束情况，以防患者苏醒时躁动而坠床。

4）患者静脉通路是否通畅并固定妥当。

5）若患者需同时接受胃肠镜诊疗时，应关注患者是否已完成所有诊疗项目，如未完成应给予明显的标识。

6）需要特别观察的患者，应给予明确的标识。

（4）患者仍取左侧卧位，保持呼吸道通畅，及时清除口腔分泌物，防止反流和误吸。

（5）如果患者存在呼吸抑制或上呼吸道梗阻，应给予开放气道和辅助通气。

（6）气管插管麻醉后患者的处理。气管插管麻醉的患者进入复苏区域前，应提前准备好麻醉机及其他相关物资设备，患者进入复苏区域后，立即连接麻醉机给予机械通气，待患者呼吸恢复后改为手控呼吸，拔除气管导管前，应充分清除口腔及气道分泌物，拔除气管导管后应给予面罩吸氧，密切观察患者生命体征，特别是呼吸和血氧饱和度及气道通畅情况。

（7）苏醒后患者的护理

1）对患者的评估：在护士扶助患者离开检查推床前，应评估患者是否呼之即应，对答正确，握拳有力，能自主抬头 15 秒，手足能自由活动，生命体征正常，衣着整齐。

2）扶助患者下床时应先松开约束带，采用平卧 30 秒，无不适再坐起 30 秒，无不适，打开床挡，扶助下床站立 30 秒，无不适且站立稳定，移步至就近的位置坐下休息。

3）在座位休息期间应继续观察，并与患者保持沟通，防止再次入睡。

4）静脉通道应保留至患者离开复苏区域前，以便患者出现不适时及时给药。

5）对患者进行离开前评估，患者需休息观察至能独立行走，自诉无不适。

6）根据需要住院患者可保留静脉通道。门诊患者则拔除静脉留置针，做好穿刺点的处理。

7）告知家属及患者有关消化内镜诊疗术后及无痛技术术后的注意事项：①消化内镜诊疗后的饮食、活动、自我观察、报告领取等注意事项，必要时提供纸质版指导资料；②当日须由家属护送患者回家或回住院病房；③当日禁止驾驶机动车辆，禁止高空作业，禁止做精密仪器操作及重大事项决定；④提供紧急情况联系电话。

8）与家属当面进行患者交接并行签字手续。

## 四、消化内镜无痛技术的护理安全不良事件的防范

### （一）反流 / 误吸的处理

反流 / 误吸指胃内容物受重力作用或因腹内压、胃内压增高，导致胃内容物逆流进入咽喉腔及气管，为麻醉时常见并发症之一。严重时导致患者窒息和死亡。做好防范措施，一旦发生应及时抢救。

（1）术前详细评估患者有无反流 / 误吸的特殊情况：如胃潴留、消化道出血、禁食禁饮时间、是否全身衰竭、是否为喉肿瘤患者等。根据情况采取更改检查方式或采取适当的无痛技术等处理。

（2）护理人员熟练掌握反流 / 误吸的抢救技术，抢救设备物资应常

规备齐，并保持性能完好。

（3）术中密切观察有无胃液反流及口腔分泌物增多，及时给予负压吸引。

（4）当患者发生误吸时，护士应立即呼叫其他医务人员，根据患者具体情况进行紧急处理。

（5）使患者处于侧卧位，立即行负压吸引，快速吸出口鼻及呼吸道内异物。

（6）安置心电监护，监测生命体征和血氧饱和度变化。如患者出现严重发绀、意识障碍及血氧饱和度、呼吸频率和深度异常，立即采用简易呼吸器维持呼吸，同时进行气管插管吸引或气管吸引。

（7）遵医嘱开放静脉通路，备好抢救仪器和物品。患者出现呼吸心脏停搏时，立即进行胸外心脏按压、机械通气等心肺复苏抢救措施。

（8）对由于患者疾病原因导致的误吸应向家属讲解发生误吸的原因，制订有效的预防措施，防止再次发生。

（二）跌倒 / 坠床

**1. 对高风险患者的评估**

无痛内镜诊疗术后的患者具有跌倒、坠床的高风险，尤其是以下患者接受无痛技术，更应做好全过程的防跌倒、坠床管理。

（1）年龄≥ 70 岁或≤ 12 岁。

（2）认知有障碍的患者；如意识障碍、定向力障碍等。

（3）各种原因致患者步态不稳、下肢活动受限和共济失调等。

（4）病人既往有跌倒和坠床史者。

**2. 高风险病人的管理**

（1）为患者提供安全的、可预防跌倒、坠床的诊疗环境。

（2）保持室内光线充足。

（3）保持地面清洁、干燥。及时清除积水、污汁及行走途中的障碍物。

（4）设置和使用标牌，提示地滑、防跌倒等风险。

（5）及时与患者及家属交流沟通，根据病人风险程度，必要时留家属全程陪同。

（6）在导诊单上标识“防跌倒 / 坠床”警示标志。

（7）扶助病人卧于检查床上时加用床挡和安全带，推床制动，告知不能翻越床挡。

（8）加强巡视，为待诊患者及时提供合理需求。

（9）一次安排卧床等待的患者不应太多，以保证患者及时进行检查，避免因等待时间过长，发生意外。

（10）诊疗结束，复苏室护士与检查间护士做好交接，检查床挡及约束带使用情况。

（11）病人复苏过程必须有人床旁监护，待病人清醒后，扶助病人平卧 30 秒，观察无不适，再扶助病人坐起 30 秒，无不适，再扶助病人下床，待病人站立 30 秒，无不适，步伐稳当、协调后扶助到座位观察区。

（12）待患者神志完全清醒，步伐有力，无恶心、头晕等不适后，方可与家属当面交接并签字。同时告知家属术后注意事项。

**3. 发生跌倒和坠床后的处置** 原则为不要轻易搬动患者，简单评估后再做进一步的处理。

（1）立即观察患者意识、瞳孔及测量生命体征。

（2）检查有无受伤、受伤部位及严重程度，尤其是有无颅脑损伤、骨折、内出血等。

（3）同时立即通知医生和患者家属。

（4）视情况将患者扶回病床或安全处。

（5）协助和配合医生做进一步处理。

（6）及时向领导汇报。不论有无受伤，科室于 24 小时内填写《护理意外、差错事件报告单》并交护理部。

### （三）感染

（1）鼻咽管、口咽管、呼吸机螺纹管、氧气面罩、吸痰管等必须一次性使用。

（2）非一次性物品：如喉镜片、喉镜手柄等使用后须进行灭菌处理。

（3）静脉推注药物的空针必须一人一用一丢弃，压脉带须一人一用，用后行灭菌处理。

（4）抽吸好的备用药品必须保存在无菌盘内，保存时间不超过 4 小时。

（5）监护仪血压袖带，每天随空气消毒进行三氧消毒，体液污染时需采用 2000mg/L 的有效氯进行浸泡消毒。

（6）简易呼吸球囊每天进行一次灭菌处理，特殊感染患者使用后及时处理。

（四）走失

（1）术前告知患者检查当日必须有家属陪同，检查当日接待时进行确认。

（2）设立门禁管理。

（3）加强监护。对年老、幼儿、有认知异常的患者由家属陪同复苏。

（4）所有患者进入复苏室时进行登记，离开时须与家属签字，当面交接，并嘱咐家属全程陪护回家。住院患者由工人推送回原科室，离开时履行签字手续。

## 参考文献

李鹏，翼明，张树田．2010. 无痛消化内镜操作共识．中国实用内科杂志，30(7)：605 ～ 607

罗俊，刘进．2007. 门诊胃肠镜麻醉的流程规范和安全管理探索．中国误诊误治杂志，7(8)：1860 ～ 1861

王家顺．2008. 无痛胃镜及普通胃镜检查心律失常发生率的比较．海南医学院学报，14(6)：659 ～ 662

谢昆华，唐尚伟，刘源添，等．2011. 无痛胃镜检查对冠心病患者的安全性探讨．海南医学，22(5)：35 ～ 37

（胡　芹　李　玉　仇艳华）

# 第六章　超声内镜检查的护理配合

## 一、概述

超声内镜（endoscopic ultrasonography，EUS）是将高频微型超声探头安置于内镜顶端，既可直接观察腔内形态又可对消化道管壁及邻近脏器进行探察的仪器，适用于消化道及邻近器官病变，而经普通内镜及体表超声不能明确诊断者，对某些消化系统疾病尤其肿瘤有较高的诊断价值，且可判定有无邻近脏器的浸润及淋巴结的转移等，也为黏膜下病变的定性诊断提供了最佳方法。

（一）适应证

**1. 黏膜下病变**　EUS 是诊断消化道黏膜下病变的首选方法。最常见的黏膜下病变包括平滑肌瘤、胃肠间质瘤、脂肪瘤、异位胰腺等。

**2. 消化道恶性肿瘤**（如食管癌、胃癌、结直肠癌）　通过超声内镜进行比较准确的 TNM 分期。

**3. 胆道、胰腺病变**　EUS 是发现胆囊、胆管以及胰腺微小病变最敏感的方法之一。

**4. 纵隔病变**　主要是后纵隔的病变，可以清楚地显现病变的范围及特点，配合超声引导穿刺活检可以确定病变性质、类型。

**5. 下消化道疾病**　对直结肠癌的分期、炎症性肠病的诊断及活动度判断、肠道黏膜下病变的诊断等都有着重要的价值。

**6. 超声内镜引导下的介入诊治**

（1）胆胰疾病的超声内镜介入诊治：包括 EUS 引导下胰腺细针穿刺活检、EUS 引导下胰腺囊肿引流术、EUS 引导下腹腔神经丛阻滞术。

（2）消化道肿瘤的超声内镜介入治疗：包括 EUS 引导下细针注射治疗、EUS 引导下消融治疗、EUS 引导下光动力治疗、EUS 引导下针对肿瘤相关基因的治疗等。

（二）禁忌证

消化系统超声内镜禁忌证基本上与普通胃肠镜检查相同。但由于超声内镜镜身较粗，操作时间较长；扫查食管细微病变时，有时需要采用注水充盈的方法，因此需要更加密切注意生命体征的变化，误吸的风险较普通胃镜检查更高。

## 二、术前准备

### （一）物品准备

**1. 检查设备及配件、材料的准备**

（1）超声内镜主机（图 6-1）、超声键盘、光源。

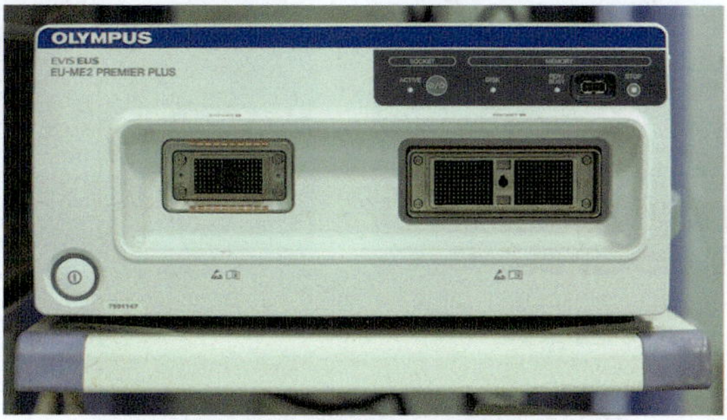


图 6-1　超声内镜主机

（2）超声内镜、超声微探头、彩色多普勒超声系统（图 6-2）。根据病灶的部位、肿物的大小、形态选择合适的超声内镜。

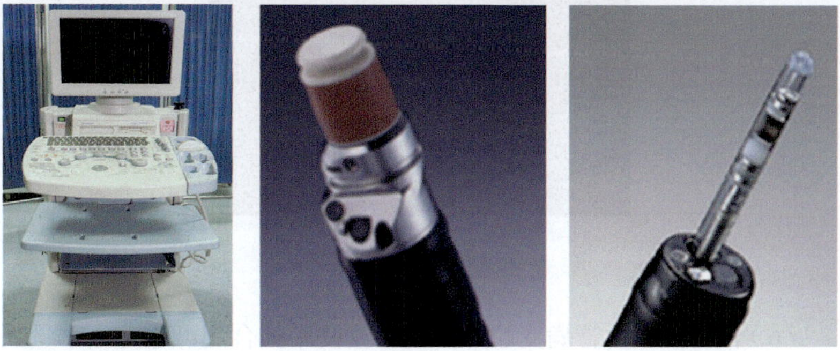

A. 彩色多普勒超声系统　　B. 环扫超声内镜　　C. 超声微探头

图 6-2　部分超声内镜专用设备

（3）自动注水装置（图 6-3）。贮水瓶中装入无气水，约 800ml，水温保持在 37℃左右，以免水温过低患者感到不适。

（4）超声专用注水接头（图 6-4）

（5）超声内镜专用水囊（图 6-5）

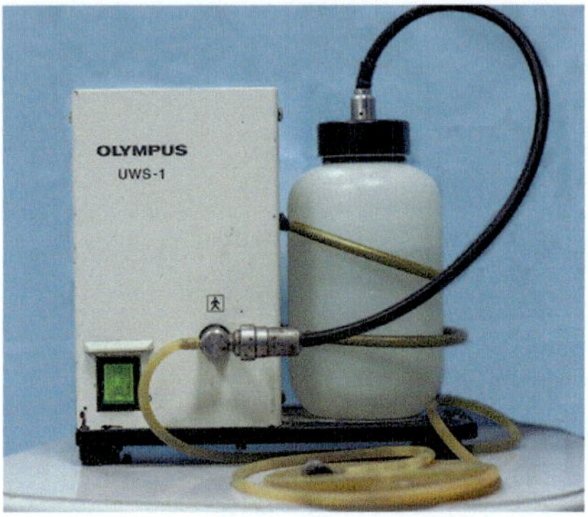


图 6-3　自动注水装置

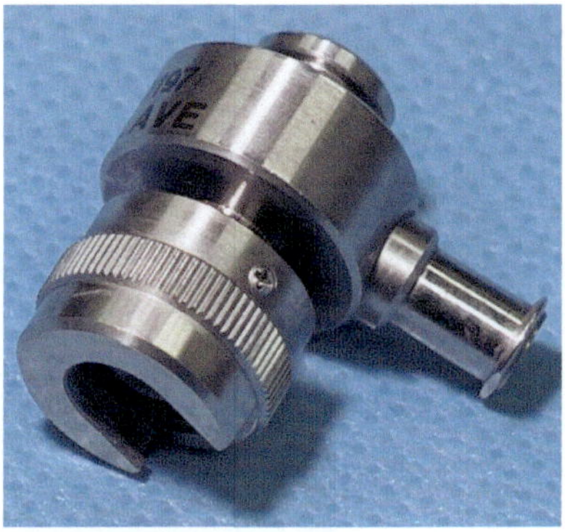

图 6-4　注水接头

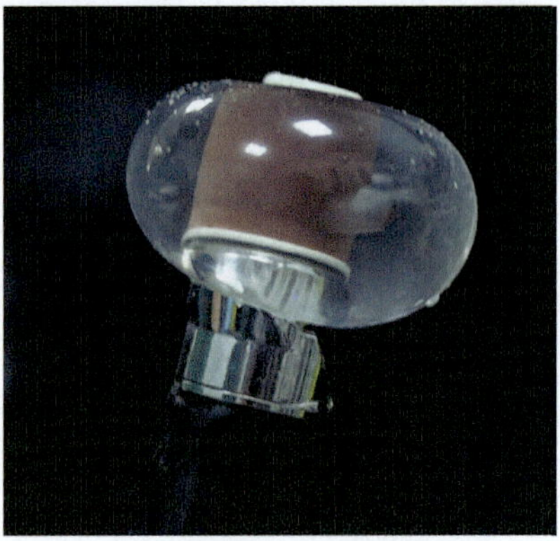

图 6-5　水囊

（6）耦合剂：食管病变超声内镜检查使用耦合剂可避免注水量大导致反流误吸。同时可较注水法获得更清晰的图像。

**2. 急救器材的准备**　氧气、负压吸引装置、心电监护仪及常用的急救药品。

**3. 水囊的安装和调试**

（1）安装水囊前，应仔细检查水囊有无破损、膨胀及橡胶变色老化现象。原则上水囊是一次性用品。

（2）将水囊置于专用推送器中，使其大孔径一端橡皮圈翻折覆盖于推送器边缘，卡住其凹槽内。

（3）将水囊推送器套在超声内镜前端，使翻折橡皮圈在超声内镜前端的大凹槽内。

（4）拔出推送器，将水囊小孔径一端橡皮圈卡到超声内镜前端的小凹槽内。

（5）安装完毕，按压注水阀门，向水囊内注无气水，水囊 3cm 为限度，如发现水囊边缘渗水，可调整水囊位置。注意水囊内有无气泡存在，若有气泡，可将超声内镜头端朝下，反复吸引注水，使囊内气泡吸尽（图 6-5）。

**4. 超声微探头连接与调试**

（1）微探头需用双孔道双弯内镜，一个孔道插入微探头，一个孔道注水，实现边操作边注水。

（2）连接超声驱动装置，将微探头末端连接部上标志性固定栓向上、平直地插入超声驱动装置，顺时针方向旋转拧紧。

（3）将超声微探头置于无气水中，开启超声装置，观察超声波形是否正常。

（二）患者准备

（1）胃肠道准备同胃肠道检查。

（2）检查前了解患者的病史、以前内镜检查或其他影像学资料。

（3）向患者交代检查的目的、方法、重要性，介绍其操作过程、配合要点，消除病人与家属的紧张情绪和顾虑，使病人积极配合检查，并签署知情同意书。

（4）现在无痛超声内镜的广泛开展提高了患者对超声内镜检查的接受程度和适应能力。

## 三、术中护理流程

超声内镜检查时需要2名以上护士配合，一人位于患者头侧，负责扶住患者头部，吸引分泌物及观察患者反应。另一人位于操作医生旁边，负责注水、活检、键盘操作，同时及时添加注水瓶及注水器中无气水。

### （一）患者护理

（1）检查体位同胃肠镜检查。

（2）胃肠道准备同胃肠镜检查。

（3）非无痛超声内镜患者可在术前给予镇静剂与解痉剂，术前15～20分钟肌内注射654-2 10mg，精神紧张者可注射地西泮5～10mg。

（4）告知患者检查插管途径同胃肠镜，但时间相对较长。指导患者平静呼吸，尽量放松躯体。

### （二）术中配合

**1. 超声内镜的插入** 超声内镜顺利通过咽喉部是检查成功的关键。因超声内镜前端硬性部长、外径粗，因而插入较普通胃镜困难，为使一次性成功，当术者插镜至咽喉部时，将患者下颌轻轻往上抬，使咽部与食管呈一直线，便于插入。也可嘱患者做吞咽动作。

**2. 浸泡法检查的配合**

（1）术者发现病灶后，脚踩注水器脚踏开关，向胃内注水300～500ml，此时超声屏幕上可出现清晰的5层结构。若超声图像模糊不清，提示探头已露出水面，可再注无气水。

（2）浸泡检查时，为使病变完全浸泡在水中获得满意图像，帮助患者变换体位，不同病变可采用头低位、头高位、仰卧位或俯卧位，改变体位时应停止注水。

（3）向胃腔内注水一次不超过500ml，以免注水过多引起患者恶心、呕吐导致误吸入肺内，引起肺部感染。注水过程中密切观察患者有无呛咳、不适。

（4）检查完毕提醒术者尽量将残余的水和气吸尽，以防术后因注水注气过多引起患者腹痛、腹胀。

**3. 超声微探头检查配合** 一手用纱布拿住微探头前面部分，另一手扶住微探头后面部分，通过活检管道阀门轻轻插入，禁止用力过猛，否则易折断微探头。避免内镜镜身与微探头弯曲半径过小。

**4. 水囊检查法的配合**　确定内镜注水瓶内无气水有无用完，否则将气体注入水囊内会影响观察；检查隆起性病变时，向水囊内注水不宜过多，水囊过大会压迫病变，影响观察。

**5. 胆管与胰腺疾病检查配合**　胆管与胰腺疾病检查需将超声内镜探头插入十二指肠球部乃至降段，因该区肠腔狭小弯曲多变，因而患者反应大，感觉不适，恶心、呕吐明显，此时嘱患者做深呼吸，按压其合谷穴，以减轻症状。最好采用无痛技术下完成。

**6. 下消化道 EUS 检查的配合**（图 6-6）　找到病灶，在直视下将超声微探头经钳道插入直肠或结肠病变部位，直肠以上多用微探头，所用器械与上消化道相同。

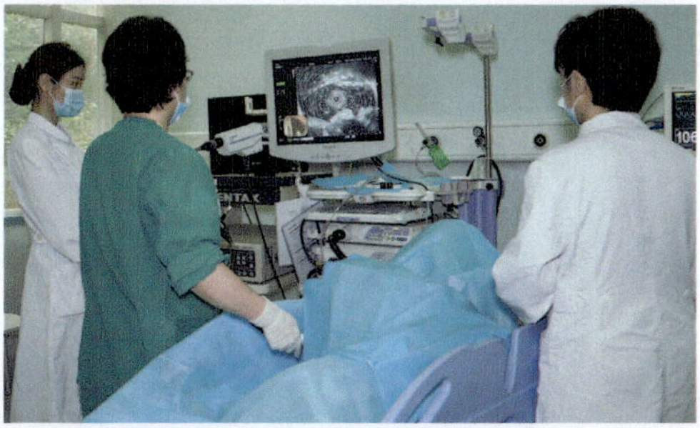

图 6-6　下消化道超声内镜术中

## 四、术后护理

### （一）患者护理

（1）术前使用镇静剂和解痉剂者，术后往往有头昏以及视物模糊。对门诊患者，向家属交代有人看护或在院内留观 1 小时后离开，以防出现意外。如全麻患者，在复苏室内监护至完全清醒后，在有人陪伴下才能离开内镜室。

（2）如果咽部麻醉感尚未消退，嘱患者不要咽唾液，以防呛咳，术后 2 小时后再进食。

（3）咽部擦伤疼痛明显者，宜进食冷及清淡半流质食物一天，必要时给予药物辅助治疗，如生理盐水漱口或含服西瓜霜含片。

（4）根据内镜报告、指导门诊患者进一步的专科就诊选择。

### （二）内镜、微探头处理

遵循内镜消毒规范（同普通内镜处理）。清洗消毒时注意对微探头的保护，防受压和打折。

## 参 考 文 献

蔡文智，智发朝．2009．消化内镜护理及技术．北京：科学出版社

陈慧，陈碧贞，林玲，等．2013．超声肠镜检查的护理配．全科护理，11(3)：639～649

金震东，李兆申．2011．消化超声内镜学．北京：科学出版社

王萍，姚礼庆．2011．现代内镜护理学．上海：复旦大学出版社

（王　瑜　严　瑾）

# 第七章　胶囊内镜检查的护理配合

## 一、概述

胶囊内镜是消化道疾病的重要检查手段，尤其是对小肠疾病的诊断，具有检查方便、无创伤、无痛苦、不影响患者的正常生活等优点，扩展了消化道检查的视野。除了小肠胶囊内镜外，专用食管胶囊内镜、专用结肠胶囊内镜和专用磁控胶囊胃镜亦已进入临床应用阶段，其临床价值有待进一步评估。由于一般胶囊内镜检查存在约40%的检查盲区，因此，胶囊内镜更适合于小肠病变的检查。随着食管、胃、结肠专用胶囊内镜的临床应用，可更好的弥补以往胶囊内镜在食管、胃、结肠检查较胃镜、肠镜检查的不足。

（一）适应证

（1）不明原因的消化道出血及缺铁性贫血（首选胶囊内镜）。

（2）疑似克罗恩病或监测并指导克隆恩病的治疗。

（3）疑似小肠肿瘤。

（4）监控小肠息肉综合征的发展。

（5）疑似或难以控制的吸引不良综合征（如乳糜泻等）。

（6）检测非甾体类抗炎药相关性小肠黏膜损害。

（7）临床上需要排除小肠疾病者。

（8）对消化道功能性疾病。

（二）禁忌证

**1. 绝对禁忌证**

无手术条件或拒绝接受任何腹部手术者（一旦胶囊滞留或无法通过将行手术取出）。

**2. 相对禁忌证**

（1）已知或怀疑胃肠道梗阻、狭窄及瘘管。

（2）心脏起搏器或其他电子仪器植入者。

（3）吞咽障碍者。

（4）孕妇。

## 二、术前准备

### （一）患者准备

（1）确定患者的适应证和禁忌证。

（2）告知患者胶囊内镜检查的原理、检查方法、可能出现的并发症、存在检查盲区的局限性以及费用问题等，以达成患者及家属的充分知情，并签署知情同意书。

（3）检查前 3 天不可做钡餐或钡灌肠检查，以免钡剂残留在肠道内影响检查效果。如已接受钡餐检查患者，尽量在 1 周后进行胶囊内镜检查。

（4）饮食准备：患者在胶囊内镜检查前两日开始进食少渣饮食，检查前一天晚餐进食半流质，检查当天禁食。

（5）肠道准备

具体肠道准备方法同肠镜检查前肠道准备（见第二篇第四章）。肠道清洗完毕后可饮水但不可进食，检查前 4 小时停止饮水。检查前确定排出清水样大便。必要时遵医嘱行清洁灌肠。检查前 30 分钟口服消泡剂（西甲硅油乳剂或二甲硅油散）

### （二）物资准备

胶囊内镜的结构由三个主要部分组成：智能胶囊（图 7-1），图像记录仪（图 7-2），影像工作站（图 7-3），另外还有手持无线监控仪作为备选配件。

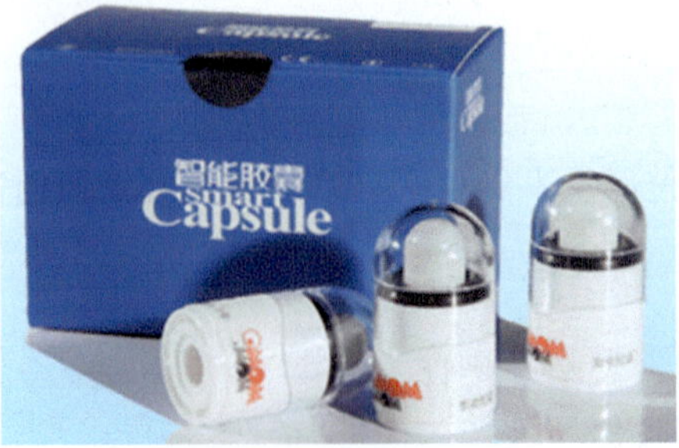


图 7-1　智能胶囊

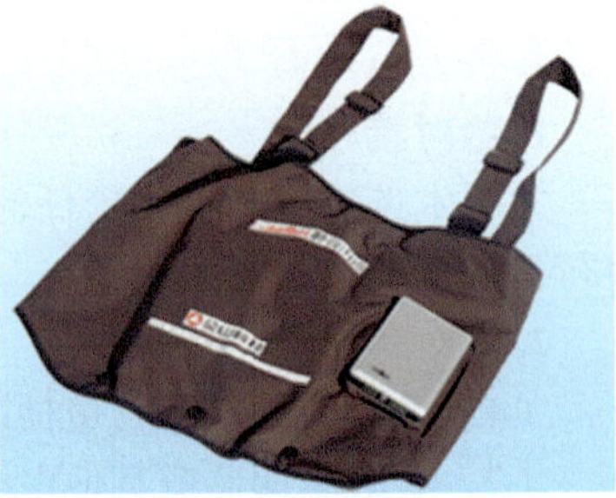

图 7-2　图像记录仪

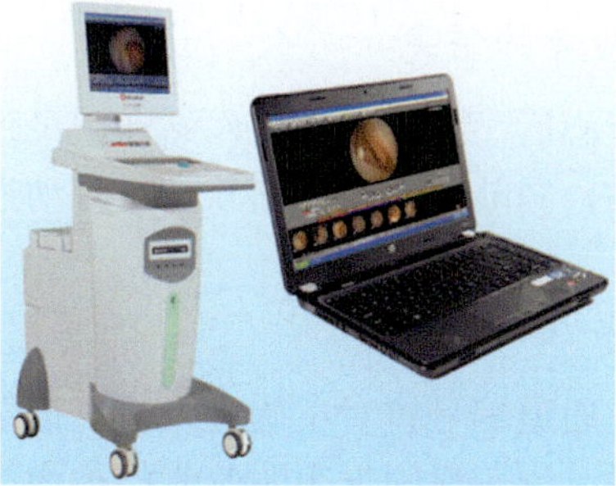

图 7-3　影像工作站

（1）智能胶囊。

（2）体外记录仪（确认体外记录仪充电完备，确认记录仪中的数据已经下载备份）。

（3）专用摄像工作站。

（4）开水适量及水杯。

## 三、操作流程

### （一）体外记录仪背心的穿戴

受检者站立位穿戴，根据受检者的体型选择小号或大号，根据受检者身高调整背心黏胶的位置。使记录仪围绕剑突下至髂前上棘上。检查和调整无线单元位置（图 7-4）。

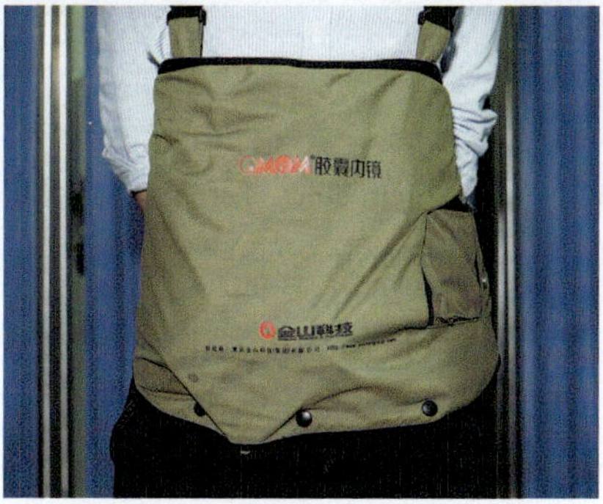


图 7-4　记录仪背心穿戴位置

（二）录入受检者的信息

穿戴好记录仪背心后，打开摄像工作站和记录仪电源，通过连接线连接记录仪和工作站，登陆影像工作站软件，自动进入系统准备，建立患者信息档案。

（三）吞服胶囊

输入胶囊编号、通道编号核对正确后，清空记录仪中的数据。开启胶囊包装，取出胶囊，当胶囊闪烁表明胶囊已被激活并开始工作，按照电脑界面提示进入图像监测系统，嘱受检者手持胶囊，镜头对准患者面部，在图像监视界面上看清患者面部图像，并观察记录仪指示灯闪烁正常后，协助病人将胶囊放入口中，喝少许温开水一并吞服，提醒患者避免用牙咬损胶囊。

（四）检查过程中的实时监测

在胶囊通过幽门前要对胶囊运行实时监测，患者取右侧卧位，有利于胶囊尽快地通过幽门。胶囊进入十二指肠之后，患者可以继续实时监测，也可以取下连接线自由活动。

（五）指导患者正确使用和保护体外记录仪背心

嘱患者 2 小时后可进白开水，4 小时后进食流质饮食，检查完成后可正常进食。

（六）再次检查患者背心及黏胶的位置是否正确

无误者可离开检查室。

（七）图像数据的下载和备份

当实时监测发现图像昏暗或静止，或记录仪指示灯闪烁频率减慢甚至停止，或患者口服胶囊 12 小时以后，表明记录仪已经终止数据记录，胶囊检查结束。取下患者穿戴的记录仪背心，按照界面图像系统提示下载数据保存于患者的病历资料档案，记录仪中的数据保存到下次使用前清除。

## 四、注意事项

（1）检查前应充分评估患者的适应证和禁忌证，并签署同意书。

（2）吞服胶囊前尽量让患者放松，避免紧张导致咽喉部肌肉痉挛，胶囊吞服失败。

（3）检查前胃肠道准备必须至排清水样便 3 ～ 4 次，并在检查前 20 ～ 30 分钟服用消泡剂，改善小肠黏膜观察的清晰度。

（4）右侧卧位有利于胶囊通过幽门，如果实时监测胶囊运行 1 ～ 2 小时仍然不能通过幽门，可通过肌内注射胃复安或胃镜下辅助胶囊通过。

（5）整个检查过程中不能脱下记录仪背心，不能移动记录仪的位置。

（6）检查过程中不要接近电磁波信号源，以免造成信号干扰。

（7）检查过程中避免剧烈运动，正确安排进食。

（8）了解患者有无低血糖病史，必要时作相应的处理。

（9）胶囊检查过程中不能接受磁共振检查。

（10）检查结束后，在胶囊排出之前，应用便盆排便，以便观察胶囊是否排出，一周以上未排出应告知医生，可行腹部 X 线检查，确定胶囊所在的位置。

## 五、并发症及处理

胶囊内镜是一种非侵袭性检查手段，并发症发生率很低。可能发生的主要并发症如下。

### （一）误吸

吞咽功能障碍是胶囊内镜检查的相对禁忌证，可能导致误吸，引起呼吸困难甚至窒息。胶囊内镜误吸患者，一般可通过咳嗽经气道排出体外。一旦出现胶囊内镜滞留于呼吸道，必须考虑紧急支气管镜检查以取出胶囊。

### （二）胶囊内镜滞留

**1. 胶囊内镜滞留在食管和胃内** 是最常见的并发症。一般情况下胶囊滞留于食管和胃内不会出现明显症状。一旦发生胶囊内镜食管和胃内滞留，可以应用外套管、圈套器或取石网篮等内镜附件将胶囊内镜送至十二指肠降段或水平段。

**2. 胶囊内镜滞留在小肠内** 胶囊内镜在小肠滞留是胶囊内镜检查的

重要并发症。一般认为小肠狭窄到直径小于胶囊内镜时才会发生胶囊内镜滞留，发生率为1.5%。最常见原因为克罗恩病和小肠肿瘤。多数患者无临床症状，少数患者可出现腹痛、腹胀和恶心。当怀疑胶囊滞留时，可通过腹部X线确认滞留并跟踪进程。

（1）胶囊内镜肠内滞留，如未发生肠道梗阻且无明显临床症状者，可随访观察。

（2）胶囊内镜肠道内滞留发生肠梗阻时，应尽快取出胶囊内镜。可采取以下方法：

1）解除小肠狭窄，随访观察胶囊内镜是否可以自行排出。

2）双气囊小肠镜取出术：一般采用经口进镜法，必要时采用气囊扩张小肠狭窄处。

3）外科手术：既能取出嵌顿的胶囊，还能同时对狭窄病变进行治疗。对怀疑或明确的小肠肿瘤患者以及局限性小肠狭窄患者，内镜取出失败后，可考虑外科切除病变肠段。

（三）胶囊内镜检查过程中出现的其他不良情况

**1. 胶囊内镜检查不完全** 主要的原因为胶囊内镜移行减慢或胶囊滞留。由于回肠末端是消化道疾病的好发部位，而胶囊内镜检查不全则使得该部位病变漏诊。

**2. 图像质量不佳**

（1）存在的技术问题：图像记录不全、胶囊电池电量不足、胶囊激活失败、下载数据失败、电池组功能障碍、软件本地化失败及其附近电子设备的电磁干扰等。

（2）胶囊内镜在特殊人群中可能出现的情况：由于胶囊内镜系统的辐射频率单元与心脏复律除颤器或心脏复律起搏器之间可能发生相互干扰，美国FDA不建议该类患者应用胶囊内镜，因此，将植入心脏设备作为应用胶囊内镜的相应禁忌证。

## 六、胶囊内镜的未来发展

（1）新一代胶囊内镜系统更舒适，更清晰，更高效。

1）更舒适：①身材更小：直径仅11.0毫米，长25.4毫米，体积相当于上一代产品的65%。②“视”界更宽广：视角可达165度，看得更广。③工作时间更长：10小时工作时间足以保证全消化道的检查完成率。④更多选择的穿戴方式：具备背心及腰带两种穿戴选择，更轻巧，更方便，更美观。

2）更清晰：①更优质的图像质量：采用智能图像增强技术，使图像更清晰，不惧抖动。②更丰富的图像处理：采用IHB血红蛋白增强，ICE电子染色使图像更清晰。

（2）更高效的智能图片筛选功能：可自动过滤相似图片，排除60%连续相似图像，20分钟完成读图。

（3）实现胶囊内镜拍摄频率及亮度的实时调控，记录仪、工作站均可实现实时监控功能。显著提高检查完成率。

（4）多通道模式，多人同时检查实时监控。

（5）可控胶囊内镜系统：胶囊“磁悬浮”技术，胶囊可达到胃的任何部位。

（6）pH胶囊：pH胶囊固定在食管黏膜上，将食管pH数据以无线方式传输到受试者腰间数据记录仪，采集数据后，pH胶囊脱落并经消化道自然排出，医生利用分析软件出诊断报告。

## 参考文献


戈之铮，王邦茂，历有名，等. 2014. 中国胶囊内镜临床应用指南. 中国实用内科杂志，34: 984～991

李兆申，赵晓晏，王金山. 2007. OMOM胶囊内镜. 上海：上海科学技术出版社

席惠君，张玲娟. 2014. 消化内镜护理培训教程. 上海：上海科学技术出版社

张朋彬，王雷，樊强，等. 2009. 胶囊内镜滞留原因及处理. 现代医药卫生，25(9)：1281～1282

Pennazio M, Spada C, Eliakim R, et al. 2015. Small-bowel capsule endoscopy and device-assisted enteroscopy for diagnosis and treatment of small bowel disorders:European Society of Gastrointestinal Endoscopy （ESGE） Clinical Guideline. Endoscopy, 47:352～376


（刘建容 谢 艳）

# 第八章　单气囊小肠镜检查的护理配合

## 一、概述

小肠管腔长达 6 ～ 7 米，而且走行迂曲使内镜进镜和观察均很困难。既往小肠疾病的诊断主要依赖小肠气钡双重造影方法，这种方法检查敏感性和准确性较低。1977 年 Tada 等首次开始使用探条式小肠镜对小肠进行检查，此后科学家们又在此基础上进行了改进。传统的小肠镜包括推进式小肠镜、探条式小肠镜、索带式小肠镜及术中小肠镜；目前大多数小肠疾病的检查采用双（单）气囊电子小肠镜。电子小肠镜具有视野广、图像清晰的特点，并可行内镜下活检及相关治疗。本章介绍单气囊小肠镜的检查护理配合。

（一）适应证

原则上所有怀疑小肠疾病而其他检查不能明确诊断者，都可以考虑行小肠镜。具体包括：

（1）不明原因的消化道出血，尤其是经过胃镜和肠镜检查未能发现病变、临床怀疑有小肠病变者。

（2）原因不明的腹痛、腹泻病人，经 X 线、胃镜和肠镜检查未能发现病变而疑有小肠疾病者。

（3）原因不明的贫血、消瘦和发热等，怀疑有小肠良、恶性肿瘤者。

（4）诊断与鉴别克罗恩病和肠结核者。

（5）小肠吸收不良性疾病者。

（6）多发性息肉综合征。

（7）协助外科手术中对小肠病变的定位。

（8）小肠钡餐检查病变和部位不能确定或症状与 X 线诊断不符者。

（9）其他检查提示小肠存在器质性病变异常者等。

（二）禁忌证

**1. 绝对禁忌证**

（1）非静脉麻醉情况下，精神病人或者不配合、有抗拒心理的病人。

（2）食管、胃、十二指肠急性穿孔者。

（3）严重心肺功能不全者。

（4）急性胰腺炎或急性胆管炎伴全身情况较差者。

（5）急性完全性肠梗阻者。

（6）脑出血、昏迷和严重高血压心脏病未改善者。

（7）高热、感染和严重高血压心脏病未改善者。

（8）其他疾病，如水与电解质严重失衡者等。

**2. 相对禁忌证**

（1）高热、感染、出血倾向和肝肾功能不全控制者。

（2）心肺功能不全控制者。

（3）脑出血、昏迷和严重高血压心脏病改善者。

（4）急性、慢性疾病急性发作缓解期。

（5）腹腔广泛粘连者及水与电解质严重失衡纠正者。

## 二、术前准备

### （一）患者准备

（1）评估患者的适应证和禁忌证。

（2）让患者及家属了解小肠镜检查目的、大致操作程序、检查的必要性、可能出现的并发症及处理措施、特殊耗材的费用等。

（3）在充分知情后签署小肠镜检查知情同意书。

（4）完善相关实验室检查，如肝肾功能、心电图、血常规、凝血功能等，排除严重心肺疾病。

（5）怀疑病变在空肠及以上的经口腔进镜，术前必须禁食12小时。术前20分钟，口服消泡剂10～20ml，并交换体位（左、右卧位，仰卧位和俯卧位），尽量使消化道黏膜与消泡剂充分接触，消除黏膜表面泡沫和黏液。术前取下义齿（假牙）。

（6）怀疑病变位于空肠以下者经肛门进境。术前2天进食流质少渣饮食，忌食大量粗纤维食物。术前6小时可口服洗肠液清洁肠道（方法同肠镜检查）

（7）尽量采用无痛内镜技术下完成。检查前行麻醉评估，签署麻醉知情同意书。

（二）物资准备

**1. 检查设备及配件、材料的准备**（图 8-1）

（1）同胃肠镜检查主机。

（2）气泵、小肠镜、外套管、二氧化碳气体及注气泵。

（3）小肠镜活检钳，润滑剂、牙垫、治疗巾、纱布、染料（亚甲蓝、靛胭脂等）。

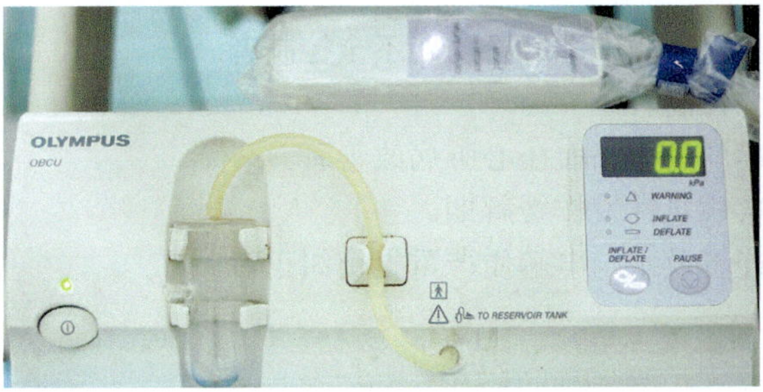


A. 气泵

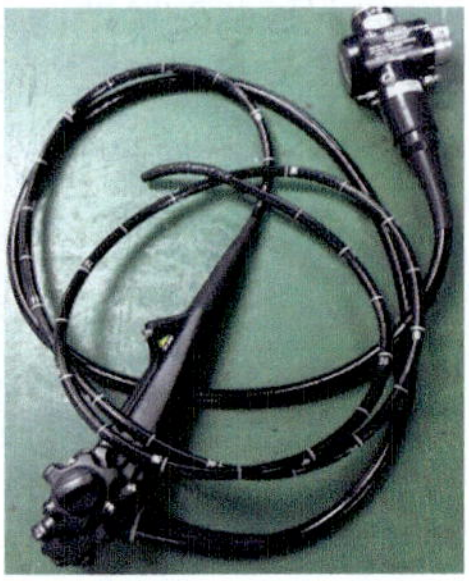

B. 小肠镜

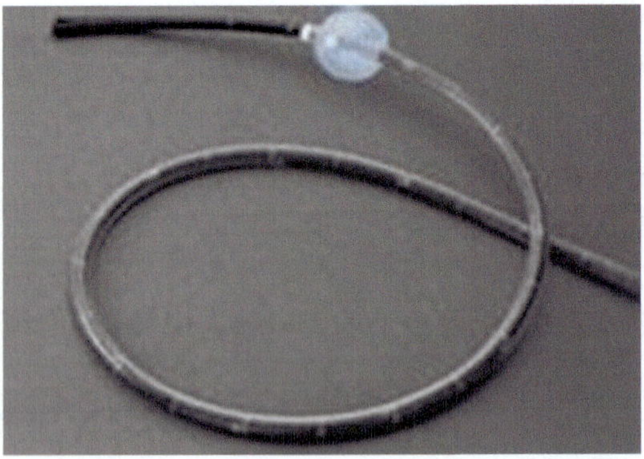

C. 外套管

图 8-1　小肠镜检查专用设备

**2. 急救器材的准备**　氧气、心电监护仪及常用的急救药品。

## 三、术中护理

（一）患者护理

（1）查对患者基本信息和与小肠镜检查有关的病历资料。包括知情同意书。

（2）建立静脉通道于右上肢。

（3）取下活动性义齿、眼镜等。

（4）取左侧屈膝卧位，垫治疗巾。经口进镜者给予口含牙垫并固定好；经肛门进镜的病人，于臀下垫防水大治疗巾，防止粪水污染检查床。

（5）小肠镜检查多采用静脉麻醉，经口进镜以气管插管麻醉更为安全。

（二）术中配合

（1）检查由一名术者和一名护士操作。护士负责配合推送外套管和注气气泵操作以及患者病情观察。

（2）操作前将外套管套在小肠镜插入部上，并在管腔内注入无菌水或水溶性润滑剂（图 8-1C）。协助术者进境，当先端部进入至十二指肠水平段时，启动注气泵的注气按钮，充气固定。然后缓慢拉直内镜和外套管，再将内镜缓慢向深部插入，直至无法进镜，此时将气囊放气，外套管沿镜身前滑至距内镜前段 70cm 处。重复上述充气→勾拉、短缩肠道→进镜→放气→滑行外套管→注气→勾拉等动作。即可将镜身缓慢、匀速地推镜进到深部小肠。逐节观察小肠黏膜（图 8-2）。

（3）护士协助经钳道注水以冲洗镜面及黏膜，发现病变后，护士协助术者进行取活检、染色、做标记等。

（4）在整个检查过程中护士应观察患者的意识状态、呼吸状况和循环变化，如有异常及时通知医师并配合处理。

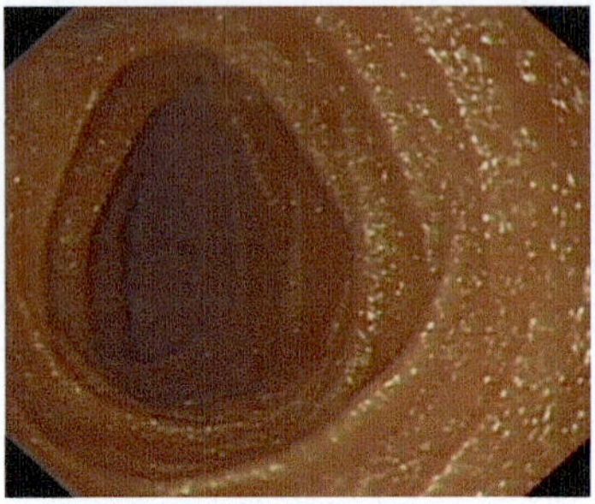

A. 正常空肠

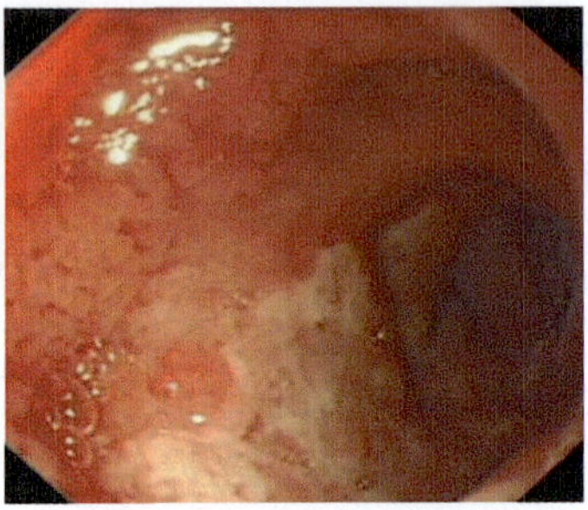

B. 空肠溃疡

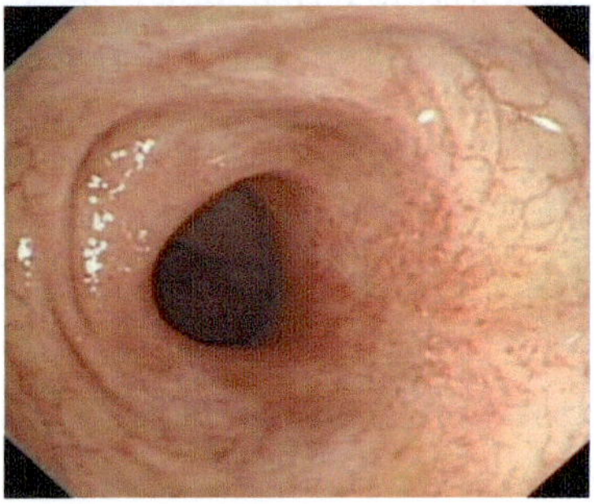

C. 空肠狭窄

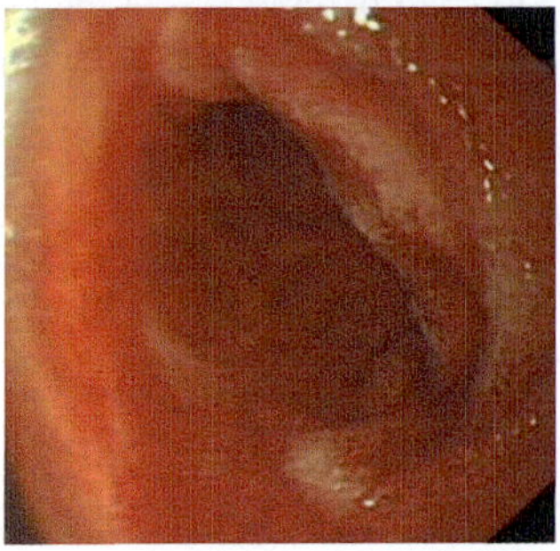

D. 空肠出血

图 8-2 常见小肠镜下发现

（三）注意事项

（1）操作过程中护士右手扶稳固定内镜插入部的外套管头端，方便术者插镜，左手固定接近口腔或肛门的外套管，两手外展，使暴露在身体外的外套管成一条直线，以便术者进镜。

（2）推送外套管和内镜时忌盲目进镜和粗暴进镜。

（3）经肛门进镜时，尽量缩短结肠所占小肠镜身的长度，一般以 60 ～ 80cm 到达回盲部为宜。

（4）在配合过程中，当发现外套管与内镜摩擦过大时，可在外套管的注水导管注入少许润滑剂，镜身外涂抹润滑胶浆。

## 四、术后护理

### （一）小肠镜检查后的护理

小肠镜检查后的护理基本同胃肠镜检查术后护理。详见相关章节。

### （二）小肠镜检查后需观察

经口进镜小肠镜检查后需观察有无并发术后胰腺炎。观察患者有无腹痛、腹胀、恶心等症状，对出现相应症状者检测血清淀粉酶、尿淀粉酶值，行上腹部超声检查。

### （三）健康指导

（1）经口腔进镜的患者，待吞咽反射完全恢复，饮水无呛咳方可进食。因内镜检查时反复进退，咽喉部可能会有擦伤，检查后可能会有咽喉部疼痛，此症状通常 2 ～ 3 天会自行消失，严重者可含服喉片，必要时给予抗生素口服。术后 24 小时内宜进食清淡温凉淀粉类流质，禁烟酒。24 小时后可正常饮食或遵医嘱。

（2）经肛门进镜的患者，检查后可能会有不同程度的腹胀，一般肛门排气后可缓解。如腹胀明显或出现腹痛，需要及时告诉医护人员。检查后当日不要进食产气食物如牛奶、豆浆、红薯等，次日可进普食或遵医嘱进食。

（3）检查后 24 小时需有人陪护。适当休息，避免体力劳动和剧烈运动。

（4）其他同无痛内镜检查后注意事项。

## 参 考 文 献

刘变英 . 2005. 双气囊小肠镜 34 例应用体会 . 中华消化杂志 , 22(4) : 263 ～ 265
王萍 , 姚礼庆 . 2011. 现代内镜护理学 . 复旦大学出版社 , 3: 190 ～ 199
智发朝 , 山本博德 . 2008. 双气囊内镜学 . 北京 : 科学出版社

（王　瑜　张　燕）

# 第九章　经内镜逆行胰胆管造影术的护理配合

## 一、概述

内镜逆行胰胆管造影术（endoscopic retrograde cholangiopancreatography，ERCP）是通过内镜下经十二指肠乳头对胆管或胰管选择性插管并进行造影，显示胆管或胰管形态的重要技术（图 9-1）。目前已经得到广泛应用，为许多临床问题包括胆系和胰管系统疾病提供了解决方法。由于其他无创成像技术，如 CT、超声内镜（EUS）及磁共振胰胆管成像（MRCP）的广泛使用，单纯诊断性 ERCP 已经很少应用。

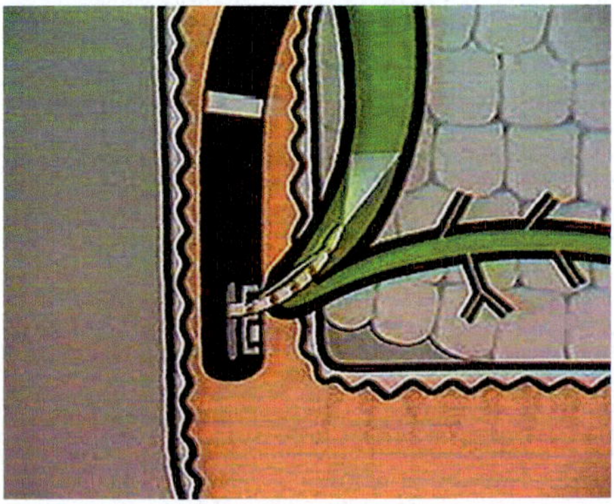

图 9-1　ERCP 示意图

### （一）适应证

**1. 胆道疾病**　怀疑胆道良性或恶性梗阻导致的黄疸、原发性硬化性胆管炎、反复胆道感染及胆管炎、手术或创伤导致的胆道损伤。

**2. 胰腺疾病**　特发性胰腺炎、胰腺创伤、慢性胰腺炎或胰腺假性囊肿的术前评估、临床考虑胰腺恶性肿瘤而无创性检查未发现病变、胰腺分裂症。

**3. 指导内镜下组织或体液取样**　通过胆管或胰管内组织活检、刷检、胆汁或胰液分析。

**4. 指导内镜下治疗**　治疗性 ERCP 的实施以及方案选择均需先完成胆胰管造影。

**5. 其他**　包括 Oddi 括约肌测压、十二指肠壶腹部病变观察及活检等。

（二）禁忌证

**1. 绝对禁忌证**　与一般内镜相同，包括生命体征不平稳、患者神志不清、肠梗阻、内脏穿孔、患者拒绝或无法配合。

**2. 相对禁忌证**　严重心肺疾病、肝硬化食管静脉曲张、近期胃肠吻合术、胃出口 / 十二指肠近段狭窄等。

## 二、术前准备

（一）物资准备

**1. 设备**　内镜主机、十二指肠镜、内镜高频治疗仪、X 线机。

**2. 附件**（图 9-2）　造影导管（先端直形、先端可弯曲）、针状切开刀、弓形切开刀。

1）造影导管：工作长度为 195cm 特点：先端有标志，方便 X 线下观察。

2）弓形切开刀：除造影导管插管法以外，也可选用弓形切开刀进行插管。采用导丝辅助插管，可提高弓形刀插管的成功率，并为后续的治疗保留一条成功更换附件的通道。还可同时完成乳头括约肌的切开。

3）针状切开刀：用于带导丝弓形刀插管不成功超过 15 分钟时，可由经验丰富的内镜医生采用针状切开刀在乳头上方沿胆管走向进行预切开。

**3. 造影剂**

1）国产造影剂：常用 60% 泛影葡胺，为无色至淡黄色透明溶液，是离子性。

2）进口造影剂：20% 碘海醇注射液（欧乃派克），为无色至淡黄色透明溶液，是非离子性。目前最常用的是 20% 欧乃派克，因为非离子性造影剂不易发生过敏反应。

稀释的浓度：20% 欧乃派克 7ml+N.S（生理盐水）13ml。

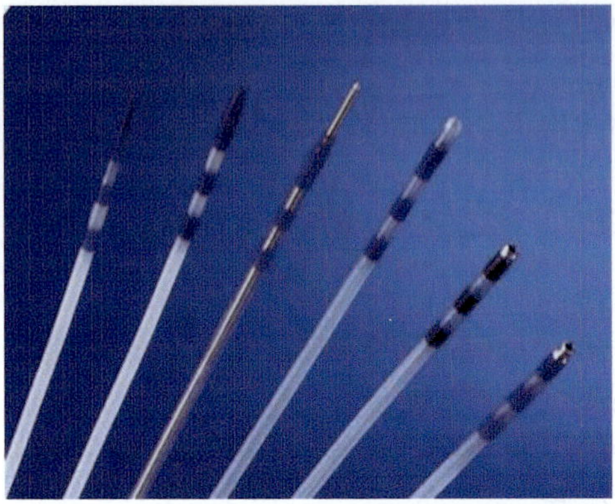

A. 先端直形的造影导管

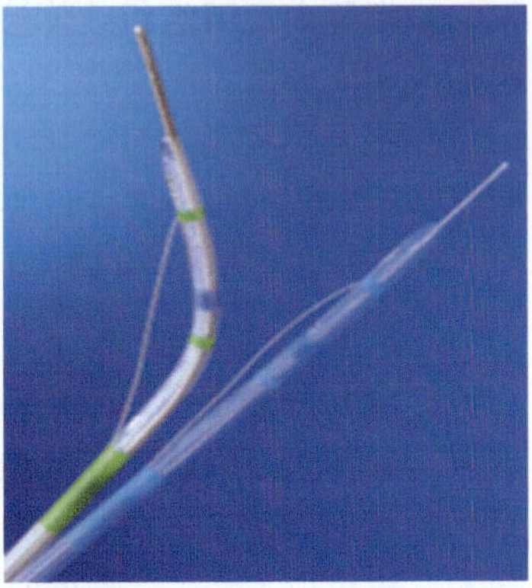

B. 先端可弯曲的造影导管

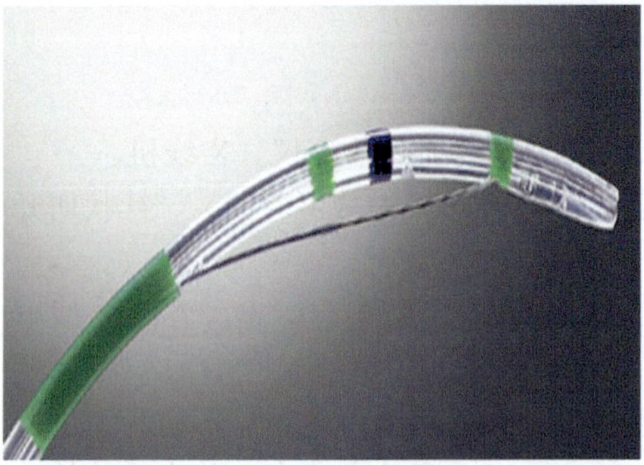

C. 弓形切开刀

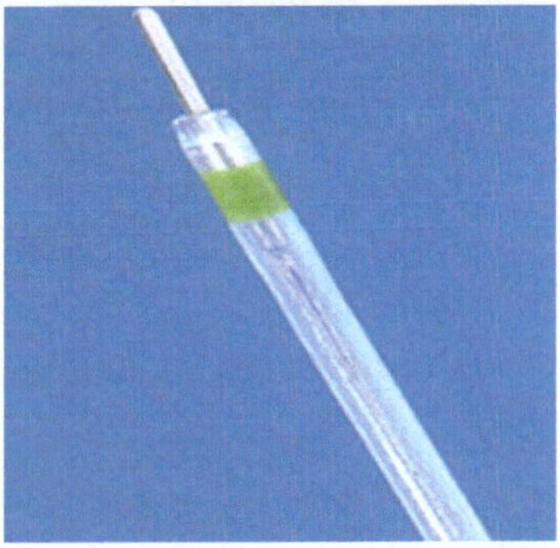

D. 针状切开刀

图 9-2　ERCP 常用附件

**4. 其他**　同胃镜检查。

（二）患者的准备

（1）评估患者有无 ERCP 检查的适应证、禁忌证等。

（2）常规化验：血常规、凝血常规、肝肾功能、血淀粉酶等。

（3）常规检查：B 超、胸片、心电图、心肺功能，必要时做 CT 或 EMRI。

（4）向患者及家属说明患者的病情、检查或手术的必要性、检查的大致过程、术后可能发生的并发症及处理、其他可能选择的诊断方法等。签署手术知情同意书。

（5）检查者前日晚餐后禁食，当日禁早餐。

（6）患者穿着不能太厚，要适合拍片的要求，去除随身的金属饰品及有金属纽扣的内衣，取下活动性义齿，着患者衣裤。

（7）建立静脉通道，并保持通畅。

（8）术前 10 ～ 20 分钟口服咽部局麻药及消泡剂。

（9）遵医嘱给予镇静、解痉、止痛药肌内注射或静脉推注。

（10）体位：常采用俯卧位，头偏向右侧。在患者膝关节、踝关节、女性乳房等部位垫软枕，防止受压（图 9-3）。

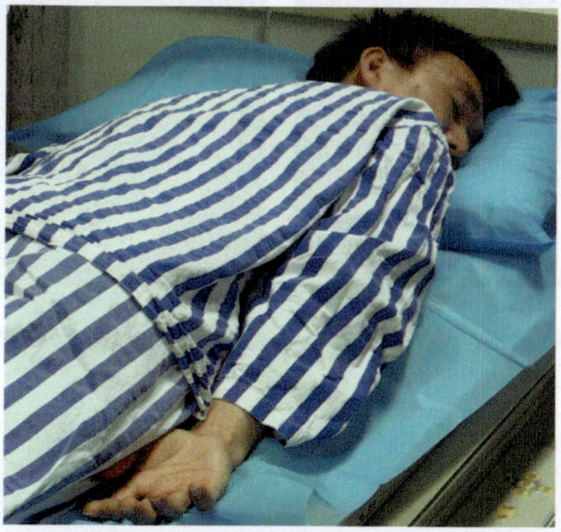

图 9-3 患者体位

（11）为患者提供性腺、甲状腺等 X 线辐射防护。

## 三、术中配合

（1）查对患者基本信息和 ERCP 相关资料及知情同意书。

（2）检查氧气、负压、内镜、内镜高频治疗仪等功能状态完好。

（3）再次指导和鼓励患者做好术中配合。

（4）配合术者进行十二指肠镜下观察。

（5）插管前先将造影导管（弓形刀）前端稍做塑形，使其先端部的方向更加顺应胆胰管的方向，有利于增加插管的成功，再递予术者。

（6）用少量稀释的造影剂排除导管内气体。

（7）导管插入胆管后，必须在X线监视下推注造影剂，推注速度不宜太快，力量不宜太大，以每秒0.2～0.6ml为宜。避免造影剂进入胰管造成术后胰腺炎；避免将胆总管结石推到肝内胆管而造成取石的困难（图9-4和图9-5）。

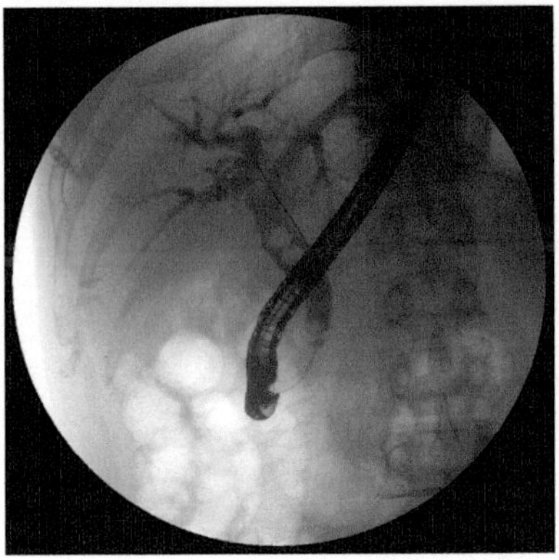

图9-4 胆管显影

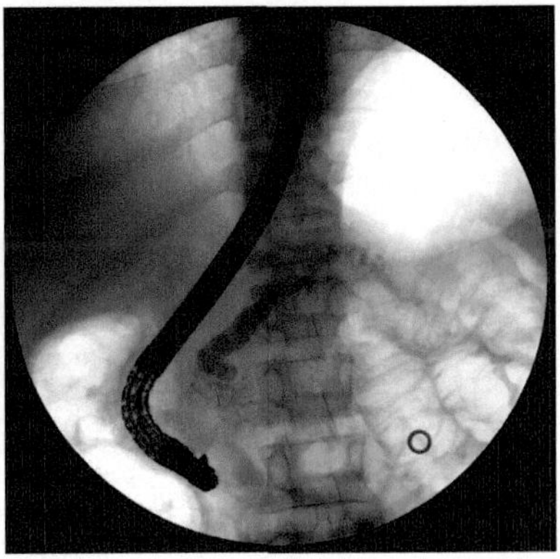

图9-5 胰管显影

（8）根据显影结果拟定进一步的治疗措施。无需治疗者，退镜、退出造影导管。

## 四、术后护理

### （一）饮食护理

术后禁食24小时，24小时后无腹痛、发热、血清淀粉酶正常、白细胞计数正常，可饮清水，逐渐过渡到流质饮食，低脂半流，直至正常饮食。

### （二）监测相关化验结果

术后2小时、24小时分别采血查淀粉酶和血常规，发现术后胰腺炎和感染等并发症，及时处理。

（三）病情观察

严密观察病人生命体征、有无腹痛、腹胀、呕吐、发热、黄疸等情况。

## 五、术后并发症

（一）ERCP 术后胰腺炎

其发生率在 1.3% ～ 5.4%，主要与下列因素有关：

（1）反复胰管插管或注入造影剂。

（2）既往有 ERCP 术后胰腺炎发生。

（3）怀疑 Oddi 括约肌功能障碍（SOD）。

（4）女性、年轻患者。

（二）胆道感染

其发生率在 0.6% ～ 1.0%，主要与造影剂过多注入胆囊、器械消毒不严等有关，单纯诊断性 ERCP 极少导致胆管炎。

（三）消化道出血

其发生率在 0.8% ～ 2.0%，单纯诊断性 ERCP 极少见，操作时患者剧烈呕吐导致贲门撕裂或十二指肠镜导致胃肠道黏膜损伤所致。

（四）肠穿孔

其发生率在 0.3% ～ 0.6%。诊断 ERCP 穿孔常常指发生于十二指肠乳头以外的穿孔，包括食管、胃及十二指肠。主要与消化道狭窄或梗阻、手术导致的解剖改变（毕Ⅱ氏术后）、操作时动作粗暴等有关。

（罗　蓉　刘建容　王春晖）

# 第十章　胆道镜检查及取石术的护理配合

## 一、概述

胆道镜是具有“任意弯曲”和照明功能的内镜。克服了外科手术的盲区，在胆道外科的诊断和治疗方面发挥了巨大的作用。

（一）胆道镜的应用

**1. 胆道疾病诊断**　可以直接真实地观察到胆总管（CBD）末端关闭和舒张情况，是目前 BUS、CT、MRCP 等先进检查所不能比拟的。

**2. 清除肝内结石**　肝内结石是胆道外科临床遇到的复杂问题，胆道镜技术和手术相结合，在术中取出肝内胆管结石，以达到术中最大程度的清除肝内胆管结石。对术后残留结石可通过外引流管造成的腹壁窦道反复、多次取出。

**3. 发现多发的肝内胆管膜状狭窄**　避免了许多不当的肝叶切除和胆肠吻合手术的伤害。

（二）胆道镜的应用技术分类

**1. 术中胆道镜**　指在手术中直接切开胆管，胆道镜由切口处进入胆道进行检查和治疗。

**2. 术后胆道镜**　是目前临床上应用最为广泛的一种胆道镜检查方式，主要是通过以下几种方式进入胆道。

（1）经过 T 形引流管窦道进入胆道（图 10-1）。

（2）经过胆肠吻合术后引流管窦道经空肠盲袢进入胆道。

（3）经胆囊造瘘引流管窦道进入胆道。

**3. 经皮经肝胆道镜**　经皮经肝胆道镜是指先经非手术方式行经皮胆管穿刺后置入胆道引流管（PTCD），然后经数次窦道扩张术，待窦道扩张至可通过胆道镜时，再行胆道镜检查和治疗。

**4. 经口胆道镜**　此种方法系指 EST 术后，胆道镜经口或经子母镜进入胆道。

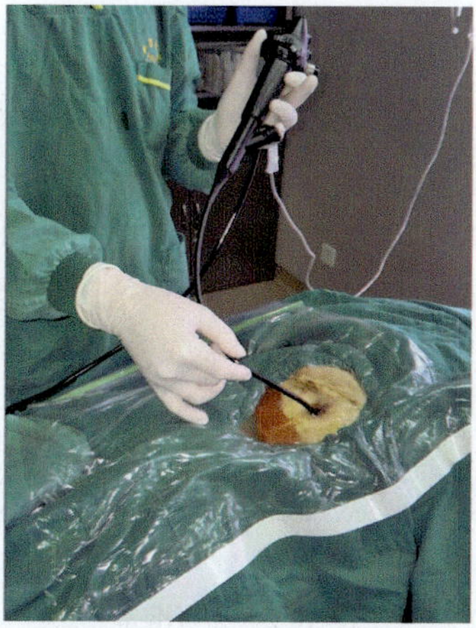

图 10-1　术后经"T"形引流管窦道胆道镜

## 二、胆道镜操作配合

本章主要介绍术后胆道镜检查及取石术的相关护理。

（一）适应证

适用于胆道术后的病人，需要在外科手术建立与胆道相通的窦道的前提下，方可施行：

（1）已知或可疑胆道残余结石。

（2）"T"形管造影可疑胆管占位性病变。

（3）"T"形管造影提示胆道畸形。

（4）"T"形管造影提示胆道内异物。

（5）胆道出血。

（6）要行选择性胆管造影者。

（7）其他需要胆道镜确诊者。

（二）禁忌证

（1）有明显出凝血时间异常者。

（2）有明显心功能异常者。

（3）病人不能配合者。

（三）术前准备（图 10-2）

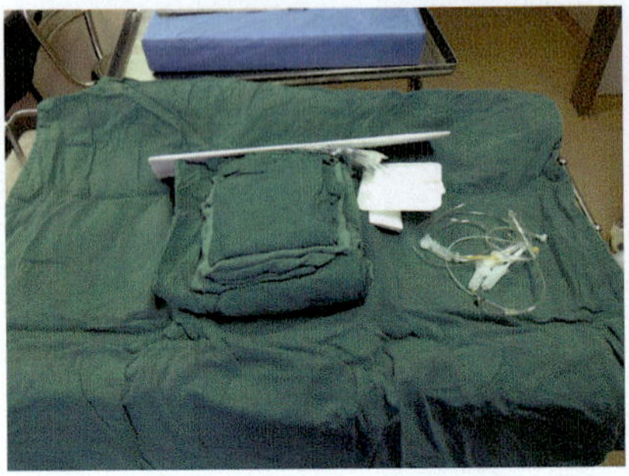

A. 无菌手术台

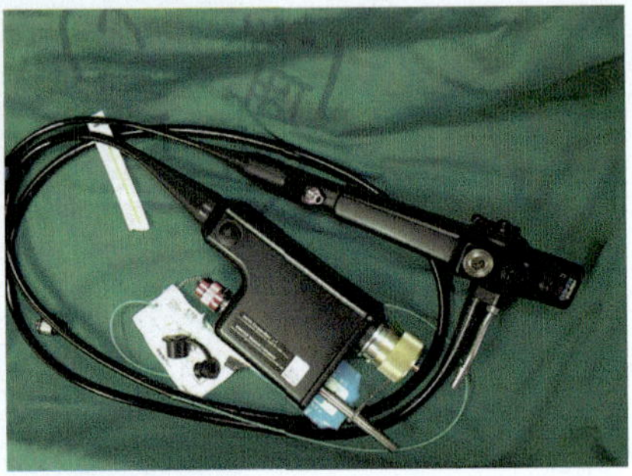

B. 灭菌后的器械

图 10-2　物资准备

（1）患者禁食禁饮至少 4 小时。

（2）灭菌后胆道镜、光源及相应附件。

（3）无菌生理盐水。

（4）相应型号的“T”形引流管。

（5）防水治疗巾、无菌铺巾、无菌敷料、无菌剪刀等。

（6）无菌手术衣、帽、手套。

（7）消毒棉签，皮肤消毒剂（碘伏、安尔碘等）。

（8）患者术前进行胆道 B 超或“T”形管造影检查。

（四）胆道镜检查及取石术的术中配合

（1）术后胆道镜取石一般于胆道术后 6 周窦道壁较为牢固时方可进行。

（2）查对患者信息后，协助患者平卧于诊疗床的近右沿，暴露患者腹部及胸部皮肤，以防水治疗巾垫于患者腰背部，加垫棉治疗巾（图 10-3）。

（3）遵医嘱给予哌替啶 50mg、地西泮 5 ～ 10mg，肌内注射。

（4）拔出“T”形引流管，行窦道口及周围皮肤常规消毒，铺无菌治疗巾于患者消毒皮肤区域，无菌床单覆盖病人躯体，形成无菌手术野，暴露窦道口（图 10-4）。

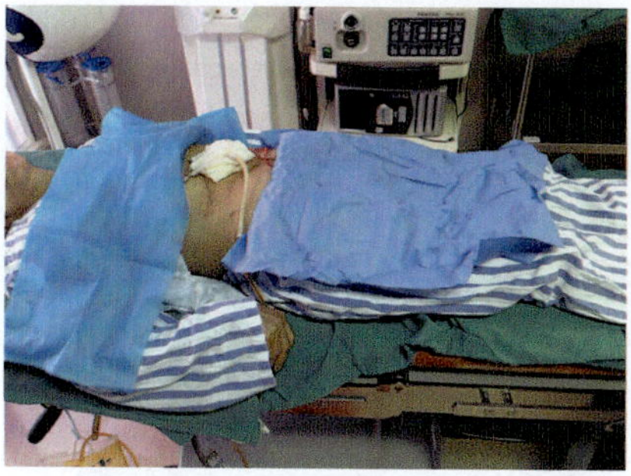

图 10-3　患者体位

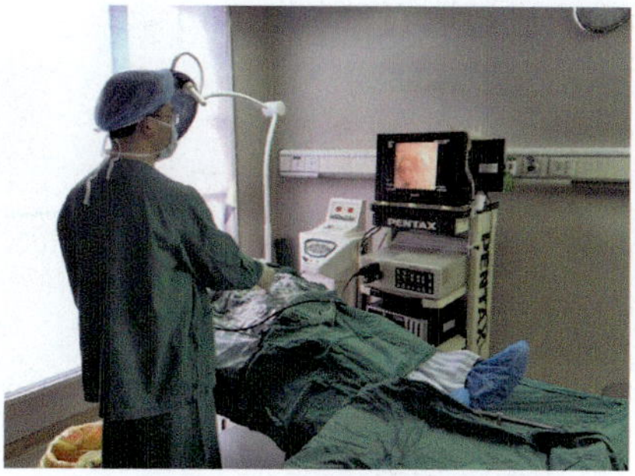


图 10-4　胆道镜术中

（5）按无菌操作法准备生理盐水 500ml 连接输液器，保持输液器管道的无菌状态，放入治疗区域。

（6）揭开无菌器械包，戴无菌手套，取出灭菌胆道镜，放入手术野。

（7）术者戴无菌手套，将胆道镜与输液管道连接，检查排液通畅，经“T”形管窦道进入胆道，持续滴入生理盐水，保持视野清晰（图 10-5）。

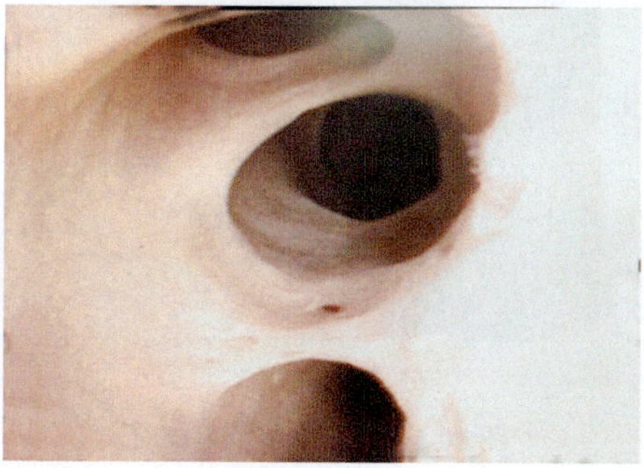

图 10-5　胆道分枝开口

（8）发现结石后，护士沿胆道镜活检孔送入取石网，在直视下将取石网前端置于结石前方后将取石网张开，然后将取石网抽回少许，见结石已进入取石网篮中，收紧网篮，结石套牢后，松开胆道镜的方向钮，将胆道镜及取石网篮一起拔出体外，即可完成结石取出。

（9）胆管内巨大结石及嵌顿结石采取液电碎石或其他碎石技术，然后经窦道取出。胆管狭窄和胆管过度弯曲时，可通过扩张胆道和导丝引导法进行取石（图 10-6）。

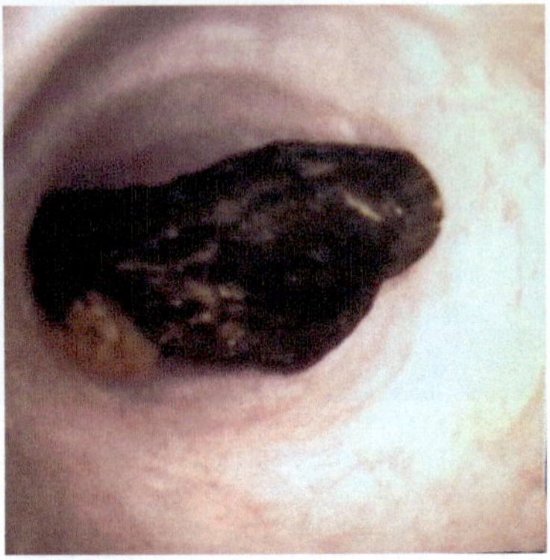

A. 碎石前

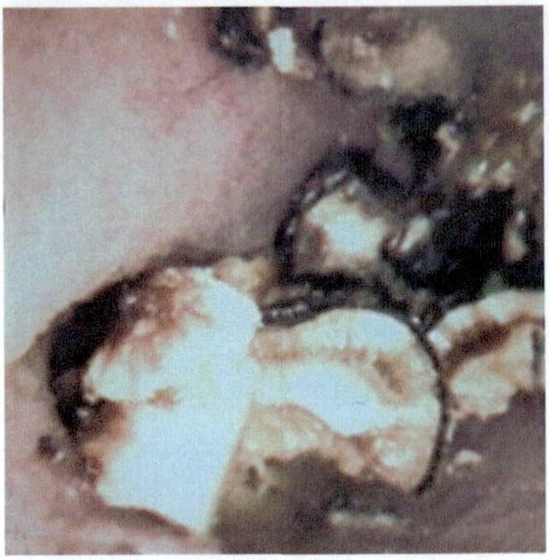

B. 碎石后

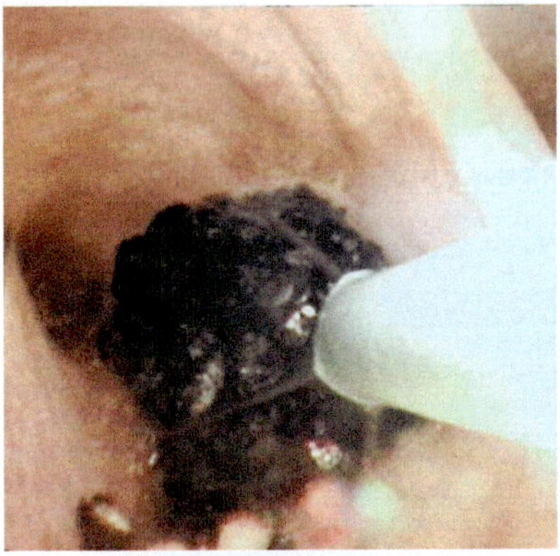

C. 取石网篮取石

图 10-6　胆道镜下液电碎石

（10）取石完毕后，重新安置“T”形引流管。

（五）术后护理

（1）饮食：术后一般不需要禁食，但患者当日应以清淡、易消化、低脂饮食为宜。

（2）休息：术后 48 小时内患者适当休息，避免剧烈活动导致窦道出血和“T”形引流管移位。

（3）根据术中情况，遵医嘱给予抗生素口服或静脉输入。

（4）术后重新放置引流管，后开放引流 24 小时。注意防引流管脱落。

（5）根据情况采取分次取石，两次取石时间应间隔 5 ～ 7 天。

（6）胆道镜的灭菌处理：按照卫生部《内镜清洗消毒技术操作规范》（2004 版），胆道镜必须进行灭菌处理。

（六）并发症

常见的并发症如下。

（1）发热：多为一过性的低热，一般低于 38℃，开放胆道引流大都可自行消退。

（2）窦道穿孔：多因初学者操作粗暴引起，在经窦道进镜时，应遵循“循腔进镜”的原则，将窦道调整至视野中央，切勿盲目进镜，否则易导致窦道穿孔。

（3）恶心、呕吐：多因胆道镜扩张胆管或注水压力过高所致，此时拔出胆道镜减压胆道压力即刻缓解。

（4）腹泻：系操作过程中生理盐水过多经胆道进入肠道所致，一般无需要处理。

（5）胆道出血：较少见。多因病人同时伴有门脉高压症或严重凝血功能障碍所致，有时在行等离子碎石损伤胆道血管时也可发生出血。发生出血时可用胆道镜局部压迫出血点或使用气囊止血，出血多可停止，严重出血保守治疗无效时可行 DSA 下血管栓塞术，必要时应手术止血。

## 参考文献

姜清华，郭文斌，李菁华，等 . 2006. 胆道镜下液电碎石术治疗肝内胆管残石的研究 . 中华消化内镜杂志，23(6)：458 ～ 459

刘厚宝，艾志龙，锁涛，等 . 2008. 胆道镜结合体内冲击波碎石治疗难取性肝内外胆管结石 . 中国临床医学，15(3)：348 ～ 349

石磊，赵卫川，李文 . 2006. 胆管镜在腹腔镜胆道探查术中的应用价值（附 334 例报告）. 中华肝胆外科杂志，12(2)：832 ～ 834

（罗 蓉 张琼英 郭林杰）

# 第十一章　激光共聚焦显微内镜的护理配合

## 第一节　激光共聚焦显微内镜的应用及发展

激光共聚焦内镜是一项无需要获得活检标本、能提供显微水平图像的新的光学技术。这项技术最早的应用是在硬式内镜上完成的，用于观察黏膜细胞的异常。继后，Ooue 等首次报道了在结肠癌开放式外科手术中用这种硬式内镜诊断结肠癌。这表明直接观察体细胞在理论上是可行的，为了观察胃肠道黏膜活体细胞，必须发展可曲的导管类型的接触内镜，激光共聚焦内镜的诞生预示着内镜检查从宏观走向微观，从表层走向深层，从影像走向功能，标志着内镜检查的一个新的时代的到来。

### 一、激光共聚焦显微内镜的原理

#### （一）激光共聚焦显微内镜基本原理

传统的光学显微镜使用的是场光源，标本上每一点的图像都会受到邻近点的衍射或散射光的干扰；激光扫描共聚焦显微镜（LSCM）利用激光束经照明针孔形成点光源对标本内焦平面的每一点扫描，标本上的被照射点，在探测针孔处成像，由探测针孔后的光电倍增管（PMT）或冷电耦器件（cCCD）逐点或逐线接收，迅速在计算机监视器屏幕上形成荧光图像。照明针孔与探测针孔相对于物镜焦平面是共轭的，焦平面上的点同时聚焦于照明针孔和发射针孔，焦平面以外的点不会在探测针孔处成像，这样得到的共聚焦图像是标本的光学横断面，克服了普通显微镜图像模糊的缺点。

激光共聚焦显微内镜（confocal laser endomicroscopy，CLE）是在 CLSM 的基础上诞生的。加装了激光扫描装置，利用计算机进行图像处理，把光学成像的分辨率提高了 30% ～ 40%，使用紫外或可见光激发荧光探针，从而得到细胞或组织内部微细结构的荧光图像，在亚细胞水平上观察诸如 $Ca^{2+}$、pH、膜电位等生理信号及细胞形态的变化，成为形态学、分子生物学、神经科学、药理学、遗传学等领域中新一代强有力的研究工具。激光共聚焦成像系统能够用于观察各种染色、非染色和荧光标记的组织和细胞等，观察研究组织切片、细胞活体的生长发育特征，研究测定细胞内物质运输和能量转换。能够进行活体细胞中离子和pH值变化研究（RATIO），神经递质研究，微分干涉及荧光的断层扫描，多重荧光的断层扫描及重叠，荧光光谱分析、荧光各项指标定量分析、荧光样品的时间延迟扫描及动态构件组织与细胞的三维动态结构构件，荧光共振能量的转移的分析，荧光原位杂交研究（FISH），细胞骨架研究，基因定位研究，原位实时PCR产物分析，荧光漂白恢复研究（FRAP），胞间通讯研究，蛋白质间研究，膜电位与膜流动性等研究，完成图像分析和三维重建等分析。

（二）激光共聚焦显微镜的基本组成

激光共聚焦显微镜利用激光作为光源，在传统光学显微镜基础上采用共轭聚焦的原理和装置，以及通过针孔的选择和PMT的收集，并带有一套对其所观察到的对象进行数字图像分析处理的系统软件。激光共聚焦显微镜主要有四部分组成。

**1. 显微镜光学系统**　显微镜是LSCM的主要组件，它关系到系统的成像质量。显微镜光路以无限远光学系统可方便地在其中插入光学元件而不影响成像质量和测量精度。物镜应选取大数值孔径平场复消色差物镜，有利于荧光的采集和成像的清晰。物镜组的转换，滤色片组的选取，载物台的移动调节，焦平面的记忆锁定都应由计算机自动控制。

**2. 扫描装置**　LSCM使用的扫描装置在生物领域一般为镜扫描。由于转镜只需偏转很小角度就能涉及很大的扫描范围，图像采集速度大大提高，512像素×512像素画面每秒可达4帧以上，有利于那些寿命短的离子做荧光测定。扫描系统的工作程序由计算机自动控制。

**3. 激光光源**　LSCM使用的激光光源有单激光和多激光系统。多激光器系统在可见光范围使用多谱线氩离子激光器，发射波长为457nm、488nm和514nm的蓝绿光，氦氖绿激光器提供发射波长为543nm的绿光，氦氖红激光器发射波长为633nm的红光，新的405nm半导体激光器的出现可以提供近紫外谱线，但是小巧便宜而且维护简单。

**4. 检测系统** LSCM 为多通道荧光采集系统，一般有 3 个荧光通道和 1 个透射光通道，能升级到 4 个荧光通道，可对物体进行多谱线激光激发，样品发射荧光的探测器为感光灵敏度高的光电倍增管（PMT），配有高速 12 位 A/D 转换器，可以做光子计数。PMT 前设置针孔，由计算机软件调节针孔大小，光路中设有能自动切换的滤色片组，满足不同测量的需要，也有通过光栅或棱镜分光后进行光谱扫描功能的设置。

## 二、CLE 临床应用

### （一）消化道肿瘤筛查

CLE 在食管癌、胃癌及结直肠癌的筛查价值已被多项研究证实，特别是 CLE 可直接对可疑病灶进行检测，大大提高了内镜对消化道早癌的检出率，而且这种快速的优化诊断对于临床内镜下治疗如肿瘤组织的内镜下切除术有重要的意义。

### （二）Barrett 食管

CLE 在食管疾病研究中应用最早、最多的是 Barrett 食管，由于杯状细胞存在，Barrett 食管在共聚焦图像中有特征性的形状。

### （三）幽门螺杆菌（*Hp*）及慢性胃炎

应用 CLE 可以观察到经吖啶黄染色后 *Hp* 的典型形状，单个或聚集成群的白色明亮的光点，经共聚焦内镜图像放大后可清楚地观察到包括菌体和鞭毛的特征性形态，为 *Hp* 检测提供了一种更为直观的方法，也可以应用于胃炎的诊断。

### （四）溃疡性结肠炎

大量临床研究应用CLE联合色素内镜对溃疡性结肠炎及其上皮内瘤样变进行早期诊断，先给予亚甲蓝或靛胭脂，内镜下显示病变区域，再行 CLE 以发现早期肿瘤。亚甲蓝的应用对 CLE 激光扫描系统无影响，这种病变区域的靶向活检以及内镜检查过程中实时病理检查可发现早期瘤样变。

### （五）胶原性结肠炎

胶原性结肠炎是一种镜下结肠炎，患者结、直肠上皮下层有显著的胶原沉着，胶原带的分布可呈斑片状或节段性。CLE 可观察上皮下胶原带分布并测量厚度，有助于区分受累和正常部位并指导定向活检，对上皮下胶原沉积物断裂的患者尤为适用。

CLE 在临床上的应用具有划时代意义，标志着内镜检查从宏观到微观、从表层到深层、从影像形态学到功能组织学的质的转变。但由于目前使用的荧光剂、光源以及其他技术领域的限制，上述许多功能未能开发，如共聚焦图像质量是影响组织学诊断的重要原因。相信随着激光扫描、显微成像及相关技术的不断进步，实时体内功能和分子诊断的时代即将到来。

## 第二节　激光共聚焦显微内镜的护理配合

### 一、术前准备

（1）患者准备同胃肠镜检查的护理配合。

（2）建立静脉通道，进行荧光素钠静脉过敏试验。

（3）物资准备：共聚焦显微内镜 1 条，其他同常规胃肠镜检查。

### 二、术中配合

（1）连接好内镜系统，并调试好设备功能。

（2）备好荧光剂。

（3）认真核对患者的姓名、性别、年龄、检查项目、内镜检查同意书和麻醉评估单及同意书签字情况、荧光剂过敏试验结果、消化道准备情况等。

（4）协助病人取左侧卧位，固定好牙垫，垫好治疗巾，固定好约束带。

（5）协助麻醉医生进行静脉麻醉。由于丙泊酚有循环和呼吸抑制作用，所以还要准备好气管插管等器械和抢救药品。

（6）协助医生进行常规内镜下观察。

（7）发现可疑病变时，给予静脉注射或局部应用荧光剂。

（8）开启共聚焦显微扫描成像系统，将内镜前端部共聚焦探头轻轻接触欲扫描的黏膜表面，开启扫描开关进行扫描。共聚焦成像平面的位置由操纵部手柄上的相应按钮控制。为获取高质量的显微图像，共聚焦探头应与被检查的黏膜组织可靠接触并尽量减少两者之间的相对运动，必要时可轻轻吸引观察部位，保证内镜与黏膜紧贴并维持一个稳定的位置。共聚焦图像可与内镜图像同时生成并经图像采集脚踏开关以数字格式单独存储于主机硬盘。

（9）检查结束后可经毗邻共聚焦探头的活检孔道进行靶向活检。使用活检钳要稳、准、轻巧、小心地钳取出组织，放入 10% 甲醛（福尔马林）溶液中固定，及时送检。

（10）检查过程中注意观察患者的意识、血氧饱和度、心率、心律及血压的变化，如有异常及时报告医生，及时处理。同时注意防止患者躁动和牙垫脱落咬伤内镜等意外发生。

（11）检查结束后，及时加好床挡。观察患者生命体征，有无误吸呛咳和躁动等。进行监护复苏。

（12）对共聚焦显微内镜进行正确的清洗消毒处理。

## 三、术后护理

（1）监测患者的神志、心率、呼吸、血氧饱和度、有无分泌物反流等。给予氧气吸入 4 ～ 6L/min，保持呼吸道通畅。

（2）防止病人躁动，防坠床和跌倒。

（3）患者清醒后停止吸氧、继续观察数分钟，待患者生命体征平稳、步态平稳、无头昏等不适方可让其离开。术后 24 小时内不能驾驶车辆、从事高空作业等，术后 3 小时内必须有人陪护，以免发生意外。嘱其术后 2 小时进软食，当天忌过烫、刺激性食物，如有取活检等特殊处理的可适当延长禁食时间。

（4）告知患者出现皮肤、小便的黄染现象会随着荧光剂的代谢自行消失。

## 参 考 文 献

李延青，何克裕 . 2009. 共聚焦激光显微内镜图谱 . 北京：中国医药科技出版社，15 ～ 19

刘凤，黄茂涛，胡海燕，等 . 2014. 无痛胃镜检查的护理要点及其重要性 . 西南国防医学药，(24): 87 ～ 88

叶正青，柯灵芝 . 2014. 胃镜检查的护理体会 . 基层医学论坛，(18): 2018 ～ 2019

张阳德 . 内镜微创学 . 第 2 版 . 人民卫生出版社，692 ～ 695

Kara MA, DaCosta RS, Streutker CJ, et al. 2007. Characterization of tissue autofluorescence in Barrett's esophagus by confocal fluorescence microscopy. Dis Esophagus , 20:141 ～ 150

Kiesslich R, Goetz M, Burg J, et a1. 2005. Diagnosing Helicobacter pylori in vivo by confocal laser endoscopy. Gastroenterology, 128: 2119 ～ 2123

Kiesslich R, Goetz M, Lammersdorf K, et a1. 2007. Chromoscopy-guided endomicroscopy increases the diagnostic yield of intraepithelial neoplasia in ulcerative colitis. Gastroenterology, 132:874 ～ 882

Kiesslich R, Hofman A, Goetz M, et a1. 2006. In vivo diagnosis of collagenous colitis by confocal endomicroscopy．Gut, 55(4) : 591 ～ 592

Selkin B, Radhyaksha M, Gonzalez S, et a1. 2001. In vivo confocal microscopy in dermatology. Dermatol Clin , 19(2) : 369 ～ 377

（曹　艳　王玉芳）

# 第三篇　消化内镜微创治疗的护理

## 第十二章　消化道出血内镜微创治疗的护理配合

### 第一节　非静脉曲张性消化道出血内镜治疗的护理配合

#### 一、概述

非静脉曲张性消化道出血是指除食管胃底静脉曲张破裂出血以外的各种病因导致的消化道出血。临床主要表现因出血量、出血部位、出血速度、患者的全身情况差异而不同。常见为呕血、黑便、贫血症状、循环血容量不足等表现，严重时威胁患者的生命。大多数能通过药物和内镜治疗达到止血的目的，少数患者因药物和内镜治疗无效或存在外科手术治疗的原发疾病则需要外科手术治疗。内镜止血具有见效快、经济等优点，内镜护士的操作配合是内镜治疗成功的重要保证。

（一）适应证

（1）消化性溃疡出血。

（2）急性胃黏膜病变并出血。

（3）血管畸形并出血。

（4）良恶性肿瘤并出血。

（5）息肉出血。

（6）食管贲门黏膜撕裂综合征出血。

（二）禁忌证

**1. 相对禁忌证**

（1）心肺功能不全。

（2）循环不稳定。

（3）血红蛋白＜ 50g/L。

**2. 绝对禁忌证**

（1）严重心肺疾病，如严重心律失常、急性心肌梗死、重度心力衰竭、哮喘发作期、呼吸衰竭不能平卧、脑卒中等无法耐受内镜检查的患者。

（2）休克、怀疑穿孔等危重患者。

（3）严重精神失常不合作的精神病患者禁止行普通内镜下止血术。

（4）急性炎症，尤其腐蚀性炎症，内镜不能插入的患者。

## 二、术前准备

（一）物资准备

**1. 设备**

（1）采用带副注水功能或双钳道内镜，以满足同时进行冲洗出血部位和插入止血器械的需求，提高治疗成功率。

（2）内镜高频电治疗仪。

**2. 止血药物** 1 ∶ 10000 肾上腺素生理盐水、8 ∶ 10000 去甲肾上腺素生理盐水、凝血酶、冰生理盐水等内镜下使用药物；静脉输入的止血药及扩充血容量的液体。

**3. 止血器械** 内镜注射针、氩气电极软管、金属夹置入器、金属夹数个、高频止血钳等。

**4. 其他急救设备** 心电监护仪、吸氧装置、负压吸引装置等。

（二）患者准备

（1）评估患者病史，生命体征、神志、出血量等。

（2）评估患者心理状态，做好解释和安慰，减轻紧张、恐惧心理，树立战胜疾病的信心。

（3）向家属讲解内镜下止血的优点、操作步骤、可能出现的不良反应，包括可能止血失败等。与家属签署诊疗知情同意书。

（4）建立 1 ～ 2 条静脉通道，供补充血容量和其他药物的静脉输入。

（5）如为肠道大量出血，肠道积粪一般不多，可不用口服泻药，以免加重出血。

（6）如患者胃内有较多的血液或血凝块，检查前应先予冰盐水进行胃内冲洗，更好地暴露出血点。

（7）术前精神紧张者可根据病情给予地西泮 10mg 肌内注射。

## 三、术中配合

### （一）患者护理

（1）患者体位同胃肠镜检查。

（2）给予安置心电监护和持续中流量吸氧，观察患者的生命体征、意识、血氧饱和度等变化。

（3）维持静脉通道的通畅，遵医嘱给予用药处理。

（4）注意防止误吸，并做好误吸抢救的准备。

（5）适时鼓励患者配合完成治疗。

### （二）止血方法

**1. 药物喷洒止血法**　适用于黏膜表面出血量小的渗血，对于搏动性出血效果不佳。目前多用于其他止血措施的辅助手段，一般不作为单独的止血措施。

（1）止血器械：喷洒导管、大容量注射器。

（2）药物

1）去甲肾上腺素 8mg+ 冰生理盐水 100ml 稀释。

2）凝血酶：200U 或 400U 凝血酶 + 生理盐水 20ml 溶解，现配现用。

（3）使用时可直接经钳道内喷洒，也可以连接喷洒导管，在内镜下对准出血部位喷洒，起到局部止血的效果。

**2. 注射止血法**　多用于血管显露的活动性出血，于血管旁和血管内注射。

（1）止血器械：内镜注射针、10 ～ 20ml 注射器。

（2）药物

1）1 ：10000 肾上腺素生理盐水（肾上腺素 2mg+ 生理盐水 18ml）。

2）硬化剂（乙氧硬化醇、鱼肝油酸钠等）用于急性大出血抢救时。

（3）配制好止血药，连接于注射针经内镜钳道插入，在距出血血管周围 1 ～ 2mm 处选多点注射。注射深度不超过 2 ～ 3mm，注射深度合适时助手能感到一定的阻力。随着注射观察到黏膜隆起、变白，每点注射 1 ～ 2ml 直至出血停止。

**3. 机械止血法** 适用于小的动脉破裂止血。

（1）止血器械：金属夹置入器、金属夹、一体式夹子装置。

（2）一次性释放金属夹的操作配合

1）安装金属夹于置入器上备用（图 12-1）：将置入器的前端插入金属夹盒内，直至抵达最远端，推送手柄，使挂钩与金属夹结合，收回手柄，即安装完毕。

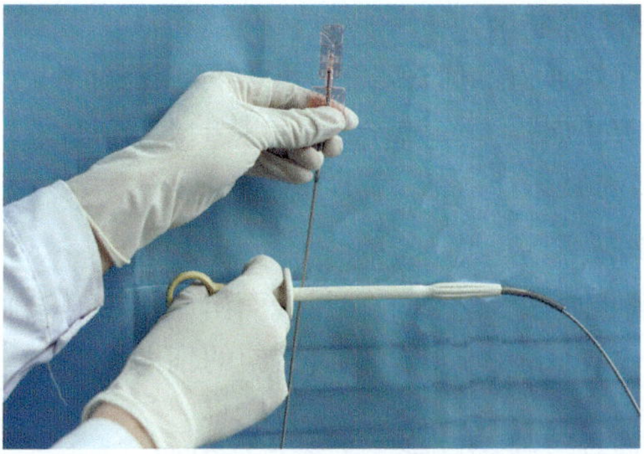

图 12-1 安装金属夹

2）在充分冲洗，观察到确定的出血部位时，自内镜钳道插入置入器送至出血部位。

3）在术者调整出足够的空间时，轻轻推出金属夹，至悬挂部分完全暴露。此时应避免金属夹碰触到黏膜而致脱落或歪斜。

4）然后轻轻回收手柄，使金属夹适度张开，旋转金属夹置入器，使金属夹与出血部位呈一斜角，形成更大的接触面。再次回收手柄，使金属夹张至最大。

5）待术者将金属夹对准出血灶压紧周边正常黏膜，即可释放金属夹。当听到“咯哒”声后，说明夹子已完全合拢，即可轻轻向前推动手柄，使金属夹与置入器分离。

6）退出置入器，推出挂钩，取下金属夹链接部。

7）必要时进行重复操作。当钳夹住出血血管时，可见出血停止或出血量明显减少（图 12-2）。

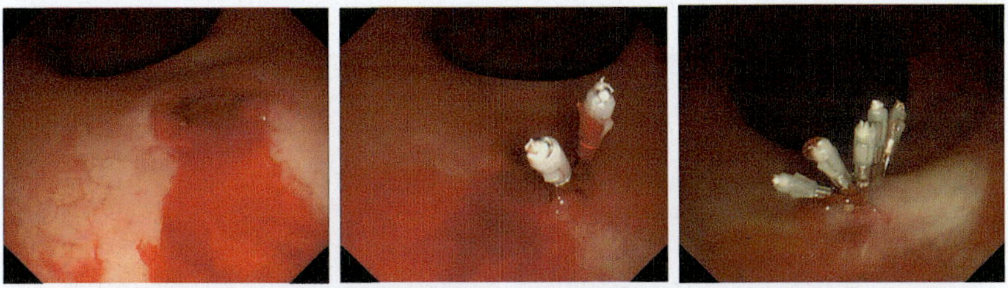

A. 术前　　B. 术中　　C. 术后

图 12-2 金属夹止血法

（3） Boston Scientific 一体式夹子装置使用：止血夹已经预装于置入器上，止血夹张口直径 11mm，能有效抓取更多组织，止血效果更加高效、持久、确切。在释放前可反复打开、闭合 5 次，便于止血夹重新定位。

（4）配合时注意事项

1）推出金属夹时要有足够空间，空间过小容易碰触到创面加重出血，或碰触邻近黏膜，使金属夹歪斜、脱落。

2）张开金属夹到最大角度时要保持稳定，避免无效释放。

**4. 氩等离子凝固（APC）止血法** 适用于急性黏膜糜烂、溃疡出血、息肉摘除后基底的渗血、EMR 及 ESD 术后创面的处理等，禁忌用于静脉曲张破裂出血。

（1）设备及器械准备：氩等离子凝固器、高频电治疗仪、氩气电极软管。

（2）APC 止血的配合

1）连接好高频电治疗仪电源，将负极片贴在患者臀部或小腿后侧，打开程序选择，进入 APC 程序，调节好使用功率（一般选用 50 ～ 60W），氩气流量 2 ～ 3L/min。检查 APC 电极软管是否通畅、前端是否破损。

2）镜下观察出血部位，充分暴露出血灶。

3）将连接好的 APC 电极软管递与术者，经内镜钳道送至距离出血灶黏膜 2 ～ 3mm 处，开始进行热凝固（图 12-3）。直至局部组织发白、干烙，出血停止。当 APC 电极软管前端有血液或组织黏附时，用湿纱布擦除。

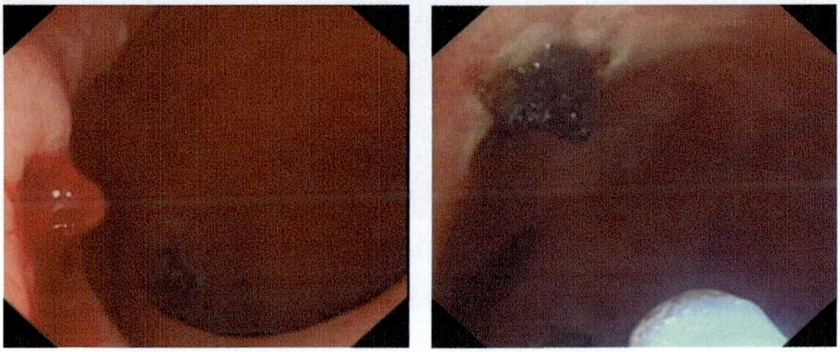

A. 术前　　B. 术后

图 12-3　氩等离子凝固止血法

**5. 高频电凝止血法**　适用于出血灶确定，面积较小或有明确的小动脉出血。

（1）仪器及治疗器械：高频电治疗仪，热活检钳或高频电止血钳。

（2）操作配合

1）连接高频电治疗仪，选择电凝模式，调节好使用功率。一般选择 40 ～ 60W。

2）内镜下观察，确定出血部位，止血钳连接高频治疗仪，经内镜钳道送入到达出血部位，根据术者指令于出血点直接钳夹出血部位，进行电凝止血。

**6. 配合操作的注意事项**

1）止血操作前须充分暴露出血病灶，评估出血原因、病灶性质、出血量。正确选择后续治疗方法。

2）喷洒止血时，需保留药液浸泡出血灶，避免吸气时将药液吸出。

3）黏膜下注射肾上腺素生理盐水时需注意观察患者心率、血压改变。

4）推出金属夹时要有足够空间，空间过小容易碰触到创面加重出血，或碰触邻近黏膜，使金属夹歪斜和脱落。

5）张开金属夹到最大角度时要保持稳定，避免无效释放。

6）金属夹旋转到最佳角度，配合负压吸引使金属夹更有效的顶住黏膜，把握最佳夹闭时机。

7）APC 软管和高频电止血钳使用过程中，需及时清除前端附着的炭化组织，以免影响止血效果。

## 四、术后护理

### （一）病情观察

严密观察患者生命体征、有无呕血、便血、腹痛等。

### （二）饮食

有呕血的患者在止血成功后应禁食 24 小时，静脉补充液体及电解质，24 小时后可进流质饮食，逐渐给予半流质饮食。

### （三）休息

术后患者卧床休息，协助生活护理。直至生命体征正常，大便转为黄色，自觉无头昏、心慌等症状，方可离床活动。

## 参考文献

李日英 . 2008. 内镜下金属钛夹治疗非静脉曲张性上消化道出血 45 例临床护理 . 齐鲁护理杂志 , 14(23): 27 ～ 28

王萍 , 姚礼庆 . 2011. 现代内镜护理学 . 上海 : 复旦大学出版社

席慧君 , 张玲娟 . 2014. 消化内镜护理培训教程 . 上海科学技术出版社

许迎红 . 2013. 非静脉曲张性消化道出血行内镜下止血治疗 168 例护理配合 . 齐鲁护理杂 , 19(13): 76

中华消化内镜杂志编委会 . 2009. 急性非静脉曲张性上消化道出血诊治指南 . 中华消化内镜杂志 , 26(9): 449

（王水芳 易智慧）

# 第二节　静脉曲张性上消化道出血内镜治疗的护理配合

## 一、概述

静脉曲张性上消化道出血主要是指食管胃底静脉曲张破裂出血，是门脉高压最严重的并发症之一，首次出血死亡率高达 50% ～ 70%，反复出血发生率为 80%。传统应用三腔两囊管压迫止血效果可达 60%，然而半数以上的病例在拔管后 72 小时内再次出血。随着内镜技术的迅速发展，经内镜注射硬化剂、栓塞剂、套扎法治疗食管胃底静脉曲张出血已在国内外广泛应用，并获得良好的疗效。

## 二、经胃镜食管曲张静脉套扎术的护理配合

经胃镜食管曲张静脉套扎术（endoscopic variceal ligation，EVL）是一种局部断流术，经过内镜采用橡皮圈结扎曲张的食管血管，局部缺血坏死，肉芽组织增生，形成瘢痕，封闭曲张静脉，达到预防曲张静脉出血和曲张静脉出血时的止血。

### （一）适应证

（1）急性食管曲张静脉破裂出血。

（2）既往有食管曲张静脉破裂出血史的二级预防。

（3）外科手术后食管曲张静脉再发出血者。

（4）重度食管静脉曲张，有出血史，不能耐受外科手术治疗者。

### （二）禁忌证

（1）食管静脉曲张伴明显胃底静脉曲张者。

（2）曾经进行过栓塞、硬化治疗的急性再发出血和再发静脉曲张，由于曲张静脉缩小或食管壁纤维化使结扎难以进行者。

（3）上消化道内镜检查其他禁忌者。

### （三）术前准备

**1. 患者准备**

（1）询问病史，了解患者是否已行胃镜检查，判断静脉曲张的程

度，有无上消化道出血史，核实术前相关检查（如心电图，出、凝血功能及血小板计数等）。

（2）由于治疗操作时间较长，一般在无痛技术下进行，以减少患者痛苦，避免患者躁动引起术中出血。行麻醉评估，签署麻醉知情同意书。

（3）向患者及家属交代手术的必要性和风险性，取得家属和患者的同意后，签署手术同意书。

（4）术前禁食、禁饮 6 ～ 8h（大出血时因患者常以呕血为主要表现，可根据情况）。术前 10 ～ 15 分钟口服利多卡因胶浆，如在清醒状态下行治疗，可于术前遵医嘱适量给予解痉剂、镇静剂。

（5）建立静脉通路（必要时备 2 条），备术中大量输液、输血用，以维持有效的循环血容量。对外周血管塌陷的患者采用中心静脉置管。

**2. 用物准备**

（1）内镜准备：同胃镜检查护理常规。

（2）套扎装置的准备：常用的 6 连环套扎器如图 12-4 和图 12-5。

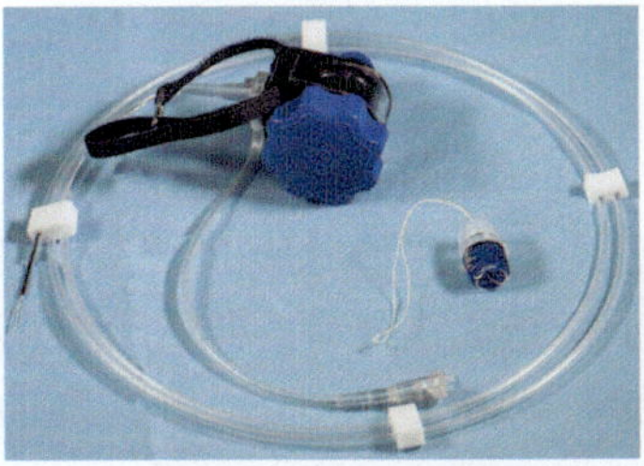

图 12-4 天医套扎器

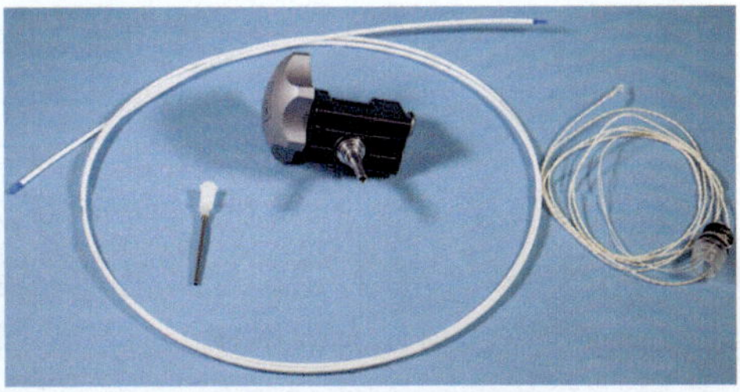

图 12-5 COOK 套扎器

连发套扎器由 3 部分组成：①结扎装置：由透明吸帽及其上面预装的结扎环和触发线构成。使用时套在胃镜先端部，其上备有 6 ～ 7 个结扎环。②牵拉线：有丝线和金属线两种。③释放装置：旋钮、冲水管、固定绑带、控制导丝组成。

（3）检查负压吸引装置，确保吸引力正常。最好有两条负压通路。

（4）其他抢救用物：氧气、监护仪、止血药、扩容剂等。必要时准备双囊三腔管及安置用品。

（四）术中护理

（1）同一般胃镜检查的护理常规，明确套扎治疗指征。

（2）多环套扎的护理配合。

（3）安装时将插入管插入胃镜钳道帽孔内，通过牵引线将结扎装置的余线引出，将释放装置固定在钳道上方的镜身上，旋转手柄，使牵引线拉直，注意防止用力过猛导致结扎环释放（图 12-6）。

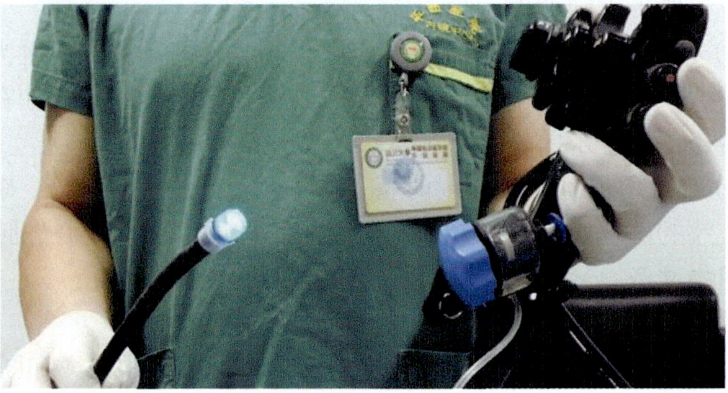

图 12-6　安装套扎器

（4）将安装好套扎器的胃镜送入食管，到达食管齿状线处，确定套扎部位，将胃镜对准曲张静脉持续负压吸引，将曲张静脉吸入结扎装置的透明吸头内，待视野全部呈红色时旋转手柄释放结扎环。结扎环脱落后牢牢地将静脉套扎为饱满球形，旋转退镜，重复上述操作，完成对曲张静脉的套扎治疗（图 12-7）。

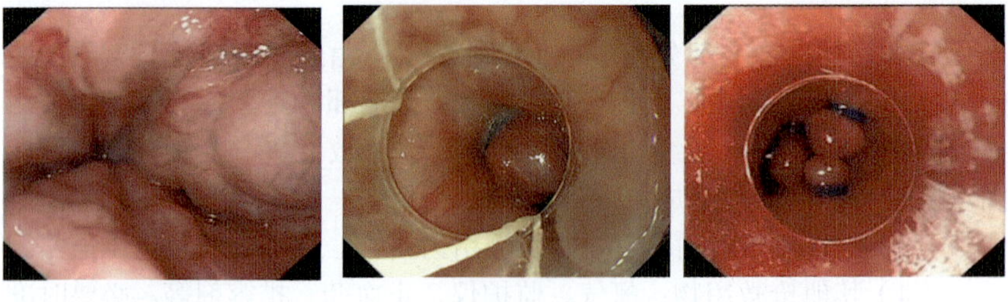

A. 套扎前　　B. 套扎中　　C. 套扎后

图 12-7　食管静脉曲张套扎治疗

（5）术中严密观察患者脉搏、血压变化，安慰鼓励患者，避免躁动和呕吐，保持良好的配合，防止并发术中出血。一旦发生结扎失败、出血等立即配合抢救；

（6）退出胃镜后取下旋转手柄和透明帽，对内镜行床旁预处理，送清洗消毒间处理；

（7）对床单元做终末处理。

（五）术后护理

（1）密切观察患者生命体征，如出现心慌、恶心、呕血、腹痛、出大汗等情况，及时发现套扎术后结扎环过早脱落引起的静脉破裂大出血。通知医生，积极抢救。

（2）卧床休息 24 小时，避免剧烈咳嗽、用力排便、快速改变体位及其他增加腹内压力的行为。

（3）术后禁食 24 小时，禁饮 4 ～ 6 小时，以后进食流质饮食 2 天，1 周内逐步过渡到半流质饮食或软食。饮食应清淡、细腻、易消化，避免刺激、质硬的食物。

（4）套扎后的患者在 48 小时内均有不同程度的吞咽不适、哽噎感和胸骨后隐痛不适，一般无需处理可自行缓解。必要时给予解痉剂、止痛剂等。

（5）术后 1 个月复查胃镜检查，观察治疗效果。

（6）遵医嘱给药，并观察药物的不良反应。术后常需静脉输入降低门静脉压力的药物如神经垂体素、生长抑制剂等。口服制酸剂及黏膜保护剂时需要碾碎成末状口服。

## 三、经胃镜食管静脉曲张硬化剂注射的护理配合

经胃镜食管静脉曲张硬化剂治疗（endoscopic variceal sclerotherapy，EVS）可以制止曲张静脉出血，消除曲张静脉，有效预防和减少再出血。

（一）适应证

（1）食管结合部曲张静脉急性出血，需立即止血者。

（2）食管静脉曲张间歇期。

（3）外科手术后再次出血。

（4）全身情况差，不能耐受手术者。

（5）EVL 术并发大出血者，立即改用 EVS 止血。

（6）中重度食管静脉曲张虽无出血史但存在出血危险倾向（一级预防），既往有食管静脉曲张破裂出血史（二级预防）。

（二）禁忌证

（1）二度以上的胃底静脉曲张者。

（2）长期使用三腔二囊管压迫造成食管广泛糜烂、溃疡者。

（3）有上消化道内镜检查禁忌证者。

（4）肝性脑病Ⅱ期者。

（5）伴有严重肝肾功能障碍、大量腹水、重度黄疸（出血抢救可视情况灵活掌握）。

（三）术前护理

**1. 患者准备** 同曲张静脉套扎术的患者准备。

**2. 硬化剂的选择** 常用的有 1% 乙氧硬化醇、5% 鱼肝油酸钠、无水乙醇等快速形成血栓、能收缩血管、引起无菌性炎症性组织坏死等的油质硬化剂，以 1% 乙氧硬化醇最常用，无水乙醇注射后患者胸痛发热等不良反应较为常见。用 10ml（硬化剂为油剂，容积小的空针推注时更省力）无菌注射器抽取药液备用。

**3. 注射针的选择** 最好用特氟龙型的注射针。特氟龙型的注射针弹性较好，不易划破血管。选用直径较细的注射针，一般型号为 Olympus NM-400L-0423。

**4. 检查内镜注射针的完好性和灵活性** 确保注射针伸缩自如。针头长度适宜，一般选择 4 ～ 6mm 为宜，并将注射针管腔内充满硬化剂。

（四）术中配合

**1. 同一般胃镜检查的护理** 完成胃镜检查，明确治疗指征。

**2. 3 种注射方法**

（1）血管内硬化法。

（2）血管旁硬化法。

（3）血管内和血管旁联合硬化法。

**3. 注射方法**（图 12-8）

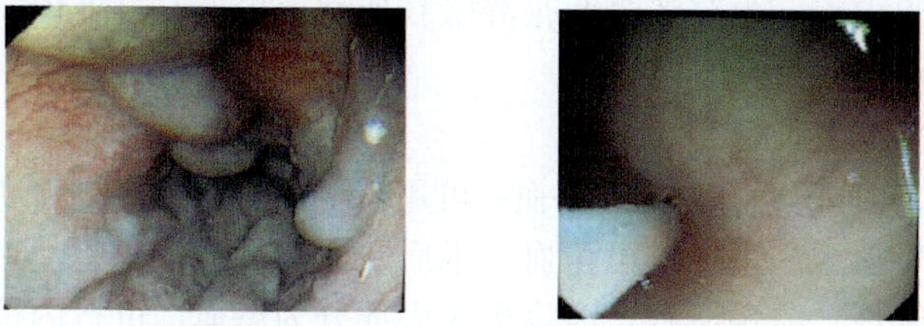

A. 注射前　　B. 注射中

图 12-8　胃底静脉曲张硬化剂注射

（1）静脉内注射部位：在出血的近处静脉内注射，对未找到活动出血处，可在齿状线上方 2cm 左右的曲张静脉内注射。注射剂量：每点注射硬化剂 3 ～ 5ml 为宜，亦可根据静脉曲张程度酌情增减，总量不超过 30ml。注射完后缓慢退针，可使用注射针外套管前端抵住穿刺点黏膜，停留片刻，内镜观察，确保无活动出血后收回。

（2）静脉旁 + 静脉内注射：在曲张静脉周围黏膜下，每点注射剂量 0.5 ～ 1ml，目的是使静脉周围黏膜形成隆起，压迫静脉达到辅助止血目的。继之静脉内注射，剂量同上。

（3）如发生出血，可用镜身压迫针眼即可止血。也可使用消化道狭窄用的水囊扩张器进行压迫止血；也可采用 EV 专用气囊压迫止血。

（4）5% 鱼肝油酸钠注射量每点 4 ～ 6ml，一次总量不超过 20ml。

**4. 疗程**　第 1 次硬化治疗后，再行第 2、第 3 次硬化治疗，直至曲张静脉消失或基本消失。每次硬化治疗间隔时间 1 周左右。建议疗程结束后 1 个月复查胃镜，每隔 3 个月复查第 2、第 3 次胃镜，6 个月后复查第 4 次胃镜。

**5. 术后护理**

（1）常规护理同食管曲张静脉套扎术的护理。

（2）注意观察术后患者有无胸痛、发热等症状，并遵医嘱给予抗生素治疗。

（3）注意观察术后患者有无反酸、恶心、呕吐、胃灼热等胃食管反流症状。并遵医嘱给予抑酸剂、胃食管黏膜保护剂。

（4）硬化剂注射治疗后再出血常发生在注射后 24 ～ 72 小时。可能是注射针眼出血，也可能是曲张静脉其他部位出血。可采用药物止血或内镜下止血。

**6. 并发症及处理**

（1）出血：术中穿刺点渗血，可用镜身压迫或喷洒凝血酶或去甲肾上腺素生理盐水，一般均可止血。术后几天出血，主要是注射点痂皮脱落、黏膜糜烂、溃疡所致。溃疡出血大部分为渗血，可行内镜下热凝止血、药物喷洒止血、止血夹止血。

（2）食管溃疡：一般有浅溃疡和深溃疡，常无症状，3 ～ 4 周可自愈，也可用制酸剂治疗。

（3）食管狭窄：一般可采行内镜下扩张，无需外科治疗。

（4）其他并发症：感染、门静脉和肠系膜静脉血栓形成等。

（肖　琴　刘丽萍　吴俊超）

## 四、内镜下组织胶注射的护理操作配合

### （一）适应证

同硬化剂注射法。

### （二）禁忌证

同硬化剂注射法。

### （三）术前准备

**1. 物品准备**

（1）胃镜：要求广角、高清、大小钮合适、送气送水吸引管道通畅、活检孔道≥ 2.8mm 的前视胃镜。

（2）附件：23G 前端有钝性保护的注射针 2 ～ 3 套、活检钳、各型号的注射器若干。

（3）药品：组织胶、碘化油、去甲肾上腺素注射液、注射用血凝酶、0.9% 的氯化钠及 50% 的葡萄糖注射液。

（4）急救药品及器械 、心电监护仪、急救车、三腔两囊管（止血

钳 3 把）、吸引器等。

**2. 患者准备**　同 EVL 治疗术前准备。

（四）术中配合

**1. 患者护理**

（1）患者左侧面颊粘贴污物袋，在其头下铺一次性防渗透的中单，并让其取左侧卧位。

（2）给予患者心电监护、持续低流量吸氧。

（3）密切观察患者神志、面色及生命体征等情况、治疗中的反应及配合，指导、安慰、鼓励患者，配合顺利完成手术治疗。

（4）患者有呕吐时，尽量使其嘴角向下，并及时清理呕吐物，防止发生呛咳或误吸。

（5）保持患者情绪稳定，防止发生躁动现象。固定好静脉通路，保持静脉输液通畅。

（6）如操作过程中，患者突然出现腹痛、腹肌紧张等，立即报告术者，停止操作并做好抢救准备工作。

**2. 操作配合**

组织胶（羟丙氰化丙烯酯）为亲水性化合物，与血液接触后立即发生聚合作用导致血管栓塞，制止出血。注射方法为油—胶—油的“三明治”注射法。

（1）组织胶准备

1）注射针选用针头 4 ～ 6mm 长的 23G 注射针，必须用一次性使用的新针。

2）打开碘化油，用 3 支 2ml 注射器抽满碘油，剩余的 4ml 碘油用 5ml 注射器抽好备用。

3）打开注射针，用其中 1 支 2ml 的碘油充满注射针备用，并记住注射针的注入量。

4）把组织胶的安瓿用砂轮划开，消毒待干，2ml 注射器打开备用。

（2）术中配合

1）暴露曲张的胃底静脉后，选择最佳部位，将 4ml 碘化油灌入活检孔道。

2）注射针递与术者，等待术者调整好注射角度后，二助迅速将组织胶抽好并递与一助。

3）从术者口令出针，等针头扎入曲张静脉后，迅速将组织胶推入血管内，并接第 2 支 2ml 碘油推入，注入量应多于注射针的注入量 0.5ml（图 12-9）。

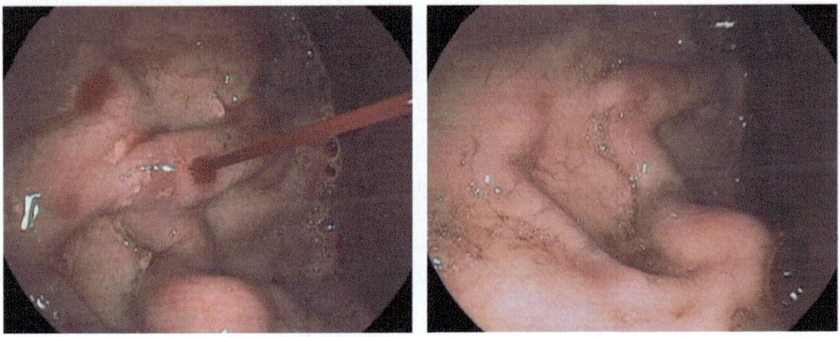

A. 注射前　　B. 注射后

图 12-9　胃底静脉曲张急性出血组织胶注射

4）拔针后接第 3 支 2ml 碘油推注，看见针头处碘油流出，确保注射针无堵塞。收回注射针的针头。

5）用注射针轻触胃底静脉团，感觉静脉变硬即已起效。如有必要，可依上述步骤进行第 2 次注射（图 12-10）。

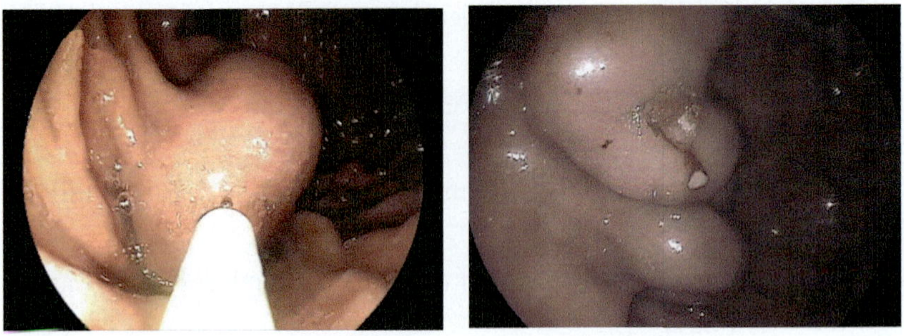

A. 注射中　　B. 注射后

图 12-10　胃底曲张静脉间歇期组织胶注射

6）栓塞结束后胃镜连同注射针一起拔出，拔出注射针。对内镜进行床旁预清洗。

（五）术后处理

**1. 胃镜处理** 参照胃镜检查护理常规。

**2. 附件处理** 一次性内镜注射针进行毁型处理，弃入感染性废物袋内。

**3. 特殊感染条例处理** 如果是传染病患者，按照特殊感染条例处理。

**4. 患者护理**

（1）去除污物袋，清理患者口鼻内的分泌物，防止误吸及窒息。

（2）病人一般情况良好，撤去心电监护。

（3）检查静脉通道是否通畅或有无打折、扭曲等情况。

（4）给予氧气吸入，并由医护人员陪同，转回病房治疗。

（5）术后给予心电监护，绝对卧床休息与禁食24h，次日无活动性出血时可进食温凉流质饮食，以后根据病情逐步增加活动量，饮食逐步过渡为半流质饮食与普通饮食，任何增加腹压的因素均可造成再出血，应加强防范。

（6）观察患者有无再次出血的发生及防止并发症的发生。

（六）并发症的观察及护理

**1. 出血** 组织黏合剂为一种异物，人体对其具有排异反应，被自然地排斥至胃腔，在静脉腔未闭塞前，固化组织胶排出，可再发出血。密切观察患者的生命体征、呕吐物与大便的颜色，如有异常及时通知医生配合处理。

**2. 疼痛** 可能与组织胶注射后胃局部黏膜暂时性水肿和食管功能异常有关。观察疼痛的性质与程度，安慰患者，分散其注意力，必要时遵医嘱应用止痛药物。

**3. 异位栓塞** 是组织胶注射术最严重的并发症，比较少见，与异常的血管交通支及注药量有关。观察患者如有剧烈咳嗽、头痛、头晕等症状，及时通知医生采取相应措施，确保术后顺利康复。

**4. 发热** 一般是因为无菌性的炎症反应导致。

## 参 考 文 献

蔡文智，姜泊. 2008. 内镜下消化病微创治疗. 北京：人民军医出版社
蔡文智，智发朝. 2009. 消化内镜护理及技术. 北京：科学出版社
侯网琴. 2013. 胃镜下食管静脉曲张套扎术的护理. 当代护士，(12): 25 ～ 26
席慧君，张玲娟. 2014. 消化内镜护理培训教程. 上海：上海科学技术出版社
张智翔. 2008. 消化系疾病的诊治思路. 广州：广东科技出版社
朱明凤，谢是英. 2013. 内镜下食管静脉曲张套扎术的护理配合. 中华全科医学，11(3): 492 ～ 493

（刘丽萍）

# 第十三章　消化道异物取出术的护理配合

## 一、概述

消化道异物是指误吞入上消化道的各种物体以及因消化道病变而不能正常通过的食物团。消化道异物很常见，尽管有大部分异物可自行随排便排出，但大多数学者认为，在没有确定的穿孔存在时，主张积极地通过内镜取出异物。上消化道异物的内镜治疗成功率高达95%。经内镜取上消化道异物方法简便、痛苦小、安全性高、费用低，是上消化道异物治疗的首选方法。

### （一）适应证

上消化道内任何异物，凡通过自然排出困难，尤其对较大而锐利的异物、不规则异物及有毒的异物应积极试取。

### （二）禁忌证

（1）同一般胃镜检查。

（2）合并有严重心、肺、脑等器官疾病者；严重食管静脉曲张者。

（3）凝血机制障碍、血小板减少有明显出血倾向者。

（4）可能造成消化道穿孔者，在家属知情同意的情况下，可在手术室具备手术的条件下尝试内镜下取出后保守治疗。

（5）小儿等不能配合者，不能在普通胃镜下进行。

### （三）并发症

（1）消化道出血。

（2）消化道穿孔。

（3）黏膜损伤甚至溃疡形成。

（4）误吸或窒息。

## 二、术前准备

### （一）物品准备

**1. 胃镜及主机**

**2. 胃镜检查常规用物**

**3. 根据异物的性质和形态准备不同附件**

（1）长形非锐利异物可使用圈套器。

（2）锐利异物可使用鳄鱼钳、透明帽、异物套等。

（3）扁状的异物可使用鳄鱼钳。

（4）球形异物可使用取石网、鳄鱼套、爪形钳等。

（5）较大的柿石等需使用碎石器、爪形钳、圈套器等。

（6）较多的食物类异物可用爪形钳、圈套器等。

**4. 根据术前检查评估准备** 必要时准备不同型号的金属夹、APC电极软管、局部喷洒止血药等。

### （二）患者准备

（1）评估患者的生命体征和主要症状，如有无胸痛、吞食呛咳、呼吸困难、咯血和呕血等。

（2）了解病史，患者误服或吞入异物的时间、性质、形状、大小和数量。

（3）患者检查前可行X线检查，了解有无穿孔。必要时行钡餐检查，通过吞入棉花发现食管内鱼刺、骨物等较小异物。

（4）术前向患者及家属详细讲明异物取出的可能性及风险，取得患者和家属同意，签署手术同意书。

（5）有消化道出血或者危重患者应先建立静脉通路，保证安全。

（6）检查前15分钟口服2%利多卡因胶浆10～20ml，使咽喉部松弛，必要时行无痛技术下治疗。

（7）评估患者的心理状况，做好解释与鼓励，减轻紧张恐惧心理，取得患者信任和配合。

## 三、术中护理

### （一）患者护理

（1）术中观察患者一般情况，必要时心电监护。

（2）全麻时，注意患者呼吸情况，及时吸出口腔内分泌物和滞留异物，防止窒息。

（3）再次确认患者异物吞入的时间、性质、大小、形状，可能到达的部位。

（4）剧烈恶心者嘱患者做深呼吸，以减轻症状。

（5）安慰和鼓励患者配合治疗，防止躁动。

（二）术中操作配合

（1）连接内镜系统并检查好功能状态。

（2）患者体位同胃镜检查。

（3）经内镜观察异物的位置、形状、大小、嵌入黏膜下的深度等。

（4）根据不同异物选用异物取出附件。

1）长形非锐性异物（图 13-1）：可使用圈套器，圈套器进入到异物部位后套住异物的一端，最好套在离末端 1cm 的位置，使异物与内镜呈一条线，收紧圈套器和内镜一并退出。

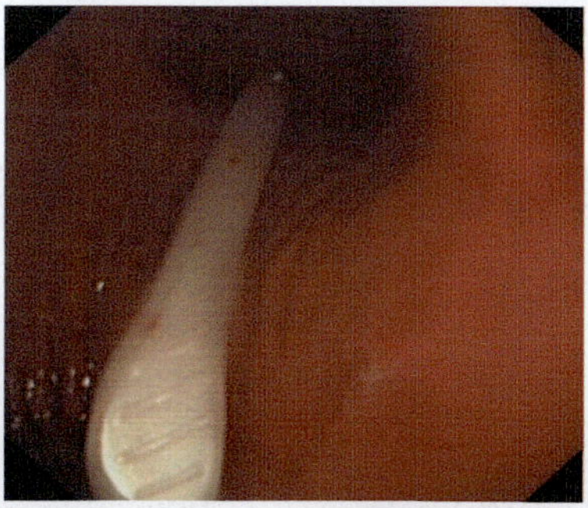

图 13-1　长形非锐性异物

2）锐利异物：刺、针、刀片、义齿等（图 13-2）：可使用鳄鱼钳、透明帽、异物套等。鳄鱼钳进入到异物部位后夹住异物的非锐利端（或其中一端）使尖端向下，异物体与镜身平行，一并退出。也可将异物尖锐（如义齿的金属钩）端夹住后拉至透明帽内和内镜一并退出。较短较粗的锐利异物（如碎玻璃块等）可先在体外将鳄鱼钳从钳道插入，牵住异物套一同插入到达异物所在处。将异物套释放在异物旁，钳取异物放入异物套内，然后夹住异物套同内镜一并退出。尖端向上的可先将异物推至胃腔内调整其方向，使异物尖端向下，再行取出。较长的锐利异物，可用带外套管的内镜取出。

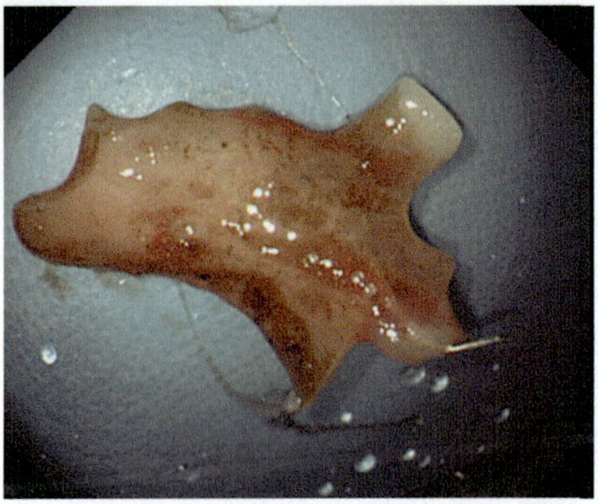

图 13-2　锐利异物

3）扁状的异物（图 13-3）：可使用鳄鱼钳夹住异物的边沿，最好是夹在有凹槽的部位，与内镜一并退出。

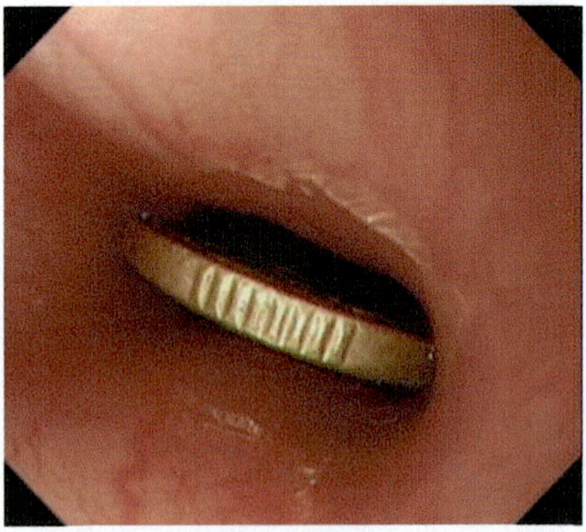

图 13-3　扁状的异物

4）球形异物（图 13-4）：可使用取石网、异物套、爪形钳等。取石网进入到异物部位后，先将取石网伸开，异物套入取石网篮内，收紧网篮与内镜一并退出，或用爪形钳将球形异物取放入异物套内，再用鳄鱼钳夹住异物套与内镜一并退出。

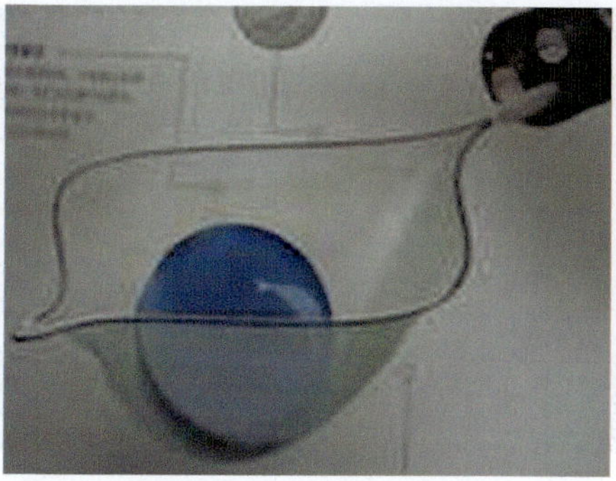

图 13-4　球形异物

5）较大的结石等（图 13-5）：使用碎石器、爪形钳、圈套器等。能一次性取出的胃内结石，可用圈套器或取石网套住随胃镜一并退出。较大的结石可现进行机械碎石，然后分次取出。碎石可使用专用的碎石网，也可用鳄鱼钳多次反复地咬碎。

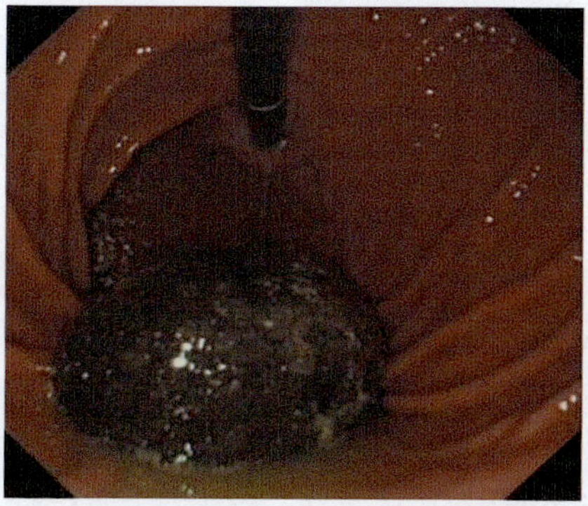

图 13-5　胃内结石

6）形状复杂的异物（图 13-6）：可用爪形钳、圈套器、鳄鱼钳等。圈套器或鳄鱼钳到达异物处，张开套住（或抓住）异物与内镜一并退出。对滞留在食管内的形状复杂的异物，也可将其推入胃内，再行圈套取出。

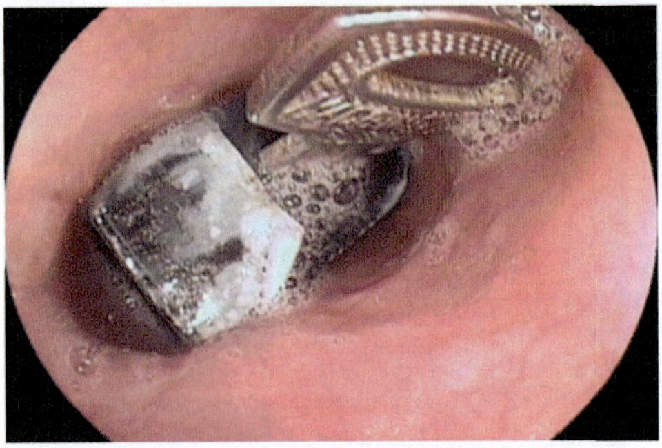

图 13-6 形状复杂的异物

7）对嵌顿在食管壁内的锋利异物，术前首先排除未伤及大的动脉，其次排除急性穿孔，方可仔细观察试取。可先暴露异物的一端，然后钳住后随胃镜退出（图 13-7）。

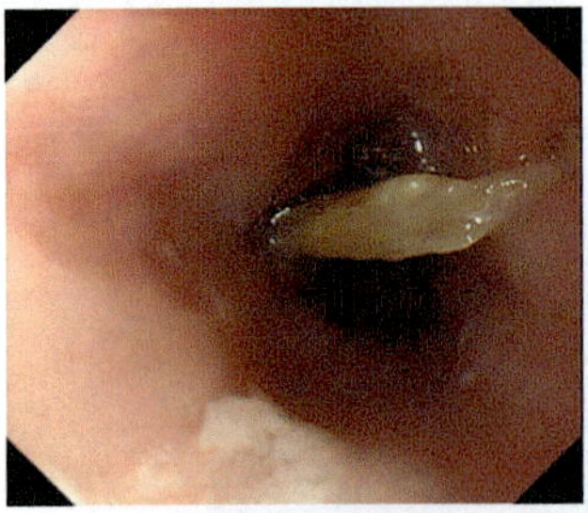

A. 嵌顿在食管

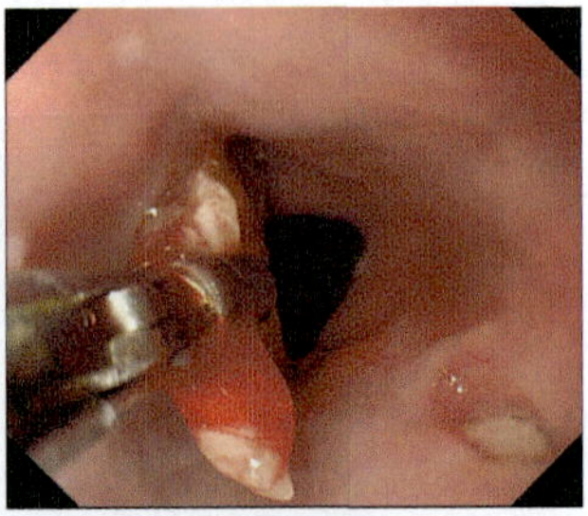

B. 异物钳取出

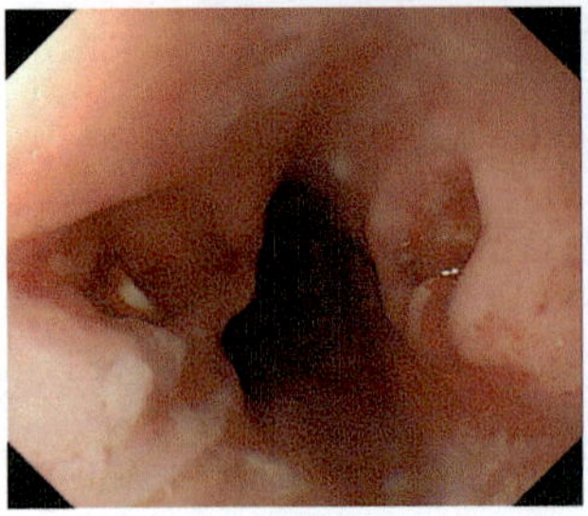

C. 食管损伤

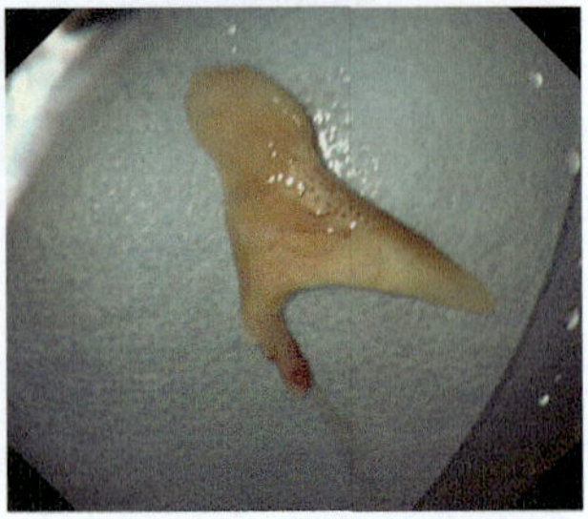

D. 取出的异物

图 13-7 嵌顿的异物

8）取出毒性物品时采用异物套，防止毒物泄漏入消化道。

（5）异物取出后，留标本与家属确认。

（6）再次进镜观察黏膜受损、有无出血、有无穿孔等。

（7）询问患者有无腹痛、心慌、气紧等不适。

## 四、术后护理

（1）黏膜无受损的患者可离院回家。

（2）对黏膜受损和出血比较明显或有疑似穿孔的门诊患者应留院观察24小时，无异常情况可离院，如有并发症应继续住院治疗。

（3）根据消化道损伤情况指导患者进食，无黏膜损伤者可术后2小时缓慢少量进饮温凉流质饮食或半流食；有黏膜出血者术中给予8：10000的去甲肾上腺素冰盐水喷洒局部止血，术后禁食。

（4）嘱患者观察大便颜色，如有黑便、剧烈腹痛、呕血等应及时就医。

（5）锐利异物取出时可能会对消化道黏膜造成损伤甚至穿孔。

1）消化道穿孔：根据穿孔情况进行内镜下金属夹夹闭或手术治疗。

2）消化道出血：可行内镜下止血治疗，辅以静脉输入止血药。必要时行外科手术止血。

（6）对有自杀倾向的患者给予心理疏导和安慰，嘱家属加强监护。

## 参考文献

蔡文智，智发朝．2009．消化内镜护理及技术．北京：科学出版社

王萍，姚礼庆．2011．现代内镜护理学．上海：复旦大学出版社

许迎红．2012．471例食管异物内镜下取出术的分析及术中护理配合．实用临床医药杂志，16(14)：24～26

张春莲．2011．内镜下取上消化道异物49例护理配合．安徽医药，15(1)：127

（王水芳　陈　斌）

# 第十四章　消化道狭窄内镜微创治疗的护理配合

## 第一节　上消化道狭窄扩张治疗的护理配合

### 一、概述

上消化道狭窄导致患者不能正常进食，长时间可引起营养不良及机体水、电解质紊乱等。常见病因有炎性狭窄、术后吻合口狭窄、良性或恶性肿瘤性狭窄、外压性狭窄、烧伤后狭窄、食管动力性狭窄（贲门失迟缓）、发育异常等。通过内镜下治疗，可以良好地解除狭窄部位的通过障碍，并具有创伤小、安全、有效、可重复进行等特点。目前，主要的内镜下治疗措施有经内镜狭窄扩张、经内镜支架置入、经内镜肌切开治疗贲门失迟缓症等。本章介绍经内镜上消化道狭窄扩张术。

（一）适应证

（1）食管炎性狭窄。

（2）食管术后吻合口狭窄。

（3）食管烧伤后狭窄。

（4）先天性狭窄：食管环或食管璞。

（5）动力障碍性狭窄：贲门失弛缓。

（6）食管癌放疗术后狭窄。

（7）失去手术机会的食管癌。

（二）禁忌证

（1）不能合作者（如精神疾病、阿尔茨海默病等患者）。

（2）严重心肺功能不全。

（3）狭窄严重，引导钢丝无法通过，治疗非常困难者视为相对禁忌证。

（4）有凝血功能障碍者。

（5）食管化学性灼伤后的急性炎症期。

（6）手术瘢痕狭窄者在术后 3 周内不宜扩张。

## 二、术前准备

### （一）患者准备

（1）术前行胃镜或 X 线钡剂造影。重度狭窄、疑有食管气管瘘的患者应先行复方泛影葡胺造影，了解狭窄部位情况。必要时做活体组织病理检查以明确病因。

（2）完成心肺功能检查，了解患者心肺功能。

（3）完成血常规、凝血功能和肝肾功能等生化检查。

（4）长期服用抗凝药物治疗者，应在停药 3 ～ 5 天后进行该项治疗。

（5）检查前 24 ～ 36 小时应进食流质，禁食时间根据狭窄程度以保证手术当天上消化道无食物残留。

（6）知情同意书的签署：向患者及家属说明扩张治疗的目的、简单过程和可能发生的并发症，取得患者及家属的理解配合，并签署治疗同意书。

（7）向患者做好解释工作，告知患者术中扩张时由于黏膜轻度撕裂有少许疼痛和渗血是正常的，以取得患者配合。若有不适可用眼神或肢体语言表示，必要时可行静脉麻醉后进行治疗。

（8）不能配合操作的患儿，需在全麻下进行，以防发生意外。

### （二）物资准备

**1. 内镜准备**　同胃镜检查护理常规。

**2. 治疗附件准备**　探条式扩张器和球囊扩张器、金属导丝、扩张压力泵、水溶性润滑剂、注射器等（图 14-1）。

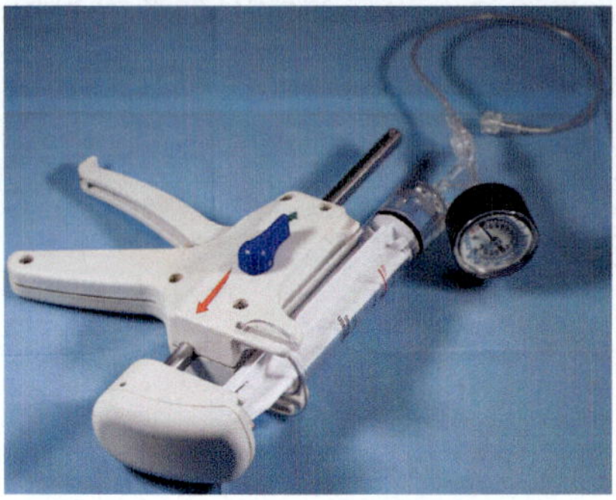

A. 扩张压力泵

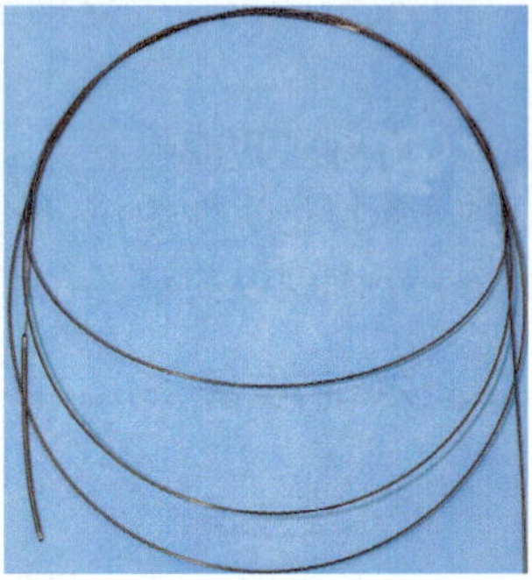

B. 金属导丝

图 14-1　扩张附件

**3. 必要时在透视下完成**　需准备复方泛影葡胺、造影导管、超滑导丝等。

（1）探条式扩张器（又称 Bourgie 扩张器或 Savary 扩张器）：目前国内使用的大部分是硅胶制成的探条式扩张器，由 6 根外径不同的探条和一根导丝组成，外径大小分别为 5mm、7mm、9mm、11mm、13mm 和 15mm。该扩张器前端为锥形，中间中空，可通过导丝，有不透光标志，可在内镜下和（或）X 线引导下进行。探条式扩张器一般用于非动力性狭窄、肿瘤性狭窄、吻合口狭窄和炎性狭窄（图 14-2）。

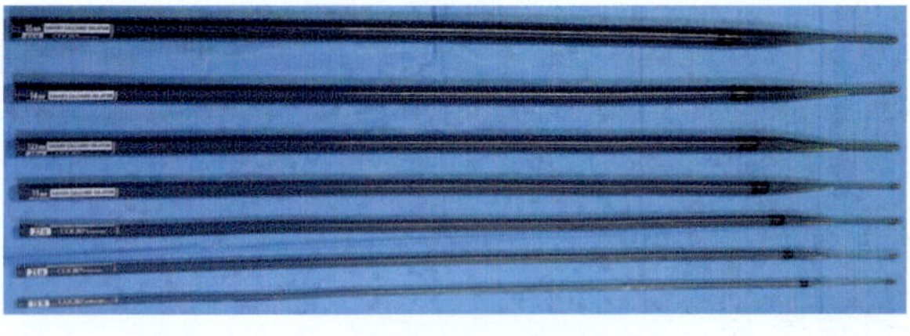

图 14-2　探条式扩张器

（2）导丝引导球囊扩张导管：目前常用的有两种类型。

1）可以通过内镜活检孔的水囊扩张导管（TTS）：通过增加水囊内的压力而改变水囊的直径，外径有 6 ～ 20mm、长度有 5.5 ～ 8cm 各种不同规格，水囊扩张导管可以用于晚期食管癌狭窄、吻合口狭窄和食管化学性烧伤后狭窄等（图 14-3）。

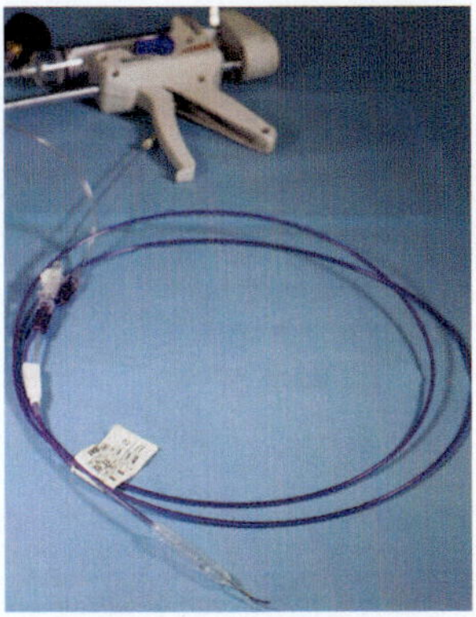

A. 水囊扩张导管

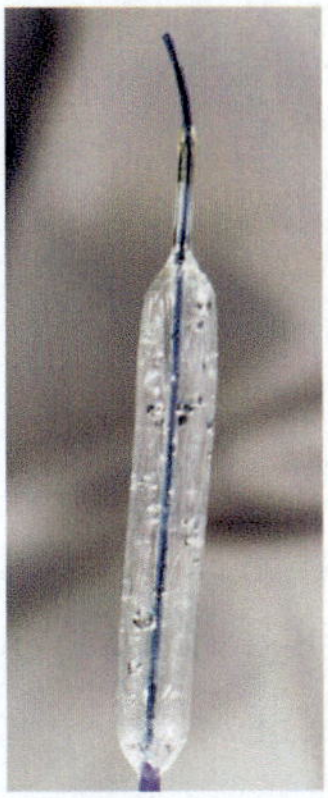

B . 水囊扩张导管前端

图 14-3　水囊扩张导管

2）不能通过钳道的气囊扩张导管（QTW）：气囊直径大，有多种规格，外径可达 25 ～ 40mm。气囊内一般有三个刻度，在内镜下可见。刻度也有不透 X 线标志，扩张时应使中间标志位于狭窄处。该气囊主要用于贲门失迟缓症的扩张治疗。球囊扩张导管的水囊在术前应进行检查，再进行塑形处理，保持最小体积（图 14-4）。

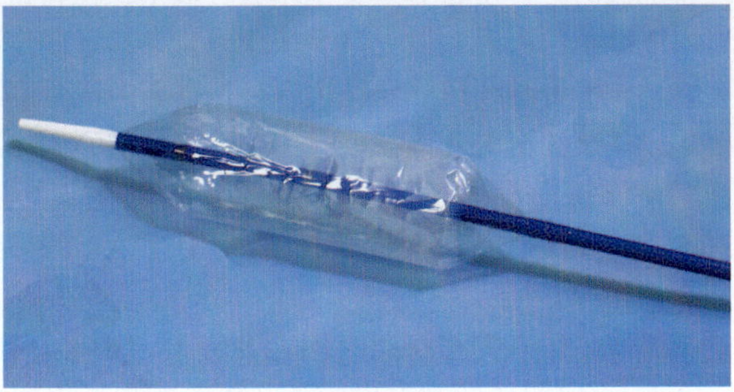

图 14-4　气囊扩张导管

## 三、术中配合

### （一）患者护理

（1）查对患者所有资料及内镜治疗同意书。

（2）患者于术前 15 ～ 20min 口服 2% 的利多卡因胶浆 10ml。

（3）患者取左侧卧位，置入牙垫，在操作过程中，嘱患者保持体位不变，并指导患者全身放松，缓慢做深呼吸；如口腔有分泌物，应随时让其自行流出，不宜吞咽，以免引起误吸或窒息。

（4）连接心电监护仪，术中密切观察患者生命体征、神志、面色、疼痛反应等情况。如患者生命体征及神志出现异常、疼痛难忍、置入探条扩张器遇到阻力时，应立即停止扩张，不可强行通过，以免导致出血或穿孔等并发症。

### （二）术中操作配合

护士应熟悉所有操作步骤，与术者配合默契；送入扩张器时动作要轻柔、准确，并准确记录扩张次数及每次扩张时间，以确保扩张的效果。

**1. 探条式扩张器扩张法**

（1）镜下观察：术者插入胃镜观察狭窄部位情况，准确记录狭窄距门齿的距离。

（2）进导丝：将金属导丝经钳道插入，导丝穿过狭窄段置入胃腔内。术者退镜，护士送导丝，两者速度保持一致，保证导丝在胃内且未弯曲。当胃镜退至食管上段时，护士将导丝交予术者，双手扶住胃镜插入部，防内镜滑出。当内镜退至门齿时，护士左手扶住内镜，右手固定导丝，确保导丝位置没有移动。术者继续边插导丝边退镜。直至内镜全部退出导丝。

（3）接镜：将导丝交与术者，护士接过胃镜，负压吸尽钳道内黏液，并用酶洗液纱布擦净胃镜表面黏液，将胃镜挂于内镜污染架上。

（4）扩张：如导丝进入胃腔长度较长或使用有标志的导丝，使用探条扩张可不需要 X 线的引导。

沿导丝送入探条。送入扩张探条时用力要轻柔、缓慢。当探条通过狭窄后停留 1 ～ 3min，保留导丝并退出探条。探条的选择根据病变狭窄程度，从小到大逐一更替扩张，直至术者判定扩张效果安全、满意为止。

最后使用的探条连同导丝一并退出。扩张后再次进行内镜复查以了解扩张的程度和局部的损伤情况。

**2. 水囊扩张导管扩张法**（图 14-5）

（1）插镜：参见探条式扩张器扩张法。

（2）选择合适的水囊导管，去除球囊扩张导管的塑形外套管，采用水溶性润滑剂润滑球囊，递予术者。

（3）插入 TTS：经内镜钳道插入导管，先端插入狭窄处，使球囊通过狭窄部位，然后缓慢退出至球囊中点处于扩张目标处。如患者狭窄较重或弯曲成角，可先行插入导丝，确认导丝位置后沿导丝插入球囊扩张导管。

（4）确认水囊中点位于扩张目标处，连接压力泵，配合术者用压力泵向水囊内缓慢注无菌水，并及时告知术者压力指数，观察狭窄部位扩张程度和黏膜有无撕裂。术者固定好镜身和扩张导管，使扩张起来的水囊恰好位于狭窄处。根据病情需要使压力保持在 3 ～ 8kPa，水囊扩张直径为 12 ～ 18mm。保持 2 ～ 5min 后，抽尽水囊中的无菌水。此过程可反复多次，直至扩张效果满意。将球囊扩张导管退出钳道。

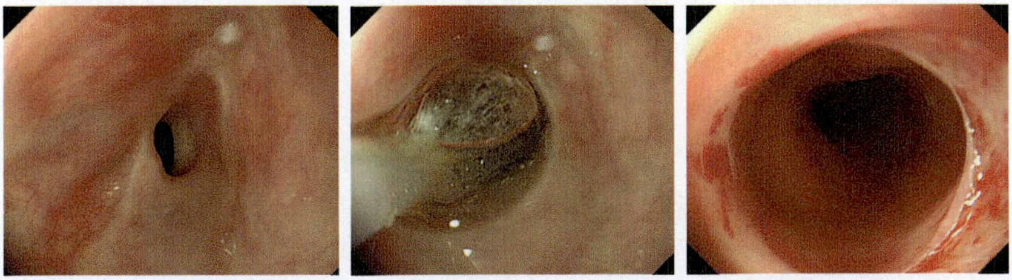

A. 术前　　B. 术中　　C. 术后

图 14-5　水囊扩张治疗过程

**3. 贲门失迟缓症的扩张**（OTW 气囊扩张，图 14-6）

（1）插镜：同探条式扩张器扩张法，记录狭窄部位距门齿的距离。

（2）进导丝：同探条式扩张器扩张法。

（3）接镜：同探条式扩张器扩张法。

（4）扩张：抽空气囊内空气，锁住导管尾端三通接头通气囊的通路，气囊处涂予润滑剂便于插入。向患者解释并指导其配合操作，沿导丝送入气囊，送入深度参考内镜下观察结果。护士固定扩张气囊导管，术者再次进镜，在内镜直视下将中间刻度通过横膈平面以下约 2cm 处，护士连接带压力泵的注射器向气囊内注气，一般气囊压力达到 40kPa，维持 1 ～ 3 分钟，抽尽气囊中气体。再注气，放气，反复 2 ～ 3 次。

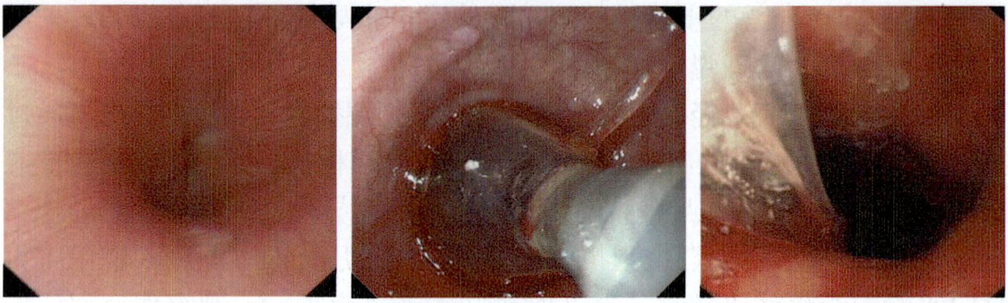

A. 术前　　B. 术中　　C. 术后

图 14-6　气囊扩张治疗过程

（5）将气囊和导丝一起退出。护士接过气囊和导丝后立即用多酶液纱布擦净表面的黏液等污染物，放置污物盆中，待进一步清洗消毒。

（6）进镜检查：再次进镜复查扩张的程度和局部的损伤情况。

（三）注意事项

（1）术前对水囊扩张导管的水囊进行检查和塑形处理，保持最小体积便于通过内镜钳道和消化道狭窄部位。如遇插入阻力，不能强行用力，必要时行 X 线透视下操作。

（2）水（气）囊扩张过程中，当球囊充盈时，容易滑出狭窄段。因此必须同时固定好镜身和扩张导管，使扩张起来的球囊中段恰好位于狭窄处，起到扩张狭窄处的作用。

（3）在插入扩张器时，特别是扩张探条时忌强行用力。注意保持导丝的固定，避免滑出。

（4）扩张加压时患者会感到局部胀痛，减压后缓解。术前应向患者解释清楚，以取得配合。必要时采用无痛内镜技术。

## 四、术后护理

（1）常规护理同胃镜检查护理。

（2）术后应密切注意患者有无胸痛、呼吸或吞咽困难、咳嗽、发热、皮下气肿等。及时发现消化道穿孔和食管气管瘘等并发症。

（3）观察有无消化道出血。狭窄部的黏膜有轻微撕裂而少量出血，不需要处理。如术中出血明显，可予局部喷洒止血药物。术后24小时内应密切观察血压、脉搏的变化及呕吐物和大便的颜色，必要时术后给予静脉输入止血药物等处理。

（4）术后卧床休息，避免用力咳嗽及过多的体力活动。

（5）饮食护理：为减少术后由黏膜撕裂引起的渗血，应禁食6小时，6小时后无特殊不适可进食温凉流质食物1～2天，再进食半流质食物，逐步向普食过渡。避免刺激性食物和暴饮暴食，减少油腻食物的摄入。餐后2小时或睡眠时应抬高床头15°～30°，防止食物反流。

（6）术后常规用止血药、制酸剂、黏膜保护剂等3～5天。

（7）健康宣教

1）告知患者术后可能会出现吞咽困难加重的情况，嘱其不必紧张，是由于扩张导致狭窄部水肿，2～3天可自行缓解。

2）进食宜少食多餐，细嚼慢咽，避免暴饮暴食，少进食油腻或刺激性强的食物，以免胃酸增多引起反流症状。

3）扩张后均有不同程度的胸痛，应向患者解释并安慰患者，一般2～3天后症状会消失。如胸痛加重，应告知术者，并行相应处理。

4）如术后再次出现吞咽困难，可再行扩张手术。两次扩张治疗应间隔1周左右。

## 参考文献

蔡文智，智发朝．2009．消化内镜护理及技术．北京：科学出版社

邱枫，钟英强．2009．实用消化内镜治疗技术．北京：人民军医出版社

王萍，徐建鸣．2015．消化内镜微创护理学．上海：复旦大学出版社

王萍，姚礼庆．2009．现代内镜护理学．上海：复旦大学出版社

席慧君，张玲娟．2014．消化内镜护理培训教程．上海：上海科学技术出版社

（陈　敏　王晓红　吴俊超）

# 第二节　上消化道狭窄金属支架置入术的护理配合

## 一、概述

食管支架置入术主要用于治疗严重食管狭窄、进食困难并营养障碍的晚期食管癌、贲门癌患者，它具有创伤小、痛苦少、操作简单的优点。通过支架的置入可缓解梗阻引起的吞咽困难，阻断食管气管瘘，增进患者营养状况和生活质量。

（一）适应证

（1）失去手术机会的晚期食管癌、贲门癌引起的食管狭窄，造成进食障碍或伴有食管、气管、纵隔瘘的患者。

（2）食管、贲门癌术后或放疗引起的瘢痕狭窄及肿瘤复发引起的狭窄。

（3）部分良性食管狭窄复发扩张治疗无效的患者，包括贲门失弛缓症及其手术后吻合口狭窄，化学灼伤的瘢痕狭窄等。

（4）高龄或伴有其他疾病，一般情况差，不能承受外科开胸手术的食管癌患者。

（二）禁忌证

适应证作为晚期食管癌、贲门癌的姑息性治疗，食管支架置入术无绝对禁忌证，但如有以下情况应慎用：

（1）严重心肺系统疾病，且病情不稳定者。

（2）严重恶病质，全身情况差，肝肾功能不良，估计生存期在数周至 1 个月内。

（3）存在多发性消化道狭窄或梗阻。

（4）80 岁以上的老年患者应视全身情况慎重选择。

（5）良性病变一般不用此法。

（6）颈段高位吻合口狭窄。

## 二、术前准备

（一）器械准备

**1. 胃镜准备**　同胃镜检查护理。

**2. 扩张器的准备**　水囊扩张导管（TTS）扩张术的准备。见本章第一节。

**3. 食管支架的准备**　根据食管狭窄的预后选择合适的支架（覆膜的可回收或不可回收金属支架），根据食管狭窄的长度选择支架的规格（内径 / 长度）。检查支架的包装有无破损，消毒日期是否过期（图 14-7）。

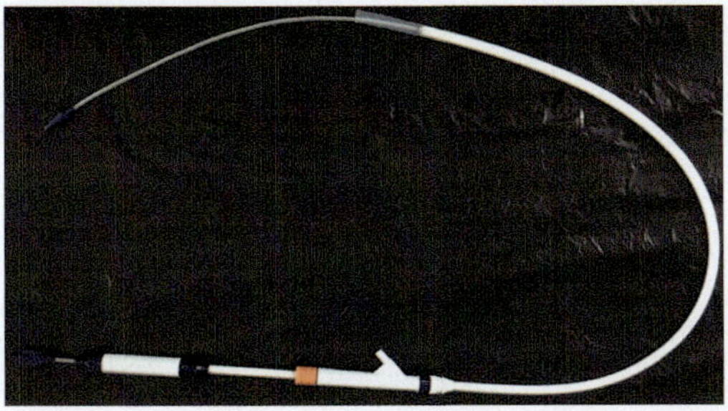

A. 支架置入器

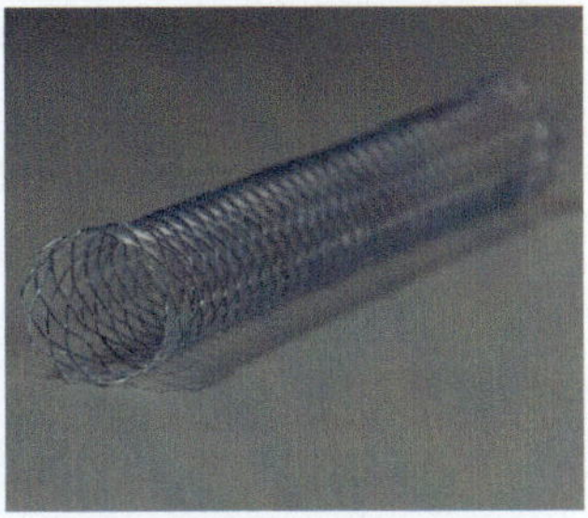

B. 覆膜支架

图 14-7　上消化道金属支架

**4. 导丝**　备好不同类型的导丝，如斑马导丝、钢导丝。检查导丝是否平直，前端部是否有损坏。

**5. 异物钳和（或）活检钳**　可对释放的支架进行微调整。

**6. 其他**　润滑剂、剪刀、胶布、硅胶尿管。

（二）患者准备

（1）术前需行胃镜、X 线食管钡餐或碘油造影等检查。了解狭窄部位、长度、狭窄程度和弯曲度等。

（2）术前禁食禁饮 12 小时以上。如食管内有食物残留时，宜延长禁食时间，必要时可采用胃管下进行清洗。

（3）术前向患者及家属讲解支架置入术的安置方法、效果、可能的并发症、术后的不适、并交代有关材料的选择与费用等，取得患者的理解及配合。签署手术同意书。

（4）长期服用抗凝药物治疗者，应在停药 3 ～ 5 天后进行该项治疗。

（5）进行心肺功能、血常规、血型、凝血常规等常规检查。

## 三、术中配合

### （一）患者护理

同上消化道狭窄扩张术护理常规。

### （二）术中操作

（1）查对患者基本信息，凝血功能、心电图、血常规、X线检查结果和内镜检查报告等。

（2）核实治疗同意书签署情况。

（3）协助患者口服利多卡因润滑胶浆，有义齿者取下交家属保管。

（4）连接胃镜及主机并保持完备的功能状态，有序摆放好术中所需物品。

（5）取协助患者左侧卧位，铺治疗巾于颌下，鼓励病人，尽量消除病人的恐惧情绪。

（6）再次指导病人术中配合和表达。

（7）含牙垫，行胃镜检查，观察并记录狭窄部位长度及口侧（上沿）和肛侧（下沿）距门齿的距离，或瘘管的远近端距离，以此为依据选择使用支架。

（8）必要时先行狭窄球囊扩张术。

（9）插入引导导丝：方法同探条式扩张器扩张法，见本章第一节（图14-8）。

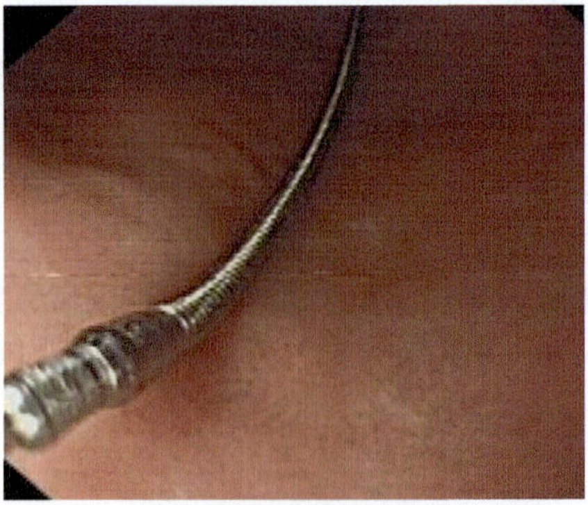

图14-8　插入引导导丝

（10）再次核实支架类型、规格与治疗所需一致。润滑支架前端，经导丝引导，将支架经口放置入病人食管，至所需深度，暂停。递胃镜给医生，在胃镜直视下调整支架位置直至准确。使支架远近端超过病变上下沿约 2cm 为宜。松开安全帽，右手固定置入器保持支架位置，左手退出外套管，将支架全部释放，将支架置入器和导丝一并退出病人体外，必要时进一步调整支架位置（图 14-9）。

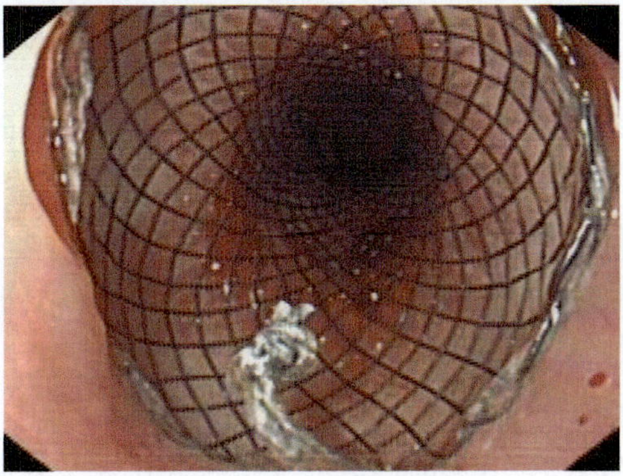

图 14-9 观察支架位置

（11）退出胃镜，进行床旁预处理，悬挂于污染挂钩上。

（12）清洁病人口面部分泌物，可回收支架需将回收线妥善固定于病人耳面部（将回收线经鼻引导出鼻腔，在鼻翼、侧面部、耳郭等处用胶布固定）。

（13）安慰和鼓励病人，协助取平卧。嘱病人安静休息。

（14）整理胃镜、附件和环境，做好治疗记录。

（15）再次询问病人病情，有无胸痛、气紧、胸闷、心慌等不适。无特殊不适可送病人回住院病房。

## 四、术后护理

### （一）病情观察

术后要严密监测患者生命体征的变化，特别是血压和心率，防止因食管支架的刺激诱发心肺疾病。患者术后常会出现恶心、呕吐等症状，可对症治疗。

（二）心理护理

同时给予心理护理，告知患者支架放置后需要一个适应阶段，一般症状会逐渐消失。

（三）休息

注意休息，避免大幅度的体位改变，防止支架移位。

（四）胸痛的处理

术后患者多有胸骨后疼痛，与置入支架的膨胀性刺激有关，可持续1～2周，可适当给予患者止痛剂。

（五）食物反流

支架安置如跨过贲门应适当给予制酸剂嘱餐后不要平卧，睡觉时将枕头垫高或半卧位，避免食物反流。

（六）饮食护理

（1）支架置入后20小时内才能完全打开，为了避免支架移位，术后禁食24小时。

（2）1周内进食流质，1周后逐渐过渡到半流质、软食，宜少食多餐、细嚼慢咽。

（3）不要进食干、硬、大块及粗纤维的食物，以免导致支架堵塞；如果发生可行胃镜下异物取出术。

（4）忌烫热、冷及酸性食物，防止食管支架热胀冷缩或腐蚀，造成支架变形移位或脱落。如果发生，可试行胃镜下调整支架位置。无法调整，可再次重叠放置。

（5）进食前后饮少量温水冲洗食管，以免食物滞留堵塞。

## 五、注意事项

（1）治疗前与病人有效沟通，取得病人的良好配合。

（2）固定好引导导丝，医护配合默契，防止导丝滑脱。

（3）支架经口进入到病人咽部时将病人下颌稍向上抬，支架更易通过。

（4）支架释放时双手配合要协调，保持支架正确位置，防止移位。

（5）可回收支架固定妥当，防止支架移位的同时要注意鼻部皮肤黏膜的保护，防止回收线所致的压迫坏死。

（6）术后注意观察病人有无并发症发生，指导病人饮食、休息、自我观察等知识。

## 参考文献

蔡文智，智发朝. 2009. 消化内镜护理及技术. 北京：科学出版社

吕德胜，李巍. 2013. 食管带膜支架置入治疗食管癌恶性狭窄的临床应用. 实用临床医药杂志，17（6）：33～35

席慧君，张玲娟. 2014. 消化内镜护理培训教程. 上海：上海科学技术出版社

（陈　敏　王水芳　吴俊超）

# 第三节　下消化道狭窄金属支架置入术的护理配合

## 一、概述

大肠肿瘤在我国发病率呈逐年上升趋势，临床表现中7%～29%的结直肠癌患者会出现急性肠梗阻症状。85%梗阻患者需要急诊手术治疗。结直肠恶性梗阻患者行外科手术治疗后并发症发生率为20%～60%，病死率为17%～35%。金属支架置入为失去手术根治机会的晚期结直肠癌患者提供了一种姑息性解除梗阻的治疗方法，也可替代结肠造瘘术解除梗阻恢复肠道通畅，是一种择期行一期手术的过渡性治疗手段。

### （一）适应证

肠道支架主要用于术前过渡性治疗，作为快速解除梗阻症状；作为姑息性治疗，用于肠道、盆腔晚期肿瘤的治疗。

（1）病变部位在左半结肠和横结肠远端。

（2）以病变长度＜10cm的病变为宜。

（3）病变位于肛沿3～4cm以上为宜。

（二）禁忌证

（1）有严重的出血倾向或凝血功能障碍者。

（2）严重的心、肺功能衰竭预计无法耐受操作过程刺激。

（3）疑有小肠广泛粘连、梗阻。

（4）梗阻结肠已坏死、穿孔。

（5）结肠位置位于直肠远端，距肛门较近，或伴重度内痔出血。

（6）溃疡性结肠炎出血期。

（7）多节段肠肿瘤。

（三）并发症

**1. 早期并发症** 大肠出血、疼痛、肠穿孔等。

**2. 后期并发症** 支架移位、支架堵塞、肠黏膜损伤出血。

## 二、术前准备

（一）物资准备

（1）设备准备：肠镜或双通道内镜（选择钳道直径大于 3.3mm 的肠镜），X 线透视系统。

（2）肠道金属支架：根据结肠狭窄情况选择合适的支架，包括支架的类型、直径、长度。检查包装有无破损，是否在有效期内（图 14-10）。

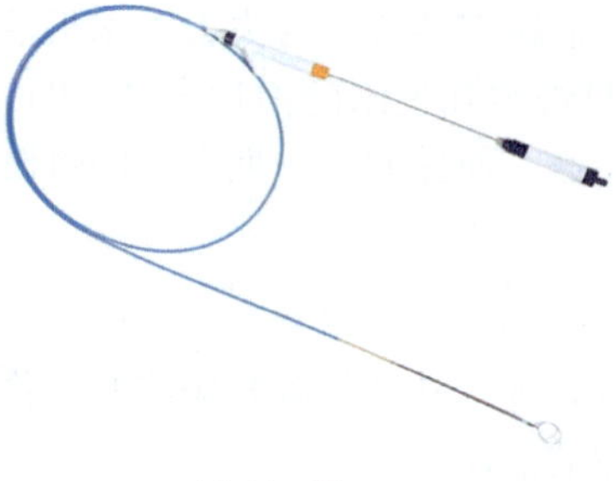

A. 支架置入器

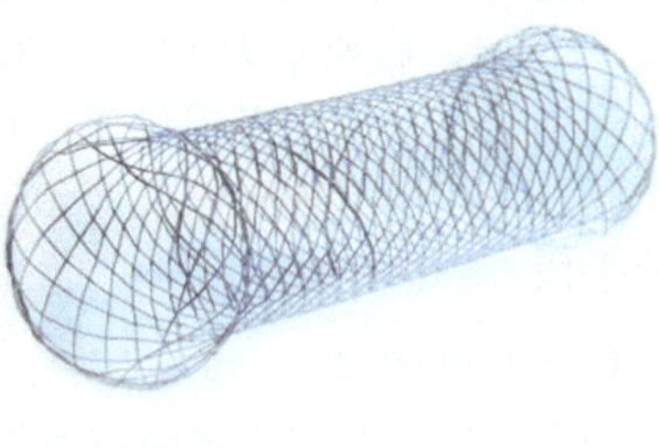

B. 肠道支架

图 14-10 肠道金属支架

（3）黄斑马导丝和（或）钢导丝，异物钳，造影导管等。

（4）60%泛影葡胺、润滑剂、生理盐水、空针、纱布、防水治疗巾2张等。

（二）患者准备

（1）术前需行肠镜、CT扫描及造影定位。了解病变性质、部位、长度、程度及弯曲程度。

（2）遵医嘱给予禁食，胃肠减压，补液，营养支持及肥皂水充分清洁灌肠。

（3）术前应多与患者及家属沟通。谈话的内容则应包括：

1）治疗的必要性和作用，强调非病因治疗。

2）支架置入失败的可能性。

3）可能出现的并发症。

4）其他不可预测的风险、有关材料费用等。家属签署知情同意书。

（4）向患者讲解肠道支架置入术的操作过程和术中配合，消除其顾虑，使之能积极配合治疗与护理。

（5）术前一周停止使用阿司匹林、华法林和其他非甾体类药物。

（6）进行血常规、血型、凝血常规及心电图检查等。

## 三、术中配合（图14-11）

（1）查对患者基本信息，凝血功能、心电图、血常规、X线（或CT）检查结果等。

（2）核实治疗同意书签署情况。

（3）连接肠镜检查系统并保持完备的功能状态，有序摆放好其他所需物品。

（4）协助患者取左侧卧位或仰卧位，铺治疗巾于患者臀部下方，治疗巾需尽量宽的覆盖，避免狭窄扩张后，肠内容物流出污染操作台面。并注意保护患者的隐私。

（5）再次指导患者术中配合和表达，并鼓励病人，尽量消除病人的恐惧情绪。必要时安置心电监护，监测患者生命体征。

（6）协助医生行肠镜检查，镜下观察狭窄部位长度及其程度。若肠镜无法通过狭窄处，可经内镜钳道插入斑马导丝，导丝越过狭窄段，在斑马导丝引导下导入造影导管，越过狭窄段肠道。之后与医生配合退出导丝，保持造影导管位置固定，经造影导管注入60%泛影葡胺，观察肠道狭窄的长度、程度、弯曲度等。以此为依据选择使用支架的规格型号。重新顺造影导管插入斑马导丝，导丝越过狭窄段肠道，医护配合退出造影导管。

（7）必要时行狭窄部位球囊狭窄扩张术。保留并固定好导丝位置。操作流程见本章第一节。

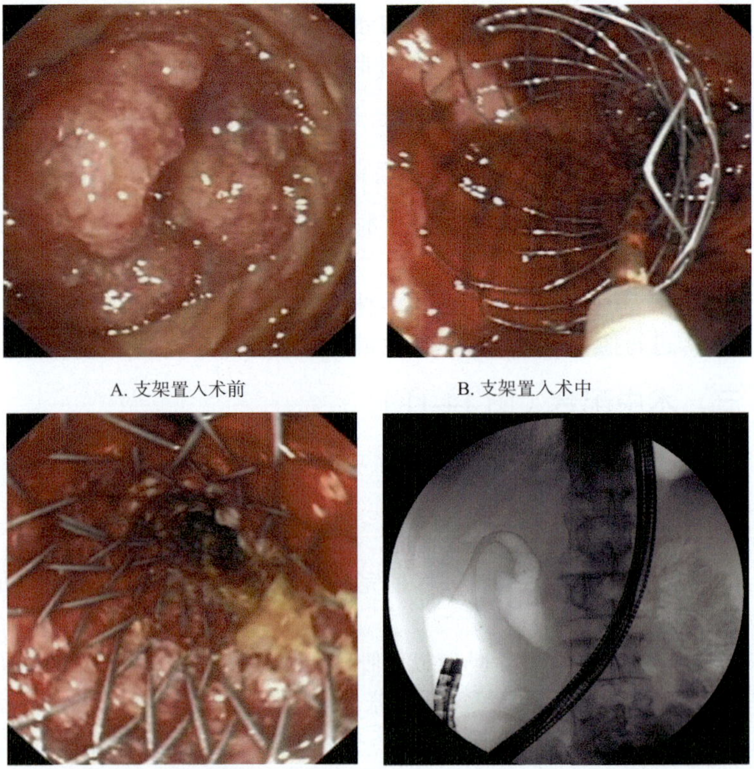

A. 支架置入术前　B. 支架置入术中

C. 支架置入术后　D. 术后X线图片

图14-11　肠道支架置入过程

（8）检查金属支架的规格 、型号、有效期等。

（9）拔出支架前端金属固定钢丝。以润滑剂润滑支架前端，生理盐水冲洗支架内腔道。

（10）经导丝引导，将支架经钳道置入肠道，在肠镜直视及 X 线透视下将支架置入至远端越过狭窄段肠道口侧 2cm。

（11）松开安全帽，左手固定置入器保持支架位置，右手退出外套管，将支架全部释放，将支架置入器和导丝一并退出病人体外。

（12）再次在肠镜下及 X 线透视下观察支架位置及支撑效果。必要时使用异物钳调整支架位置，保证支架上下沿均超越病变边沿约 2cm。

（13）退出肠镜，进行床旁预处理，悬挂于污染挂钩上。

（14）清洁患者肛周，询问病情，协助患者取平卧位并穿着好衣裤。患者安静休息。

（15）整理肠镜、附件和环境，做好治疗记录。

（16）再次观察病情，无腹胀、腹痛、心慌气紧等不适，可将患者推送回住院病房。

## 四、术后护理

（1）休息：术后患者卧床休息 1 ～ 3 天，避免剧烈活动引起支架移位或脱落。

（2）饮食：术后排便 2 小时后，先给予流质饮食，第 2 天改为半流质饮食，逐渐过渡到软食；可进食营养丰富、含适量纤维素的清淡易消化的饮食，少量多餐；禁食长纤维大团块的食物及生、冷、硬、辛辣等刺激性食物；适量增加饮水量。

（3）保持大便通畅，避免用力排便。

（4）观察患者的大便次数、量、性状；有无腹痛、腹胀、便血、肛门停止排便、排气等。若出现腹痛、腹胀或肛门停止排便、排气等症状，应及时就医，行腹部 X 线平片检查排除肠道穿孔、肠道支架移位等。

## 五、注意事项

（1）固定好引导导丝，医护配合默契，防止导丝滑脱。

（2）支架释放时双手配合要协调，边释放边观察，及时发现移位及时做出调整。保证支架正确位置。

（3）术后注意观察病人有无并发症发生，指导病人饮食、休息、自我观察等知识。

## 参考文献

黎卓江 . 2013. 结肠镜下支架置入治疗结直肠恶性梗阻的效果观察 . 中国当代医药 , 20(28): 38 ～ 39

汤得真 . 2014. 结直肠癌支架置入术的护理 . 当代护士 , (12): 77

唐承薇 , 程南生 . 2011. 消化系统疾病 . 北京 : 人民卫生出版社

张方信 , 邵珂 , 于晓辉 , 等 . 2012. 肠道支架置入治疗结直肠恶性梗阻的疗效观察 . 中国内镜杂志 , 18(1): 29 ～ 33

Phillips RK, Hittinger R, Fry JS, et al. 1985. Malignant large bowel obstruction. Br J Surg, 72(4): 296 ～ 302

（胥　媚　吴俊超）

# 第十五章　经内镜消化道息肉切除术的护理配合

## 一、概述

从广义上来说，任何突出于消化道黏膜表面的隆起性病变都可称为息肉（图 15-1）。息肉的组织学类型分为腺瘤性息肉、错构瘤性息肉、炎症性息肉和增生性息肉。按照大小分类，小于 5mm 的为小息肉，大于 2cm 的为大息肉。虽然 50% 患者的息肉是在体检时发现的，可以无任何症状。但是大于 1cm 的结肠息肉可表现为间断性的出血。另外，部分息肉存在癌变的可能，尤其是腺瘤性息肉。因此，应通过内镜技术切除有癌变风险或导致了腹痛、腹泻、消化道出血等症状的息肉。内镜下息肉切除术具有方法简单、创伤小、省时、费用低等优点，是治疗消化道息肉的首选措施。

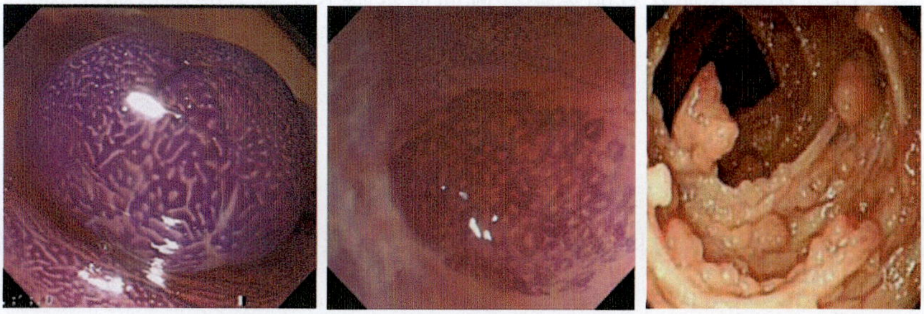

A. 腺瘤性息肉　　B. 增生性息肉　　C. 家族性腺瘤性息肉病

图 15-1　部分息肉镜下表现

### （一）适应证

**1. 腺瘤性息肉**　包括散发腺瘤和家族性腺瘤性息肉病，因有发展成为腺癌的可能性，因此主张超过 1cm 的该类息肉应及时接受内镜下切除。也可根据患者的意愿，对大于 0.5cm 的腺瘤性息肉进行内镜下切除。

**2. 幼年性息肉** 约 90% 发生于 10 岁以下儿童，以男孩为多见。组织学上表现为分化好而大小不规则的腺体，有的形成囊性扩张，这类息肉一般不发生恶变，但常因便血而需要行内镜下切除。

**3. 增生性息肉** 远端大肠小于 1cm 的增生性息肉因通常无增长及癌变的风险而无需处理。但如果发现结肠息肉病（P-J 综合征）或病理提示有锯齿形的改变，则需要及时内镜处理。

### （二）禁忌证

随着内镜下息肉切除术的技术方法日趋成熟，对于内镜下息肉切除的禁忌证也有所变化。

（1）同常规胃肠镜检查的禁忌证。

（2）由于增加了高频电切的操作，近期有服用抗凝、抗血小板聚集的药物时，需要停药 1 周以上才能进行内镜下息肉切除。

（3）安装心脏起搏器者。

（4）对息肉大于 2.5cm 的息肉视操作医生的技术水平做选择。

（5）家族性息肉病大量聚集的患者。

（6）内镜下观察有明显癌变倾向或黏膜下注射不能抬举的病变。

## 二、术前准备

### （一）患者准备

（1）评估患者有无治疗的禁忌证。

（2）告知患者息肉切除术的有关知识，取得患者良好配合，签署治疗同意书。

（3）术前查血常规、凝血功能、心电图等。

（4）取下患者贴身佩戴的金属饰品和活动义齿交家属保管。

（5）上消化道息肉切除应禁食 4 ～ 6 小时。

（6）下消化道息肉切除者检查前 2 天进食少渣、易消化的食物。检查当天术前 4 ～ 6 小时开始进行肠道清洁，清洁肠道直至排出清水样便 3 ～ 4 次。禁用 20% 甘露醇导泻。

（二）物资准备

**1. 设备**　内镜主机、内镜、高频电工作站、氩气刀工作站、内镜注水装置；息肉较多，估计操作时间较长时准备二氧化碳气体等

**2. 附件**　根据术前胃、肠镜报告显示息肉的形态分类作准备：内镜注射针、圈套器、热活检钳、氩气电极、一次性高频止血钳、金属夹数枚、金属夹置入装置、爪钳、标本瓶、尼龙圈置入装置、尼龙圈结扎环、负极片等。

**3. 药物**　染色剂、1 ∶ 10000 肾上腺素稀释液或甘油果糖用于黏膜下注射等。

## 三、术中配合

（1）查对患者一般资料，核实病情和术前检查资料及治疗同意书的签署情况。

（2）询问患者消化道准备情况，上消化道息肉切除的患者口服局麻药和消泡剂。

（3）连接内镜和内镜主机，检查功能状态，调节好各种参数。

（4）协助患者取好治疗体位（同胃肠镜检查体位）。

（5）将电极片贴于患者大腿内侧或小腿内侧。

（6）打开高频电工作站，仔细检查患者与工作站及电源等连接情况，调试适当的功率。确保连接无误，功能正常。

（7）先行内镜检查，了解息肉的位置、大小、分型、多少。必要时进行染色内镜下观察。

（8）切除息肉

1）直径小于等于 5mm 半球形、扁状息肉可采用热活检钳钳取法。热活检钳经钳道插入到达息肉部位，调整方向，钳夹住息肉顶端，向上轻轻提起息肉，使基底形成天幕状假蒂，并保持热活检钳前端金属部分全部伸出，防止通电损伤内镜前端。通过电凝，待息肉基底发白，即可钳除取出，送病理活检（图 15-2）。

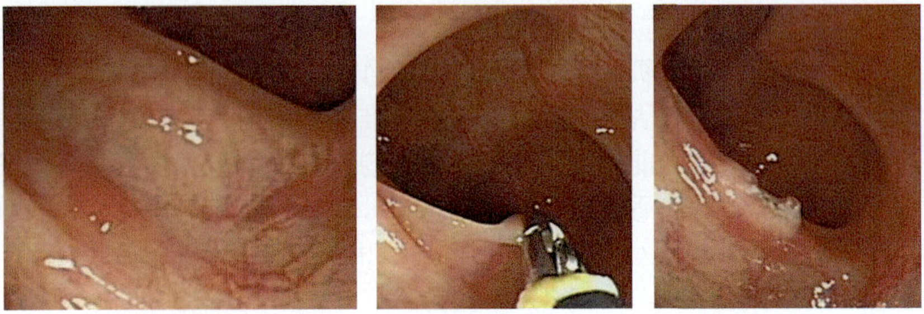

A. 扁状息肉　　B. 钳夹息肉　　C. 切除后创面

图 15-2　热活检钳钳取小息肉

小于 5mm 的广基息肉也可采用氩离子热凝固术进行切除。将高频电工作站模式调至 APC 电凝模式，连接氩气电极软管。电极软管经内镜钳道插入，至距离息肉 2mm 处，通电进行电凝，至局部组织呈轻度炭化干烙样（图 15-3）。

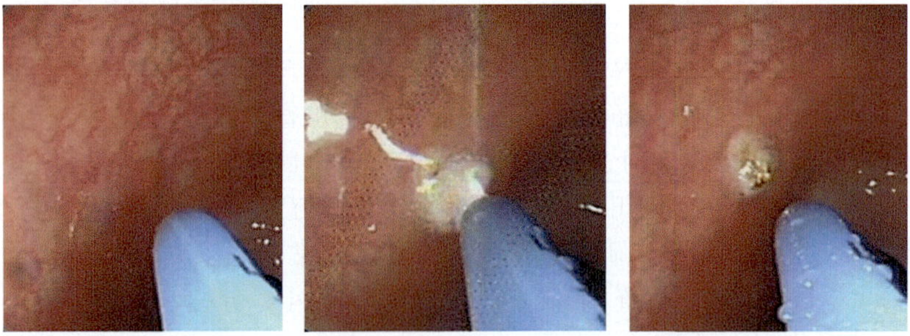

A. 术前　　B. 术中　　C. 术后

图 15-3　APC 治疗小息肉

2）直径大于 5mm、小于 2cm 的有（亚）蒂息肉，可直接使用圈套器电切。经钳道插入圈套器至息肉处，伸开圈套钢丝，使圈套器的套取方向于息肉垂直，套入息肉后使圈套器外套管抵达息肉基底，轻轻收紧圈套钢丝至息肉基底尚能移动时，轻轻向上抬起圈套器使息肉基底部呈天幕状，通过先电凝再电切或采用混合电流，逐渐切下。在此过程中，圈套器的收紧力度应根据息肉基底的粗细、电凝和电切的时间及功率，一般先慢后快，避免用力过猛导致机械切割出血或电凝时间太长导致穿孔的发生（图 15-4）。

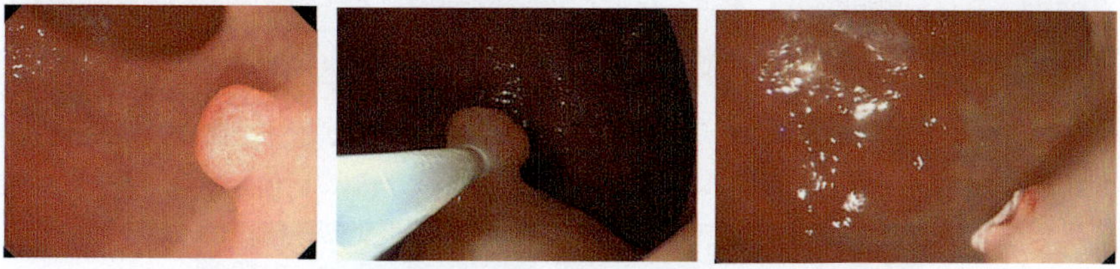

A. 术前　　B. 术中　　C. 术后

图 15-4　圈套器电切息肉

3）有蒂息肉切除方法

A. 对于细长蒂的小息肉可直接圈套蒂的中央，尽可能保留残蒂 5mm。一般选用电凝切除。

B. 对于有蒂的大息肉尽可能使圈套器放置在蒂与息肉交界处再收紧钢丝，使息肉悬空于肠腔内再通过电切除。

C. 对于蒂较粗且长的息肉，可采用尼龙结扎环结扎再圈套电切。根据息肉大小选择直径大小不同的尼龙圈。取出尼龙结扎环置入器，先使塑料外套管退至前端漏出金属螺纹套管，然后推动手柄，使置入器挂钩与尼龙结扎环连接，收回手柄至挂钩全部回到金属螺纹管内，再推出塑料外套管，使尼龙结扎环全部回到塑料外套管内。稳妥后经内镜钳道插入送至息肉前端，后退外套管使尼龙结扎环充分伸开，同圈套器法套住息肉，然后将塑料外套管推出至息肉基底处，使结扎环固定。必要时可以再次退出少许，以调整结扎部位至满意状态。然后双手同步收紧尼龙圈挂钩并后退外套管，直至息肉颜色变为乌紫色，向前推动手柄使挂钩与尼龙圈分离。再行圈套器法切除息肉，切除部位距离尼龙和息肉之间 5mm 为宜。采用电凝与电切交替进行或混合电切模式，圈套器收紧呈持续均匀适度用力（图 15-5）。

D. 直径大于 2cm 的无蒂息肉可行 EMR 术切除。参见本篇第十八章。

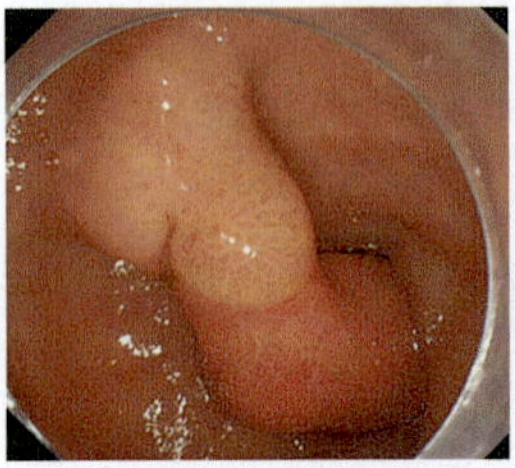

A. 长蒂息肉

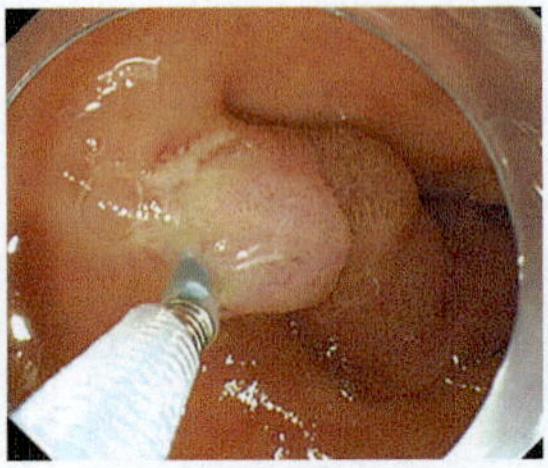

B. 结扎基底部

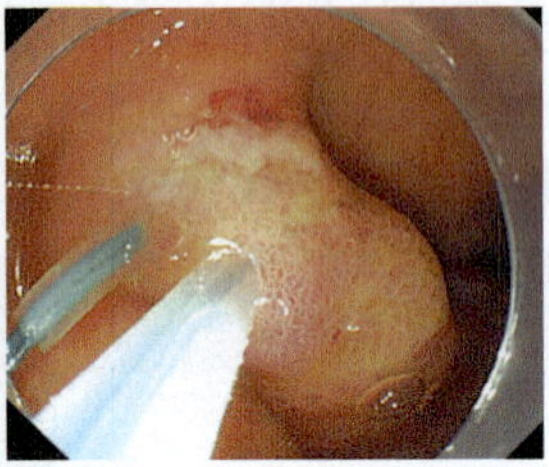

C. 圈套器电切

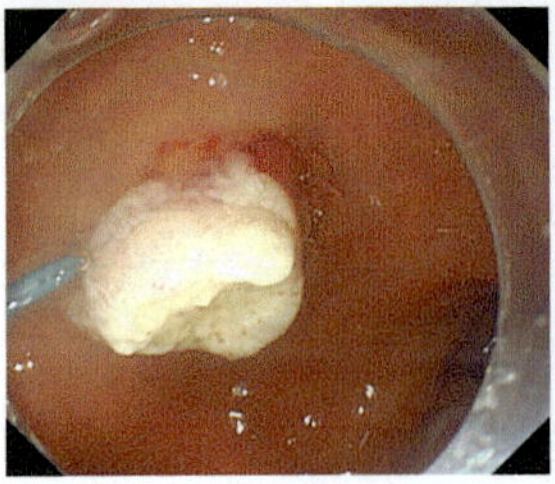

D. 电切后创面

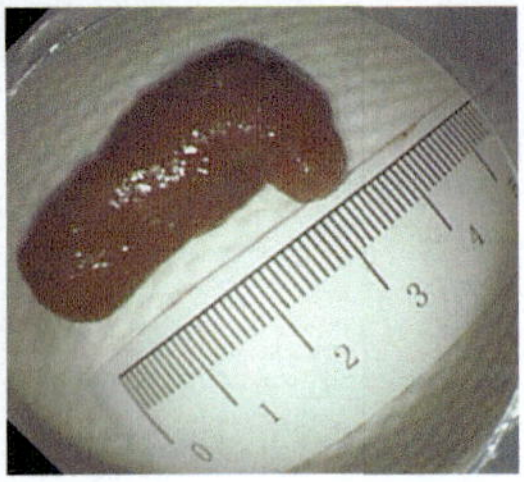


E. 息肉标本

图 15-5　尼龙圈 + 圈套器电切法

E. 巨大的息肉不能一次性圈套切除，可采用（EPMR）分块切除。每一次圈套后电切前均应确认圈套器收紧且与周围肠壁无接触，避免周围肠壁受累。

F. 更大的息肉可采取分期切除，每次切除面积宁少不多，做斜形切除，间隔 3 ～ 4 周后待溃疡面愈合后方可进行第二次切除。

（9）回收标本：所有切除的息肉均应回收做病理活体组织检查。方法可用：

1）圈套（网篮）法：圈套器（网篮）套住息肉，随退镜取出消化道。收紧圈套器（网篮）的力量以固定好息肉为度，避免过紧在消化道弯曲部位或狭窄部位将息肉断裂、遗失。

2）钳取法：对较小的息肉可用异物钳直接取出。

3）负压吸出法：对小于 1cm 息肉，可采用负压吸引直接通过钳道回收到标本回收盒。

（10）将一次性附件行毁型处理，其他附件随内镜一同运回清洗消毒间处理。

（11）协助患者取舒适卧位，观察有无腹胀，腹痛等不适。

（12）整理环境及用物，做好治疗记录。

（13）告知患者（家属）术后注意事项，送患者回病房继续治疗观察。

## 四、注意事项

（1）长期服用抗凝剂的患者需停药 3 ～ 5 天后方能进行治疗。

（2）操作前充分评估病情，了解息肉的部位、大小，据此准备适当的附件。

（3）根据息肉的特征调节内镜高频治疗仪的工作模式和功率，附件的操作需医护配合默契。

（4）切除后的标本要及时回收、送检。

## 五、术后护理

（1）休息：小息肉切除者 24 小时内适当休息，避免剧烈活动；对切除大息肉或较多息肉者，卧床休息 24 小时，一周内避免剧烈活动。

（2）密切观察患者有无腹痛、腹胀、呕血、便血、心慌、头晕等。

（3）饮食：胃小息肉切除者术后 2 ～ 4 小时进食低温流质饮食。切除较大或多个息肉禁食 24 小时，然后根据患者术后情况进行饮食调整。进行肠息肉切除的患者 24 小时内进食流质饮食，无不适 24 小时后进食软食，避免产气较多的食物，2 周内避免饮酒，避免刺激、粗糙的食物。

（4）保持大便通畅：肠道息肉切除后，应注意保持大便通畅。一方面防止干硬粪便摩擦创面或致焦痂脱落导致出血，另一方面防止用力排便，腹内压剧烈增高也可能导致迟发性出血。必要时刻口服缓泻剂帮助排便。

（5）指导患者定期行内镜随访。

## 六、并发症

消化道出血、穿孔为常见的并发症。

（1）出血：在手术过程中及术后均可发生出血。

1）少量出血：遵医嘱给予止血药物，如凝血酶、去甲肾上腺素加并盐水。

2）中量出血：如术后患者出现呕血及鲜血便，但生命体征稳定，应积极行内镜下止血，多可止住。

3）大出血：如出现休克，内镜及内科治疗无效，应紧急外科手术。

（2）穿孔：及时发现和处理穿孔是关键。重视患者主诉，观察有无腹痛，对于确诊穿孔的患者及时进行胃肠减压，禁食禁饮，及时行急诊内镜修补或外科手术。

## 参 考 文 献

毛姬浓 , 2011. 内镜下大肠息肉摘除术患者的护理 . 中国实用护理杂志 , 27(29): 19 ～ 20

王萍 , 徐建鸣 . 2015. 消化内镜微创护理学 . 复旦大学出版社

席惠君 , 张玲娟 . 2014. 消化内镜护理培训教程 . 上海科学技术出版社

周平红 , 姚礼庆 , 陈巍峰 , 等 . 2008. 结直肠腺瘤性息肉和早期癌的内镜治疗 . 中华外科杂志 , 46(18): 1386 ～ 1389

（刘建容　严　谨）

# 第十六章　经胃镜鼻空肠营养管置入术的护理配合

## 一、概述

鼻空肠营养管置管术是利用胃镜将营养管放置到空肠，建立一条空肠的营养通道，从而使营养物质通过营养管输入空肠，达到肠内营养的目的。

（一）适应证

（1）吞咽和咀嚼困难。

（2）意识障碍或昏迷。

（3）消化道瘘。

（4）急性胰腺炎。

（5）高代谢疾病。

（6）慢性消耗性疾病。

（7）纠正或预防手术前后营养不良。

（8）特殊疾病。

（二）禁忌证

（1）食管胃底静脉曲张。

（2）肠梗阻，肠道出血。

（3）肠道坏死、穿孔。

（4）严重腹胀、腹泻间隙综合征。

（5）严重腹胀、腹泻，经一般处理无改善者，建议暂停使用肠内营养。

## 二、术前准备

（一）物资准备

**1. 胃镜准备**　同胃镜检查常规准备。

**2. 营养管** 根据治疗需要，选择适当的营养管，如双腔鼻空肠营养管、三腔鼻空肠营养管。腔内注入生理盐水检查管腔是否通畅（图 16-1）。

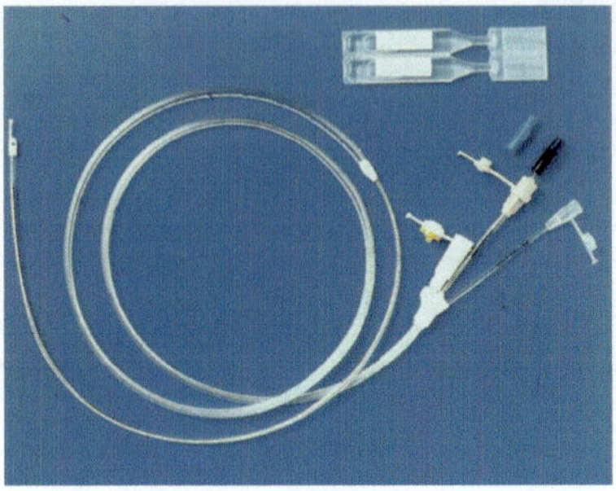

A. 三腔鼻空肠营养管

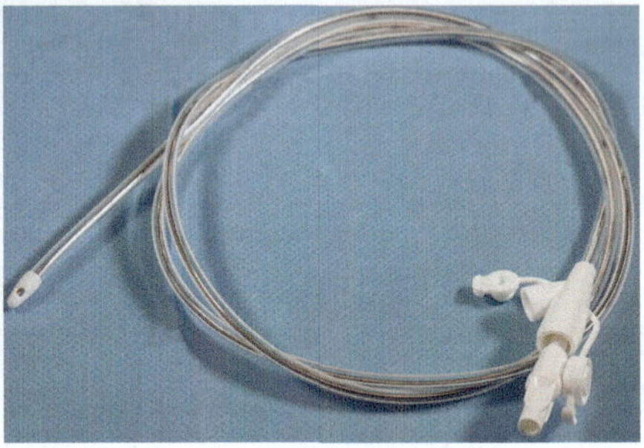

B. 双腔鼻空肠营养管

图 16-1 空肠营养管

**3. 其他** 异物钳、液状石蜡、纱布、胶布、空针等。

（二）患者准备

（1）同胃镜检查护理常规。

（2）术前禁食 12 小时，禁饮 4 小时。

（3）置管前应向患者讲解安置营养管的目的、方法及注意事项，告知患者术中如有不适可通过深呼吸缓解，以取得患者配合。

（4）向患者及家属讲明置管的必要性和风险性，取得家属同意后，签署手术同意书。

（5）有活动性义齿者取下交家属保管。

## 三、术中配合

（一）患者护理

（1）患者持续吸氧，有效提高患者血氧饱和度。

（2）密切观察患者神志、面色及生命体征等情况。

（3）安慰、鼓励患者，指导其正确配合，保证治疗顺利完成。

（4）如口腔有分泌物时及时吸引，防止误吸。

（二）术中配合

（1）查对患者一般信息，核实患者病情资料及知情同意书签署情况。

（2）协助患者口服盐酸利多卡因胶浆。

（3）协助患者左侧卧位，垫治疗巾于颌下。

（4）拔出鼻空肠营养管导丝，空针抽吸少许液状石蜡注入鼻空肠营养管腔内，重新放入导丝。液状石蜡润滑管道前端 60 ～ 70cm。

（5）询问患者有无鼻部手术及鼻出血病史，清洁患者鼻腔，持鼻空肠营养管经鼻腔插入，根据患者有无食管气管瘘等情况选择插入深度，可插入胃内，由另一助手固定。

（6）术者行胃镜检查，至鼻空肠营养管前端时，经胃镜钳道插入异物钳，调整异物钳开口方向使之与管道前端呈几乎垂直角度。夹住管道前端，随着胃镜插入将营养管带至空肠，保持管道位置，逐渐退出胃镜，边退镜边插入异物钳至胃镜退至胃窦部，固定胃镜，松开异物钳，反复张合使之与管道分离，轻轻合闭，退异物钳至胃镜视野内。再次夹住管道，边退镜边插入异物钳至一定距离后，固定胃镜，松开异物钳，退异物钳至胃镜视野内，直至食管中段夹住管道，松动鼻胃肠管内置导丝，退导丝至胃镜视野内，另一助手扶住胃镜插入部，协助退镜。继续边插入异物钳边退胃镜直至全部退出，松开异物钳，退出胃镜钳道，置于污染盆内（图 16-2）。

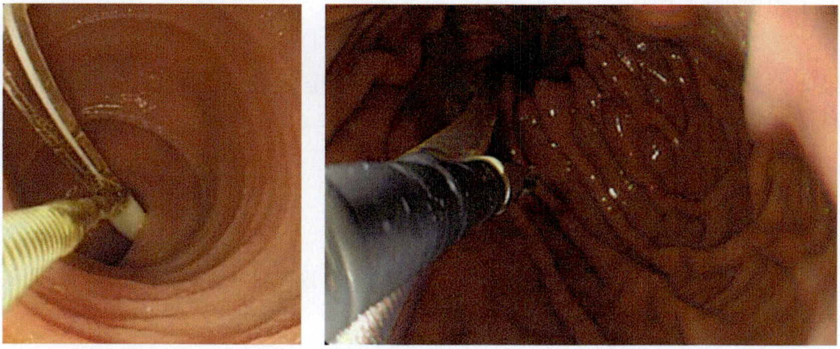

A. 夹住营养管前端送入　　B. 异物钳配合退镜

图 16-2　营养管置入术

（7）拔除内置导丝，向营养管注入清水，确定管道通畅，清洁患者口面部分泌物并妥善固定鼻胃肠管。记录营养管的插入深度。

（8）扶助患者舒适卧位，加用床挡，观察患者病情，嘱安静卧床休息。

（9）整理用物，做好治疗记录。

（10）再次观察患者无特殊不适可送回病房。

## 四、术后护理

（1）妥善固定营养管，严防导管脱落。注意管道固定不宜过于靠近鼻孔的内面，适时更换固定部位，避免压迫引起局部缺血坏死。

（2）掌握肠内营养原则：由低浓度到高浓度，容量由少到多，速度由慢到快，营养液恒温（37 ～ 39℃）的原则。

（3）保持管道通畅，每次灌注营养液前后温开水冲洗导管，至少50ml。如需管喂药物，必须充分捣碎溶解后方可注入，管喂后须用温开水冲洗导管。

（4）记录管喂营养液及药物的量和时间。记录胃肠减压引流物的性状和量。

（5）管喂后注意患者体位，半卧位或右侧卧位，减少反流。

（6）置管术后接胃肠减压装置或导管末端反折用无菌纱布包裹后固定于患者衣领上。

（7）每日行口腔护理 2 ～ 3 次，保持口腔黏膜湿润，防止出血感染、溃疡等。注意鼻腔护理，给予温水棉签擦拭或清鱼肝油滴鼻，避免鼻腔黏膜干燥、出血。

## 五、注意事项

（1）术前了解消化道是否通畅。

（2）盲插鼻空肠营养管时应不要超过食管气管瘘水平面，避免插入瘘道造成损伤。

（3）鼻空肠营养管到达目标深度后，退镜和进异物钳须同步，以保持鼻空肠营养管无移位。

（4）在空肠松开异物钳时可反复张合数次或轻轻抖动手柄，然后轻轻合闭异物钳，以保证异物钳与营养管分离，避免带出营养管和夹住黏膜造成损伤。

## 参 考 文 献

蔡文智，智发朝. 2009. 消化内镜护理及技术. 北京：科学出版社

汪颖，张丽. 2012. 胃镜引导下置入空肠营养管术中配合及体会. 中国医学创新，9(8): 76 ～ 77

王艳凤，任秀英，宋文玲，等. 2010. 经胃镜下鼻肠管置入术的配合护理. 黑龙江医药科学，33(4): 56

王萍，姚礼庆. 2009. 现代内镜护理学. 上海：复旦大学出版社

（陈　敏　张　燕）

# 第十七章　内镜下黏膜切除术的护理配合

## 一、概述

内镜下黏膜切除（endoscopic mucosal recestion，EMR）是指经内镜于病灶的黏膜下层内注射药物形成液体垫，使病变与其固有肌层分离，对扁平隆起性病变（早期胃肠癌、扁平腺瘤）和广基无蒂息肉造成一假蒂，然后进行圈套电切的技术。根据病变大小、形状、部位可采用透明帽法（EMR-C）、分片切除法（EPMR）、套扎法（EMR-L）。

（一）适应证

（1）获取组织标本，用于常规活检未能明确病理学诊断的消化道病变。

（2）扁平隆起病变：早期胃肠癌及平坦型病变和广基无蒂息肉。（图 17-1）。

（3）部分来源于黏膜基层的黏膜下肿瘤。

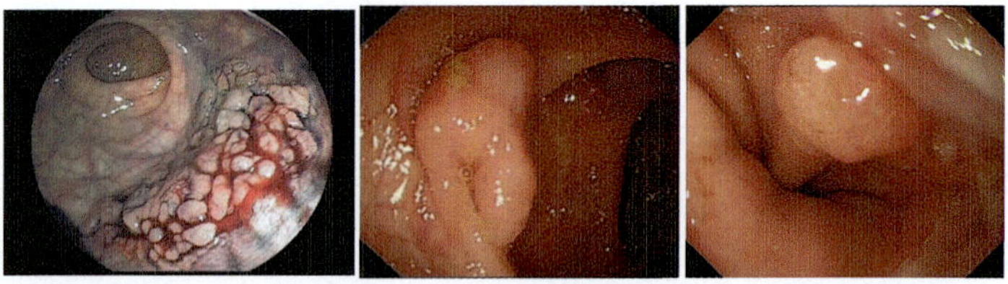

A. 直肠广基病变　　B. 结肠广基息肉　　C. 贲门广基息肉

图 17-1　EMR 部分适应证

（二）禁忌证

（1）胃肠镜检查禁忌证。

（2）凝血功能障碍，有出血倾向者。

（3）肿物表面有溃疡或瘢痕或吻合口边沿的病变。

（4）超声内镜示癌已浸润达黏膜下层 2/3（sm2）以上。

（5）黏膜下注射抬举征阴性者。

## 二、术前准备

### （一）物品准备

**1. 常用器械**

（1）内镜：采用钳道直径达 3.7mm 和 4.2mm 的治疗内镜，有条件者最好选择放大内镜。

（2）高频电发生器：应选择纯切割电流，偶尔采用混合电流模式。

（3）常规胃肠镜检查所需物品。

（4）圈套器（带齿圈套器或 7p 半月形圈套器）：根据息肉大小、部位、形态，选择合适的圈套器。7p 圈套器须配合内镜透明帽。进行 EPMR 时需多准备几个圈套器。

（5）透明帽。

（6）内镜注射针：针尖伸出部分长度要求 4 ～ 5mm。

（7）喷洒导管，用于喷洒染色剂。

（8）止血附件：高频电止血钳、金属夹、氩气电极软管等。

（9）回收息肉附件：三爪或五爪钳、网篮等。

**2. 常用药物**　根据病变部位和术者习惯做选择。

（1）黏膜染色剂：复方碘溶液、0.2% ～ 0.4% 靛胭脂、冰醋酸等。详见第十八章。

（2）药物：去甲肾上腺素、盐酸肾上腺素、生理盐水、10% 的氯化钠溶液、甘油果糖等。

（3）急救器械：包括急救药品、器械、中心供氧及负压吸引装置。

### （二）患者准备

（1）评估病情：术前行内镜（必要时需行超声内镜检查）、病理学检查。

（2）向患者家属讲明手术的必要性、方法、效果、风险、目前该项技术的成功率等，消除患者及家属的疑虑和恐惧。取得患者家属同意，签署手术同意书。

（3）近期服用阿司匹林（NASID 类）和抗血小板凝集药物，应停用 3 ～ 7 天再行 EMR 术。

（4）术前常规心电图、血常规、凝血常规、肝肾功能检查。如有异常应纠正后再行 EMR 术。

（5）消化道准备：上消化道患者术前准备同胃镜检查，下消化道患者术前准备同结肠检查。

（6）无痛内镜术前行麻醉评估，签署麻醉同意书。

（7）去除患者贴身佩戴的金属物件及义齿、眼镜等，交家属保管。

## 三、术中护理

### （一）患者护理

（1）查对患者的基本信息，术前常规检查结果、术前内镜、病理学检查报告、手术治疗知情同意书等。

（2）询问消化道准备情况：禁食禁饮时间，排出大便的性状等。

（3）检查前需留置静脉留置针，建立静脉通道。

（4）协助患者左侧卧位，再次进行患者信息和诊疗项目查对。

（5）协助麻醉医生进行静脉麻醉：连接心电监护及记录患者生命体征，给予面罩吸氧（每分钟 6 ～ 8L）。

（6）为胃镜治疗患者放置牙垫；为肠镜治疗患者垫好治疗巾。

### （二）术中配合（图 17-2）

**1. 连接好内镜主机及内镜**

**2. 连接高频电发生器**　将电极片贴于患者小腿后侧或臀部，使电极片与患者皮肤有足够的接触面，以防皮肤灼伤。

**3. 配制好黏膜下注射用药**

（1）1 ∶ 10000 肾上腺素生理盐水溶液：生理盐水 9ml + 肾上腺素 1ml。

（2）甘油果糖原液。

（3）10% 氯化钠 3ml+ 生理盐水 6ml+ 肾上腺素 1ml。

**4. 同一般胃肠镜检查的护理配合**　充分暴露病变。必要时配合术者完成染色、放大、超声内镜等检查。

**5. 黏膜下注射**　取出内镜注射针，检查注射针是否伸缩自如，针头长度合适，连接好抽吸注射用药的空针，排净空气，检查注射针通畅，收回针头。将注射针交予术者，经钳道插入，达到病变基底部位，伸出针头刺入黏膜下，开始注射药物。

**6. 注射部位**　注射一般先注射病变对侧端，再注射病变近侧端，对扁平的病变也可在病变中央直接进针。

**7. 注射量**　根据病变大小而定，对于直径 1cm 大小的病变，一般注射 2 ～ 5ml，大于 1cm 适当加大注射量。如注射量超过 5ml 病变无明显隆起，则表明进针过深已达到肌层。对病变较大的部位，可进行多点注射，以将病变黏膜完全与固有肌层分离为准。

**8. 圈套电切**　黏膜充分隆起后，经钳道插入圈套器达治疗部位，张开圈套器，术者将圈套器的开口完全置于病变隆起的黏膜并压紧，轻吸气使病变周围的部分正常黏膜一并套入，套入病变根部后，护士收拢圈套器时需双手协调，边收圈套边进外套管，保持外套管前端位置固定，或术者在护士收拢圈套器的同时固定外套管前端位置，收紧至有一定张力。切除前稍放松圈套器使可能受累及的固有肌层回复原位。选择电切模式，在术者踩下脚踏开关的同时护士慢慢收紧圈套进行电切，速度适宜。

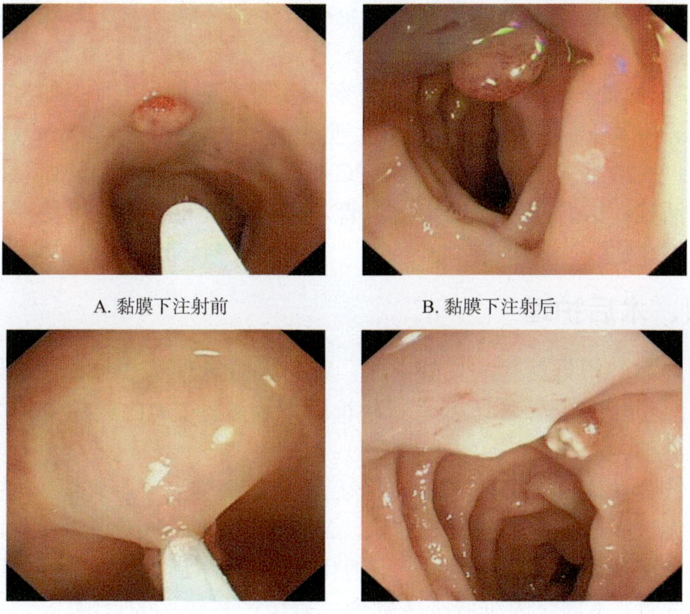

A. 黏膜下注射前　B. 黏膜下注射后

C. 圈套器电切　D. 切除后创面

图 17-2　EMR 圈套电切法

**9. 透明帽法的护理配合** 即在内镜头端安装透明帽，对病变进行吸引、切除。适用于固有肌层较厚的部位，如胃窦、直肠。透明帽分为平直型和倾斜型（适合不同部位，大量吸引黏膜），无凹槽型和有凹槽型（可先将圈套器打开于凹槽）。根据不同内镜型号和病变特点，选择不同型号的透明帽。为了安装牢固不滑脱，安装前应先确保内镜先端部和透明帽的清洁和干燥。如透明帽掉落于患者消化道，可用异物钳取出。

操作时，术者将打开的圈套器置于透明帽前端凹槽内，对准所要切除的病变部位吸引至需切除病变进入透明帽内，护士收紧圈套器与术者将圈套器外鞘往里送同步进行。套紧后术者放开吸引，观察圈套情况是否满意。切除前稍放松圈套器使可能受累及的固有肌层回复原位。选择混合电流模式，在术者踩下脚踏开关的同时慢慢收紧圈套进行电切，速度适宜。

**10. 分片切除法**（EPMR） 对于直径＞2cm 的病灶，不能一次圈套完成，可以反复使用上述操作，直至病灶全部切除。为了彻底地切除所有病灶，可反复充分地黏膜下注射。

**11. 创面处理** 病灶切除后，观察创面有无残留和出血。如有少许渗血可用去甲肾上腺素溶液（100ml 生理盐水＋去甲肾上腺素 8mg）缓慢喷洒止血；如渗血量较多，可采用 APC 凝固止血；如有明确的血管出血，可用热活检钳或止血钳钳夹出血血管，进行电凝止血。也可使用金属夹机械压迫止血。

## 四、术后护理

**1. 休息** 根据治疗病变的大小，嘱患者卧床休息 1 ～ 3 天，如术中出现出血量较多的患者，可适当延长卧床天数。2 周内避免重体力劳动和剧烈活动。

**2. 饮食护理** 上消化道 EMR 术后，根据病变大小，禁食 24 ～ 48 小时，如无腹痛、呕血、便血等症状，24 小时后进食温凉流质饮食，逐渐过渡饮食至清谈易消化的普食。下消化道 EMR 术后无腹胀、腹痛即可进食流质饮食，1 周之内维持少渣软食，避免产气较多的食物。

**3. 病情观察** 观察患者有无呕血、黑便、腹痛、腹胀等。观察患者生命体征。

**4. 保持大便通畅**　避免大便干结和增加腹压的因素。多饮水，便秘者可使用缓泻剂，如乳果糖、福松，但应避免腹泻。

**5. 遵医嘱给予术后药物治疗**

## 参 考 文 献

蔡文智，智发朝 . 2009. 消化内镜护理及技术 . 北京：科学出版社
王萍，徐建鸣 . 2015. 消化内镜微创护理学 . 上海：复旦大学出版社
席慧君，张玲娟 . 2014. 消化内镜护理培训教程 . 上海：上海科学技术出版社
周平红，姚礼庆 . 2012. 消化内镜切除术 . 上海：复旦大学出版社

（陈　敏　李小青）

# 第十八章　经内镜黏膜下剥离术的护理配合

## 一、概述

内镜黏膜下剥离术（endoscopic submucosal dissection，ESD）是继 EMR 发展起来的另一种内镜切除胃肠黏膜病变的方法，主要是对大且平坦的黏膜早期癌变或平坦的息肉类病变进行一次性切除。ESD 治疗早期胃癌可实现较高的整块切除率（92% ～ 97%）和完整切除率（73.6% ～ 94.7%），5 年总生存率和 5 年疾病生存率分别为 96.2% ～ 97.1% 和 100%。结直肠 ESD 的整块切除率和治愈性切除率分别为 82.8% 和 75.5%，可使患者免除传统手术治疗风险，具有创伤小、疗效好、手术技术要求高的特点。只有具备熟练的内镜操作技术（有学者建议独立完成 EMR 600 例以上者）才能进行 ESD 的操作，而且必须有一个熟练配合的护理、麻醉团队合作完成，才能保证手术的安全性和成功率。

### （一）适应证

（1）消化道巨大平坦息肉：直径≥ 2cm 广基平坦息肉。

（2）局限于黏膜层和没有淋巴结转移的黏膜下层早期癌以及癌前病变。

（3）EUS 诊断来源于黏膜肌层或黏膜下层的肿瘤。技术娴熟的医生也可对来源于固有肌层的良性肿瘤进行黏膜下挖除术（ESE）。

### （二）禁忌证

（1）凝血功能障碍者。

（2）胃肠镜检查禁忌者。

（3）肿瘤表面有瘢痕或黏膜下注射抬举征阴性患者。

（4）超声内镜提示病变已侵润到黏膜下层 2/3 以上。

（5）无无痛技术支持的内镜中心也不能开展 ESD。

## 二、术前准备

### （一）物品准备

**1. 器械准备**

（1）内镜设备：选用钳子管道 3.7mm 以上的，带副注水功能的电子内镜，必要时配合放大内镜。根据不同内镜型号和病变特点，选择不同型号的透明帽。

（2）内镜高频电发生器。

（3）冲水设备：注水瓶内盛无菌水，连接后检查注水是否通畅。

（4）二氧化碳气体及注气泵：用于内镜下注气。可减轻患者术后腹胀感；对并发穿孔后的皮下、纵隔、腹腔等处气体的吸收较空气快。

（5）麻醉呼吸机、注射泵及其他气管插管麻醉所需设备。

**2. 附件**

（1）内镜注射针。

（2）喷洒管：染色时使用。

（3）高频电切刀：Dual 刀、IT 刀、Flex 刀、Hook 刀、TT 刀或海博刀等。

（4）止血附件：APC 电极软管、各种型号的金属夹及置入器、高频止血钳等。

（5）回收组织附件：爪钳、网篮等。

（6）其他手术用品： 泡面板、大头针、装有甲醛溶液的标本瓶、比例尺、空针。

**3. 药物准备**

（1）黏膜染色剂

1）胃肠黏膜：1.5% 冰醋酸；靛胭脂原液 +1.5% 冰醋酸；靛胭脂原液等。

2）食管黏膜：卢戈氏液 4ml+ 生理盐水 12ml。

（2）黏膜下注射剂的配制

1）甘油果糖 250ml+ 肾上腺素 1mg+ 靛胭脂 2.5ml。

2）透明质酸制剂配制液：取上述液体 16ml+ 玻璃酸钠 2ml。

3）10% 氯化钠 3ml+ 生理盐水 6ml+ 肾上腺素 1mg。

（3）备好急救药品

（二）患者准备

（1）了解患者病史，尤其是既往胃肠镜检查和超声检查结果；评估患者有无 ESD 的禁忌证。

（2）向患者和家属介绍手术方法、目的、过程、效果、并发症及处理等，签署手术同意书和麻醉知情同意书。

（3）上消化道 ESD 准备同胃镜检查，术前常规禁食、禁饮 6 ～ 8 小时。下消化道 ESD 按肠息肉切除术准备肠道。

（4）术前常规检查血常规、血型、出凝血时间及心电图检查等。询问有无使用抗凝药物，使用者应停用 1 周后行 ESD。

（5）ESD 应在无痛内镜下进行。术前做好麻醉评估，签署麻醉知情同意书，建立静脉通路。

（6）患者佩戴的金属饰品全部去除，交于家属保管。

## 三、术中护理

（一）患者监护

（1）由于治疗操作时间较长，因此一般在全身麻醉下进行。麻醉患者需要监测心电图、血压、脉搏、血氧饱和度、气道压力等，麻醉开始时 2 分钟监测一次，然后每 15 分钟一次，随时观察病情变化。保持呼吸道通畅，气道分泌物多时，应随时吸痰。

（2）在操作中随时观察是否有穿孔表现为皮下气肿、腹部胀满、腹壁僵硬等，气道压力突然增加且持续存在、操作过程中持续注气肠腔仍不能展开，均提示穿孔的发生。

（二）术中配合

**1. 观察病灶** 予无菌水冲洗病灶表面的黏液、泡沫、粪便等，暴露病灶，以明确病灶范围（图 18-1）。

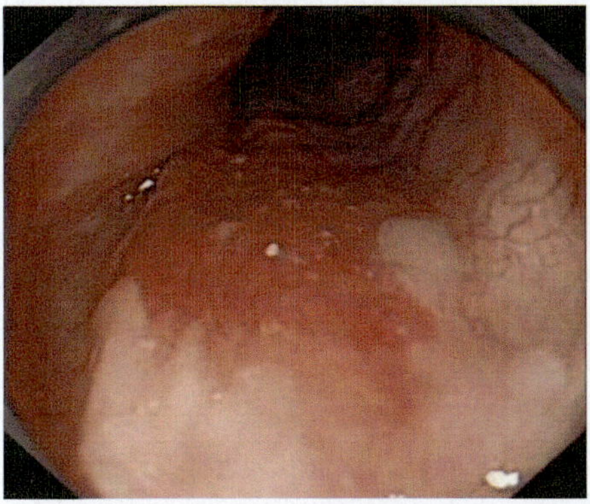

图 18-1　观察病变

**2. 行内镜下病变染色**　使病灶边界清晰。食管黏膜喷洒复方碘剂染色后需进行冲洗，减少碘剂对黏膜和创面的刺激；喷洒前适当抬高床头，避免反流发生。

**3. 标记**　除了边界清晰的胃肠道肿瘤，一般都要做标记。在病灶外缘 5mm 处，使用 Dual 刀直接电凝标记，助手调整刀尖不超过 1mm，注意以柔和电凝模式，尤其在食管、十二指肠、结直肠等部位。也可用氩气刀、针状刀、海博刀等做标记（图 18-2）。

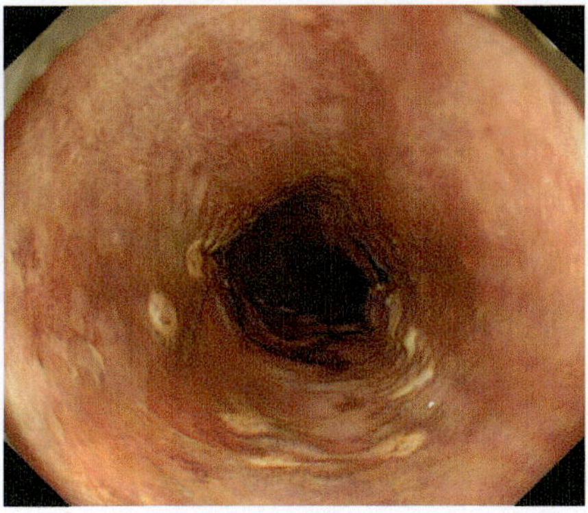

图 18-2　染色并标记边沿

**4. 黏膜下注射** 抽吸配制好的注射液，连接内镜注射针，排气后将针尖收回套管内递与术者。于病灶标记点外侧进行多点黏膜下注射，直到靶部位被足够隆起。收针后再退出钳道（图 18-3）。

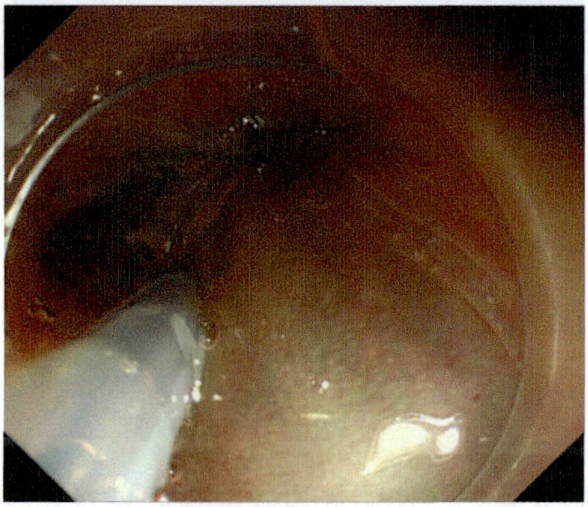

图 18-3 黏膜下注射

**5. 黏膜切开** 可直接用电切刀切开黏膜，刀尖约 2mm 轻压入黏膜，沿标记点外侧 5mm 处切开黏膜，直至一周。

**6. 黏膜下剥离**（图 18-4）

（1）根据术者习惯选用高频电刀沿黏膜下层进行剥离。剥离过程中应保持病灶始终抬举，黏膜下染色清楚。护士在切开刀与注射针交换时动作干净利落，注意及时清除刀头的焦痂，注意防止针刺伤。

（2）随时保持视野清楚，层次分明。若见小血管，可直接用切开刀电凝止血；若出血量较大，可使用高频止血钳电凝止血或金属夹止血。使用带副注水功能的或双钳道内镜可以迅速完成创面冲洗和附件交换。加之医护配合默契，护士动作娴熟、迅速，才能达到迅速成功止血。

（3）剥离过程中出现穿孔，可视穿孔大小及病变剥离程度，采取金属夹夹闭修补穿孔。护士应沉着、冷静。金属夹操作见本篇第十二章。

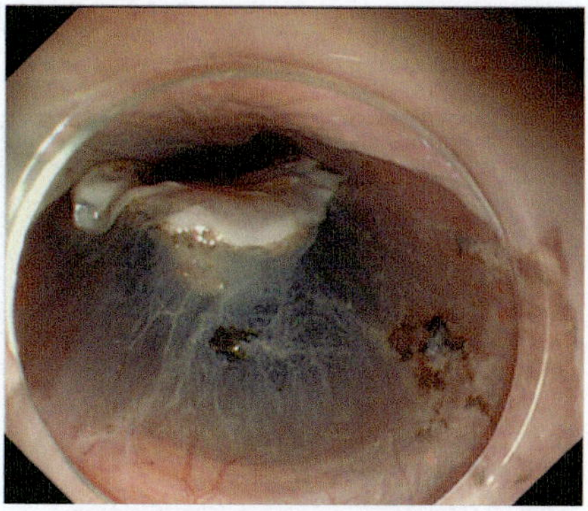

图 18-4　黏膜下剥离

**7. 创面处理**　对创面可见小血管或出血点用高频止血钳和氩气刀等电凝止血；对于局部较深、肌层分离等创面，应用金属夹夹闭创面，预防穿孔。创面反复冲洗观察，确认没有活动性出血后退镜结束手术（图 18-5）。

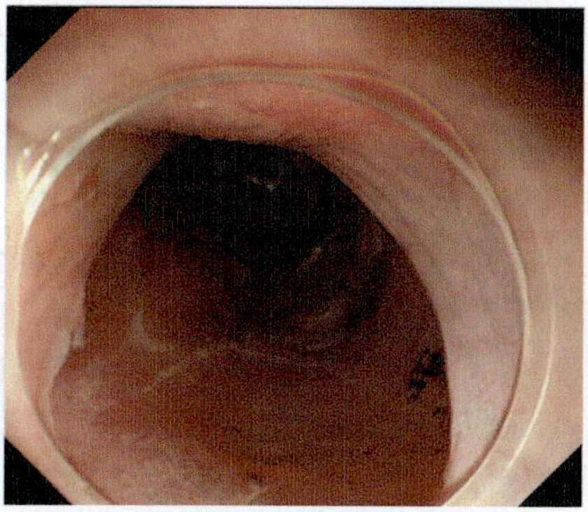

图 18-5　创面处理

**8. 标本处理**　标本用五爪钳或吸引在透明帽内同内镜一起退出，如为瘤体组织，不用固定。黏膜隆起病变采用基底部向下，黏膜面向上，用大头针将标本底部边缘以一定张力固定在泡沫板上，再次喷洒染色剂染色标本，观察病灶边缘是否完整剥离。用标尺测量其大小，留取内镜图像，随后放入甲醛溶液中固定（图 18-6）。

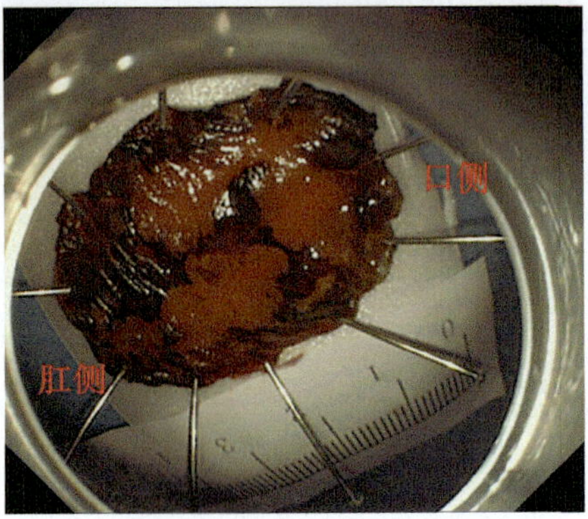


图 18-6　标本固定

## 四、术后护理

**1. 病情观察**　手术结束后继续监测生命体征直至患者苏醒，严密观察血压、心率变化，有无呕血、便血、腹痛、胸痛等。待患者病情稳定，自述无特殊不适，方可送回病房。

**2. 迟发出血和穿孔**　通常发生于术后的 24 ～ 48 小时，因而在此时间段内是护理工作的重点。需持续观察有无呕吐、黑便、腹痛、腹部压痛及反跳痛以判断有无穿孔。

**3. 饮食护理**　根据病变大小，ESD 术后给予禁食 24 小时，大病灶 ESD 后禁食时间酌情延长。24 小时后温凉流质，半流质 3 天，软食 2 周。

**4. 休息**　术后卧床休息 24 小时，病变大者适当延长卧床时间，协助患者生活护理。2 周之内避免剧烈活动。

**5. 下消化道 ESD 患者**　应注意保持大便通畅，避免便秘导致结痂过早脱落或腹内压过高导致出血。

**6. 用药护理**　上消化道 ESD 术后遵医嘱常规给予 H2 受体拮抗剂（如法莫替丁）或质子泵抑制剂（如奥美拉唑），并给予口服硫糖铝等黏膜保护剂，以促进创面愈合，硫糖铝需碾磨成粉状口服；酌情应用抗生素治疗，预防创面感染。

**7. 出院指导**　注意休息，加强营养。遵医嘱合理用药。根据病变的性质、大小指导患者适时进行门诊内镜随访。

## 五、未来展望

随着早期消化道肿瘤诊断水平的不断提高、ESD 专用器械的开发和改良，ESD 在治疗消化道早期肿瘤方面显示出更加广阔的前景。

## 参考文献

蔡文智 , 智发朝 . 2009. 消化内镜护理及技术 . 北京 : 科学出版社

令狐恩强 , 秦治初 . 2010. 内镜下黏膜切除及黏膜剥离术的治疗进展 . 临床内科杂志 , 2(27): 77

王萍 , 徐建鸣 . 2015. 消化内镜微创护理学 . 上海 : 复旦大学出版社

席慧君 , 张玲娟 . 2014. 消化内镜护理培训教程 . 上海 : 上海科学技术出版社

周平红 , 蔡明琰 , 姚礼庆 . 2012. 消化道黏膜病变内镜黏膜下剥离术的专家共识意见 . 诊断学理论与实践 , 11(5): 531 ～ 535

周平红 , 姚礼庆 . 2008. 内镜黏膜切除及黏膜下剥离术操作方法和技巧 . 中华消化内镜杂志 , 25(11): 564 ～ 567

周平红 , 姚礼庆 . 2012. 消化内镜切除术 . 上海 : 复旦大学出版社

Fernández-Esparrach G, Calderón A, de la Peña J, et al. 2014. Endoscopic submucosal dissection. Endoscopy, 46(4): 361 ～ 370

Kim SH, Moon JS, Youn YH, et al. 2011. Management of the complications ofendoscopic submucosal dissection. WorldJ Gastroenterol, 17(31): 3575 ～ 3579

Saito I, Tsuji Y, Sakaguchi Y, et al. 2014. Complications related to gastric endoscopic submucosal dissection and their managements. ClinEndosc, 47(5): 398 ～ 403

Yoshida N, Yagi N, Naito Y, et al. 2010. Safe procedure in endoscopic submucosal dissection for colorectal tumors focused on preventing complications. World J Gastroenterol, 16(14): 1688 ～ 1695

（李小青　王　瑜　谭庆华）

# 第十九章　经口内镜肌切开术的护理配合

## 一、概述

经口内镜下肌切开术（peroral endoscopic myotomy，POEM）是一种通过“隧道”内镜技术进行肌切开的微创新技术，2008 年首次用于贲门失弛缓症的治疗。我国于 2010 年开始临床使用 POEM，经过近年的迅速发展，目前已成为开展该技术最多的国家。

贲门失弛缓症（esophageal achalasia，EA）是最常见的食管运动障碍性疾病，其特征是食管缺乏蠕动和食管下括约肌（LES）松弛不良。临床表现为吞咽困难、食物反流、胸骨后疼痛、呕吐、全身营养不良、吸入性的呼吸道感染。POEM 作为一种新的内镜治疗贲门失弛缓症的治疗技术，通过内镜下建立黏膜下“隧道”，切断食管下段及胃上端的环形肌束，从而减轻食管下端括约肌（LES）的压力。它既避免了传统外科手术及腹腔镜手术创伤大、恢复慢、破坏其解剖结构与生理功能的缺点，而且还可以有效缩短住院天数，使患者容易接受。

### （一）适应证

（1）确诊为贲门失弛缓症并影响生活质量者均可接受 POEM 治疗。

（2）特殊贲门失弛缓症：食管明显扩张、甚至呈 S 或 U 形的患者，既往外科 Heller 术（和 POEM 治疗失败或症状复发者），术前曾接受过其他治疗（如球囊扩张术、肉毒素注射和支架治疗等）的患者，均可接受 POEM 治疗，但手术难度可能较大（图 19-1）。

（3）需通过食管隧道进入纵隔或胸腔行 NOTES 术后。

### （二）禁忌证

（1）对合并严重凝血功能障碍、严重器质性疾病等无法耐受手术者。

（2）因食管黏膜下层严重纤维化而无法成功建立黏膜下隧道者。

（3）食管下段或齿状线附近有明显炎症或巨大溃疡者，是 POEM 手术的相对禁忌。

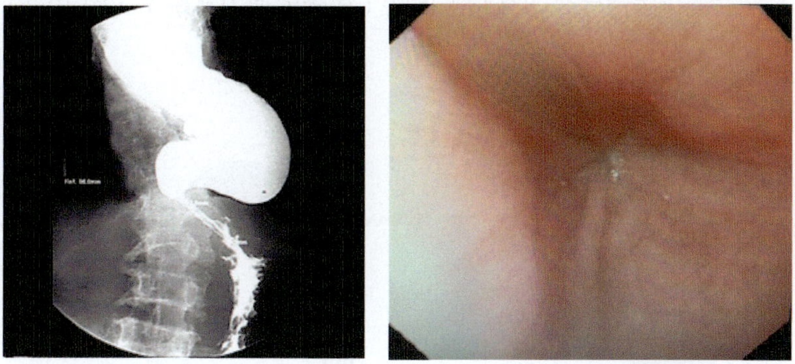

A. X 线下见“鹰嘴”征　　　　B. 内镜下见贲门失迟缓

图 19-1 贲门失迟缓症图像

## 二、术前准备

（一）患者准备

（1）备齐上消化道钡餐检查、食管测压、内镜检查报告。

（2）评估患者的病程、症状评分、既往治疗史。

（3）检查患者血常规、凝血功能、心肺功能。

（4）向患者及家属讲解关于 POEM 术的治疗方法、效果，可能的并发症及处理方法，取得患者及家属的有效配合。

（5）签署手术同意书，包括高值耗材的特殊费用。

（6）行麻醉前评估，签署麻醉同意书。

（7）禁食禁饮 48 小时以上，必要时术前用生理盐水冲洗食管或内镜下清除食管内残留内容物，避免影响视野及麻醉后误吸和感染的可能。

（8）食管冲洗：安置胃管于食管腔内，长度为距门齿 35cm，给予生理盐水冲洗食管，一次 50 ～ 100ml，反复冲洗，直至抽出的液体澄清无食物残渣。食管黏膜水肿严重者可改为 10% 氯化钠溶液（其为高渗溶液，作用于局部，可吸附出黏膜内多余水分，减轻水肿，避免术中出血）。

（二）物资及药品准备

（1）设备：Olympus 公司（GIF-Q260J）胃镜、注水泵（瓶内盛无菌水）、二氧化碳注气泵、高频工作站（或含海博刀系统）（图 19-2）。

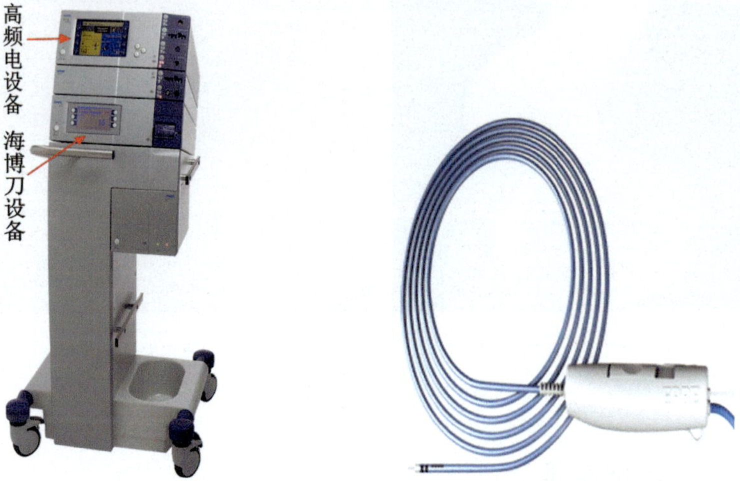


A. 高频工作站　　B. 海博刀手柄

图 19-2　海博刀系统

（2）附件：内镜注射针（使用海博刀则可代替内镜注射针）、根据术者使用习惯准备 IT 刀或 Hook 刀或 Dual 刀或 Triangle 刀或海博刀、止血钳（HotBite）、透明帽（D-201-11804）、金属夹及推送器、乙醇纱布、20ml 空针。

（3）黏膜下注射液同 ESD。

（4）急救设备及药物。

## 三、术中护理

### （一）患者护理

（1）查对患者的基本信息和与手术相关的医学资料以及手术同意书等。

（2）协助麻醉医生进行气管插管麻醉并安置好内镜诊疗专用牙垫。

（3）连接内镜检查系统（胃镜前端置透明帽）、二氧化碳注气系统、内镜注水泵系统、高频电发生器系统（海博刀治疗系统）等，并调节好所有功能及参数。

（4）铺无菌治疗台，放置好所有治疗附件及黏膜下注射用药。

（5）置患者于平卧头偏向左侧，铺无菌治疗巾与颌下及胸前。

（6）术中严密观察患者的心电图、血压、脉搏、血氧饱和度、气道压力等。术程较长时，需监测动脉血气分析。

（二）护理配合（图 19-3）

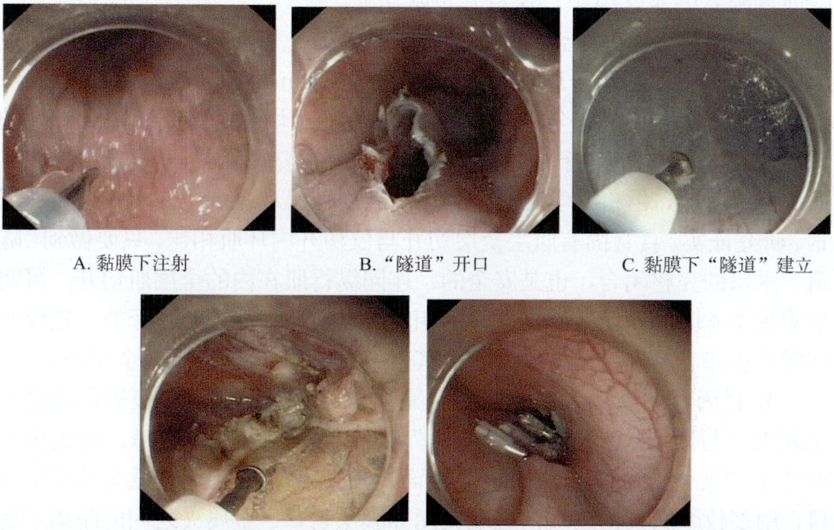

A. 黏膜下注射　B.“隧道”开口　C. 黏膜下“隧道”建立

D. 环形肌切开　E.“隧道”关闭

图 19-3　POEM 术治疗过程

**1. 黏膜切开（“隧道”开口）的配合**　先内镜下观察并清除食管内残余的储留物，再次评估贲门狭窄程度。内镜注射针连接黏膜下注射液，排气后交予术者，经钳道插入至距胃食管连接部上方约 10cm 处，伸出针芯，行黏膜下注射。收回针芯，退出内镜注射针。再以高频电切开刀切开黏膜，切开长度以内镜能顺利进入黏膜下层为宜，一般 1 ～ 1.5cm。黏膜切开有纵、横之分，一般选择纵向切开。

**2. 黏膜下“隧道”建立的配合**　用高频电切开刀沿食管黏膜下层自

上而下分离，边黏膜下注射边分离，在黏膜下层和肌层之间形成一纵行“隧道”，横向剥离范围约为食管壁的2/5，“隧道”的长度一般从食管中段的切口延伸至胃食管连接部（EGJ）远端3cm处。文献报道“隧道”的长度为5～15cm。这与术者针对患者病情的不同而进行的选择有关，但基本的原则应该是隧道的长度能够保证足够的空间进行肌层的充分切开。黏膜下层分离过程中避免黏膜层、特别是胃底部位的破损和穿孔。对于创面出血点随时给予电凝止血。高频电刀和止血钳退出后应及时清除前端附着的炭化组织，保持其正常功能。

**3. 切断环形肌的配合** 胃镜直视下从EGJ上方7～8cm，应用IT刀或海博刀从上而下纵行切开环状肌至EGJ下方2cm，切开的过程为由浅而深切断所有环形肌束。完全、有效、足够长度的肌切开是保证POEM疗效的关键。虽然多数学者在行POEM治疗时，仅仅是离断固有肌层的内环肌，而保留纵行肌，但也有学者对于全层离断内环肌和纵行肌的术式进行了探索。研究证实，食管固有肌层全层切开与仅切开内环肌相比，只要做到“隧道”入口的完整闭合，也是安全的。连同纵行肌在内的全层肌切开，可明显缩短手术时间，而并不增加手术相关并发症。为保证长期疗效，建议对症状严重患者行全层肌切开术，尤其是EGJ上下5cm范围的全层切开。

**4. 封闭“隧道”入口的配合** 完整切开环形肌后，一般采用内镜下金属夹进行闭合。将黏膜下“隧道”内和食管腔内液体吸净，用无菌生理盐水冲洗创面并用止血钳电凝创面出血点和小血管，退镜至黏膜层切口，用多枚金属夹由远端向近端夹闭黏膜层切口。金属夹之间的距离不能太远，以保持切口的良好闭合，防止食物、黏液等流入，引起术后感染。

**5. 术后立即护理** 观察患者有无气胸、皮下气肿、误吸等表现。监测患者生命体征，保持呼吸道通畅至神志清楚，肌张力回复，自主呼吸恢复。清除口腔、上呼吸道分泌物，进行气管插管拔除。观察有无腹痛、胸痛、气紧、心慌、胸闷等表现。做好术中记录及交接班记录，送患者返回病房。

## 四、术后护理

（1）绝对卧床休息24小时，取半卧位防食管反流，影响“隧道”口愈合。

（2）严密观察颈部和胸前有无皮下气肿、腹痛、腹胀、呕血、黑便等出血和穿孔的情况，并注意生命体征的变化。

（3）给予静脉输液营养，抗生素抗感染，质子泵抑制剂抑酸、止血等治疗。

（4）嘱患者尽量避免做扩胸、弯腰、咳嗽及排便等活动，以减轻手术部位的疼痛。

（5）饮食护理：禁食、禁饮 48 小时，给予静脉内营养。48 小时后如无特殊不适可进食少量温凉流质饮食，术后 1 周进食半流质饮食再逐步过渡到软食。少食多餐，并嘱患者进食后 2 ～ 3 小时不可平卧，避免出现胃食管反流。

（6）随访：术后 1、3、6 个月复查胃镜、食管造影、食管测压。

## 五、POEM 的并发症及操作预防要点

**1. 黏膜层损伤**　对于手术过程中出现的黏膜层损伤甚至穿孔，特别是贲门部位，黏膜穿孔破坏了“隧道”的密闭性，可导致食管内容物反流入“隧道”，进而引起纵隔感染，因此及时封闭“隧道”黏膜穿孔更符合“隧道”技术的初衷，即保持黏膜层的完整性。可在肌切开完成后，于食管腔内用金属夹夹闭；必要时可在胃镜监视下放置胃肠减压管。

**2. 气胸、纵隔气肿和气腹**　术后如有纵隔、皮下气肿及轻度气胸通常不需要特殊处理；对于肺压缩体积＞ 30% 的气胸，可行胸腔穿刺闭式引流；膈下有少量游离气体、无明显症状者，一般气体可自行吸收；如腹胀明显，可行胃肠减压，必要时用 14G 穿刺针行腹腔穿刺放气。所以建议手术中使用 $CO_2$ 灌注，由于 $CO_2$ 较空气弥散和吸收快，使纵隔、皮下气肿及气胸的气体很快得到吸收。

**3. 胸腔积液**　POEM 术后胸腔积液发生率约为 40%。严重时尽快安置胸腔闭式引流。

**4. 出血**　POEM 术后出血发生率较低。由于食管下段肌间隙小血管及侧支循环较丰富，因此手术时应随时冲洗创面并予及时电凝、彻底止血。若患者在术后出现心率加快、血压下降、胸痛进行性加重或呕血、黑便，应考虑“隧道”内出血可能。此时应及时行胃镜探查，将创面及黏膜下隧道内的积血清除，尽可能暴露创面，用止血钳电凝止血；如不

能明确活动性出血点，可用三腔管压迫食管止血。

**5. 感染** 主要包括黏膜下“隧道”感染、纵隔感染和肺部感染，是POEM术后可能发生的严重并发症。术前应充分清洁食管，预防性使用抗生素，气管插管过程中防止误吸，对术中创面进行严密止血，夹闭“隧道”入口前反复用无菌生理盐水冲洗，确保黏膜切口夹闭严密。对术中穿孔或有反流吸入的患者术后使用抗生素，可以避免术后感染发生。

**6. 消化道瘘** 包括食管纵隔瘘和食管胸腔瘘等。保持食管黏膜完整性是预防瘘的关键。

## 参考文献


李惠凯，令狐恩强. 2012. 经口内镜下肌切开术治疗贲门失弛缓症的新进展. 中华腔镜外科杂志版, 5(5): 47 ～ 48

林丽雯，秦梅. 2013. 贲门失弛缓症患者经口内镜下食管括约肌切开术护理. China Prac Med, 8(1): 224 ～ 225

秦争艳，李雯，周晓亮，等. 2013. 内镜下贲门括约肌切开术治疗贲门失弛缓症的护理. 护士进修杂志, 28(13): 1185 ～ 1186

席惠君，张玲娟. 2014. 消化内镜护理培训教程. 上海：上海科学技术出版社

周平红，蔡明琰，姚礼，等. 2011. 经口内镜下环形肌切开术治疗 42 例. 中华胃肠外科杂志, 14(9): 705 ～ 706

周平红. 内镜治疗专家协作组. 口内镜肌切开术的专家共识意见. 中华胃肠外科杂志, 15(11): 1197 ～ 1200

Kumta NA, Mehta S, Kedia P et al. 2014. Peroral endoscopic myotomy: establishing a new program. Clin Endosc, 47(5): 389 ～ 397

Phalanusitthepha C, Inoue H, Ikeda H et al. 2014. Peroral endoscopic myotomy for esophageal achalasia. Ann Transl Med, 2(3): 31

Tantau M, Crisan D. 2015. eroral endoscopic myotomy: Time to change our opinion regarding the treatment of achalasia? World J GastrointestEndosc, 7(3): 237 ～ 246


（吴朝平 谭庆华）

# 第二十章　双气囊小肠镜下治疗的护理配合

## 一、概述

双气囊小肠镜（double-balloon enteroscopy，DBE）和胶囊内镜的问世消除了消化道内镜诊治的盲区。2003年日本自治医科大学的山本博德医生经过长期的动物实验和临床实践，终于和日本富士写真光机株式会社合作研制出双气囊电子内镜，它不仅可以直接观察全小肠，并能进行活检、内镜下治疗，包括止血、息肉电切、狭窄扩张，甚至是支架置入、经皮内镜下胃造瘘（percutaneous endoscopic gastrostomy，PEG）和ERCP等。DBE已经显示出明显的治疗优势。

目前大多数医院所用双气囊内镜为富士能公司制造，其治疗内镜Fujinon EN-450 P5/28（图20-1）或Fujinon EN-450T5，其钳道直径2.8mm，镜身长200mm，外径9.4mm；外套管长145cm，外径13.2mm，内径11mm。

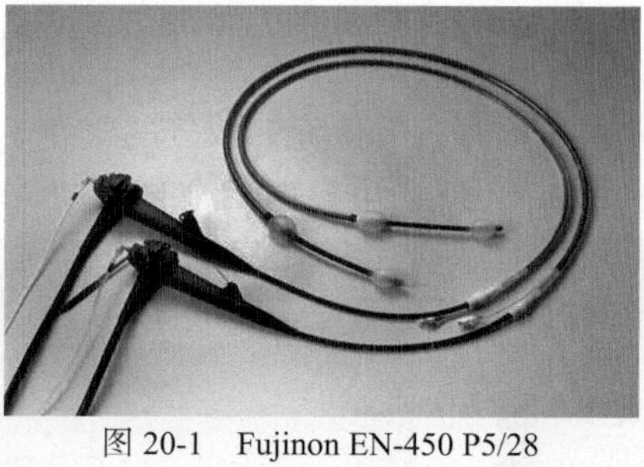

图20-1　Fujinon EN-450 P5/28

## 二、术前准备

### （一）患者准备

（1）同胃肠镜检查治疗。

（2）双气囊电子小肠镜检查根据可疑病变的部位选择经口进镜或经肛门进镜，怀疑空肠疾病先经口进镜，怀疑回肠疾病先经肛门进镜，病变部位难以判断先经口进镜检查。经口进镜检查患者，检查前晚20：00禁食，检查前15～30min口服胃镜润滑胶浆10ml；经肛门进镜检查患者，检查前3天开始进少渣饮食，检查日晨服肠道清洁剂，清洁肠道。

（3）为减轻患者痛苦，检查前30min遵医嘱肌内注射地西泮10mg、哌替啶50 mg，也可采用无痛内镜技术。

（二）物资准备

（1）双气囊电子小肠镜由主机、气泵（图20-2）、内镜和外套管（图20-3）组成。

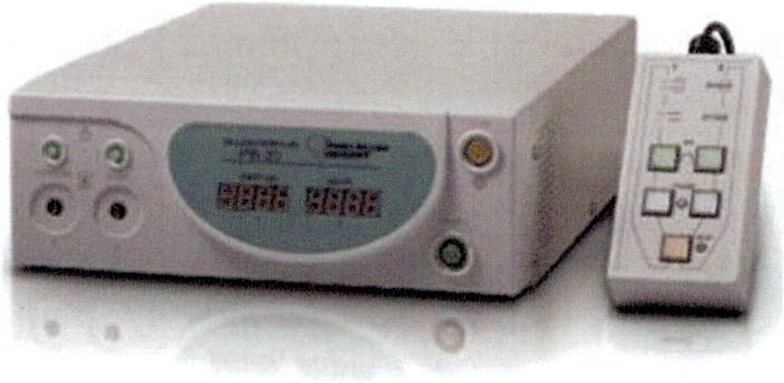

图20-2　气泵

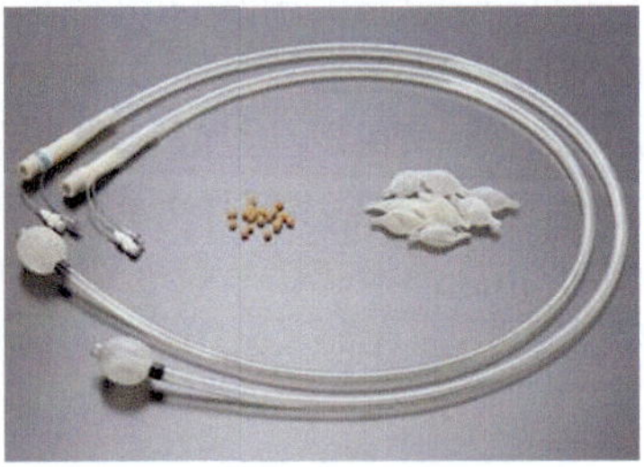

图20-3　外套管

（2）内镜和外套管前端各有能充、放气的气囊（图20-4）1个，气囊分别连接于专用气泵，该气泵可根据气囊的压力自动调整充气量。

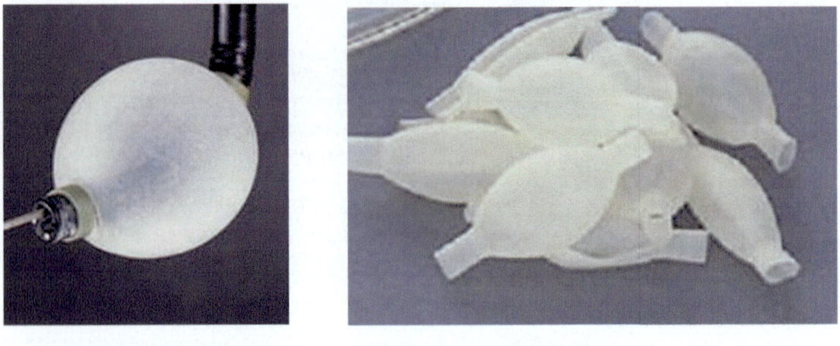

A. 内镜前端气囊注气后　　B. 专用气囊

图20-4　气囊

（3）检查气囊是否完好：检查前用50ml注射器分2次抽100ml空

气，向内镜镜体气道内注气，检查有无残余水分；用 50ml 注射器分 2 次抽 100ml 空气注入连通外套管管口的白色导管内，外套管气囊膨胀后置入无菌注射用水中，检查有无漏气。

（4）检查导管是否通畅：用 50ml 注射器抽 50ml 空气注入外套管管口的绿色导管内，然后在绿色导管内注入 5ml 无菌注射用水（起润滑作用），将内镜套入外套管中，内镜头端气孔处安装内镜气囊，将气泵上的 2 根注气管分别与外套管管口的白色导管、内镜操作部上的金属接口相接；在外套管的绿色导管中注入 20ml 润滑剂（一般采用橄榄油），使外套管与内镜镜身滑动自如，便于操作。

## 三、术中操作

### （一）小肠活检术

双气囊内镜有别于胶囊内镜的一个特点是可以在直视下对小肠可疑病灶进行活检检查，即使是在较深的远端小肠部位，亦可进行活检，以获得可靠的组织学诊断，尤其是对于小肠腺癌、淋巴瘤和息肉的诊断价值较大，对于临床怀疑小肠吸收不良和蛋白丢失性胃肠病病理诊断是必需的。

**1. 附件准备**

（1）钳管道 2.0 ～ 2.8mm 的活检钳 。

（2）去泡剂、染色剂等。

**2. 操作方法**

（1）调整内镜视野，暴露病灶。

（2）自活检管道伸出活检钳，靶向取材（图 20-5）。

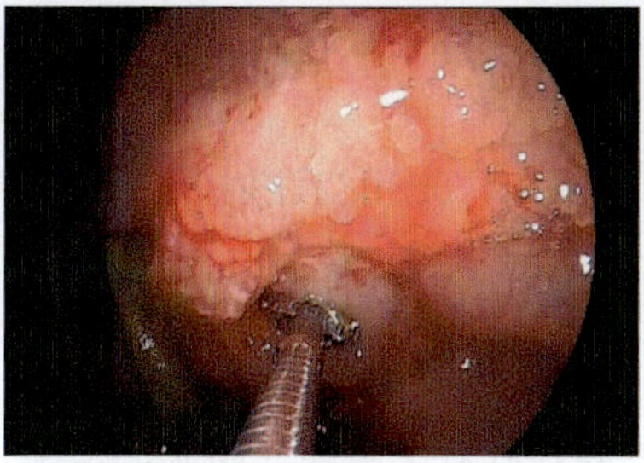

图 20-5　小肠镜下活检术

**3. 注意事项**

（1）靶位点不能距离内镜前端太远。

（2）建议“见灶即检”，即发现病灶立即活检，否则病灶很容易因为继续进镜后而丢失，尤其是微小病变。

（3）有手术指征者可不活检。

（二）标记术

双气囊内镜检查时，小肠黏膜标记通常有两个目的：一是标记病变部位，以便外科手术中可以在浆膜面寻找观察，为手术提供定位帮助；二是在初次行双气囊内镜检查时没有发现病变，而又需要近期从另一侧进镜检查时作为上下汇合的标记（图 20-6）。

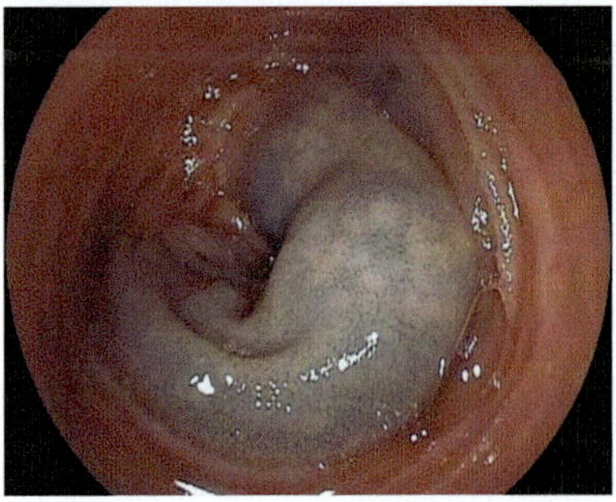

A. 经口侧进入标记

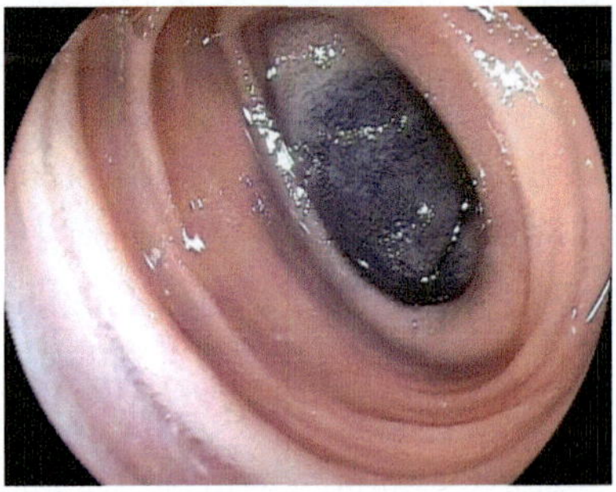

B. 经肛侧进入标记

图 20-6　标记术

**1. 器械准备**　注射针、亚甲蓝溶液、印度墨汁、靛胭脂。

**2. 操作方法**　同 EMR 切除术，在黏膜下注入亚甲蓝溶液等染色剂。

**3. 注意事项**

（1）在注入染色剂前，先用空注射器注入空气，看看是否在黏膜下层。

（2）注射针刺入黏膜下层，力度适宜，防止针尖刺入太深。

（3）标记量在 2 ～ 5ml。

**4. 术后护理**　严密观察有无腹痛、腹胀的情况，防止因为注射引起的穿孔。

（三）小肠出血的内镜下止血治疗

引起小肠出血（图 20-7）的疾病包括溃疡、炎症、黏膜病变、肿瘤、血管畸形、肠道解剖畸形（如憩室）以及医源性损坏等，对这些疾病的出血成功地实施内镜治疗使许多患者避免了外科手术。经内镜止血是治疗性内镜最大的成就之一。

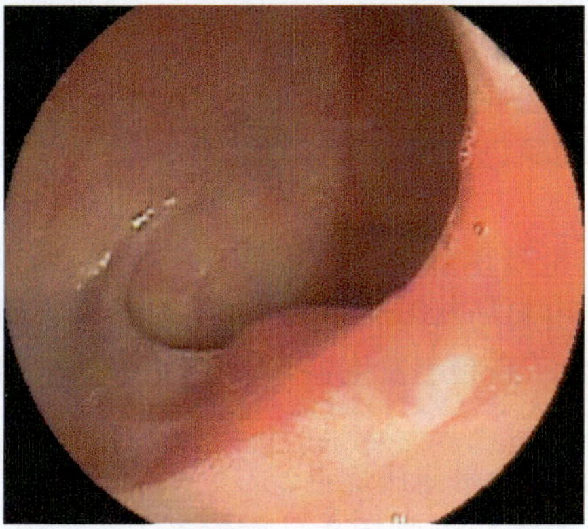

图 20-7 小肠出血

**1. 药物喷洒止血** 其原理是在内镜直视下喷洒各种止血药物以达到止血的效果，适用于病灶糜烂渗血等出血量不大的处理。

（1）器械准备：内镜喷洒导管。

（2）药品准备

1）去甲肾上腺素溶液（0.9% 氯化钠 100ml 加去甲肾上腺素 8mg）。

2）5% ～ 10% 孟氏溶液，即碱式硫酸铁。

3）凝血酶溶液（0.9% 氯化钠 40ml 加 5000U 的凝血酶）。

4）巴曲酶：0.9% 氯化钠 10 ～ 20ml 加 5 ～ 10U 巴曲酶局部喷洒。

（3）操作方法

1）双气囊内镜检查后确定出血部位、病变性质、范围及有无活动性出血。

2）内镜下见活动性渗血病灶后，先用蒸馏水冲洗渗血表面的血块或血痂，从活检钳道直接喷洒止血药物；或插入喷洒导管，通过喷洒导管在内镜直视下向出血灶喷洒止血药物。

3）抽尽肠腔气体，减轻患者腹胀情况。

（4）注意事项：喷洒孟氏溶液时，请使用喷洒导管，先抽尽肠腔血液及水分，喷洒完孟氏溶液后，再加压注水。因为孟氏溶液遇血块很容易凝固，以免堵塞内镜钳子管道。

（5）术后护理

1）根据医嘱给予禁食禁水。

2）卧床休息 24 小时。

3）观察大便的颜色、形状及量的变化，及时了解是否还有活动性出血。

**2. 电凝止血** 电凝止血的原理是高频电通过人体时会产生热效应，致组织水分蒸发，引起局部组织凝固、坏死达到止血目的。

（1）器械准备：高频电发生器、电凝探头或热活检钳。

（2）操作方法

1）反复冲洗，充分暴露病灶点。

2）从活检管道插如电凝探头，轻轻压在病灶中心，运用电凝模式（功率 30 ～ 50W），反复数次，直到局部黏膜凝固发白、出血停止为止；

3）或使用热活检钳，对准夹闭出血点，运行电凝模式，直到局部黏膜发白停止。

（3）注意事项：注意松开热钳时，不要大力拉扯，防止结痂处再次出血。

（4）术后护理：同药物喷洒止血。

**3. 氩离子凝固术**（APC） 氩离子凝固术以非接触性、凝固深度浅的优势适用于各种类型病变出血，尤其适用于较大面积糜烂出血。

（1）器械准备：氩离子发生器、氩气软性电极。

（2）操作方法

1）调节氩离子发生器上氩气流量 1.5 ～ 1.8L/min，参数为 50 ～ 60W。

2）经钳子管道插入氩气软性电极，距离出血部位 2 ～ 3mm 处进行凝固治疗，直到局部黏膜发白，出血停止为止。

（3）注意事项

1）氩气软性电极与黏膜是点与点接触，不是面与面接触，因此氩气软性电极头端应距离病灶 2 ～ 3mm。

2）氩气软性电极从活检管道伸出后，必须伸出镜子前端 15mm 左右，至少看到第一个刻度标记，以防探头过热烧坏内镜。

（4）术后护理：同药物喷洒止血。

**4. 注射止血**　注射止血治疗溃疡出血具有简单、价廉的优点，能安全有效止血。

（1）器械准备：注射针。

（2）药物准备：0.9% 氯化钠 9ml 加 10% 氯化钠 9ml，再加肾上腺素 2mg，配置成肾上腺素盐水混合液。

（3）操作方法

1）将已配好的肾上腺素盐水抽至注射器备用，然后将注射针经活检管道送至病灶处；

2）对准欲注射病灶处，根据术者指令伸出注射针头，推注药液；

3）围绕病灶周围多点注射，每次 2 ～ 3ml，直到注射部位黏膜水肿、发白、出血停止，方可终止注射。

（4）注意事项

1）每次注射完之后请注意收回针头在注射针的外鞘内，而外鞘不动，以防针眼出血。

2）对暴露血管或溃疡底部的血痂无需清除，带血痂对局部进行注射更加安全，贸然除去血痂常可使已经被血痂堵住的小动脉再次活动出血。

（5）术后护理

1）严格禁食禁水，及时补液。

2）术后要严格监测血压、脉搏、血氧饱和度的变化。

3）严密观察有无腹痛、腹胀的情况，防止因为注射引起的穿孔。

4）严密观察大便颜色、性质、气味及量的变化。

**5. 止血夹止血**　止血夹止血的原理是利用金属止血夹对出血血管夹闭或其周围组织夹闭，利用其闭合时产生的机械力达到止血目的（图 20-8）。

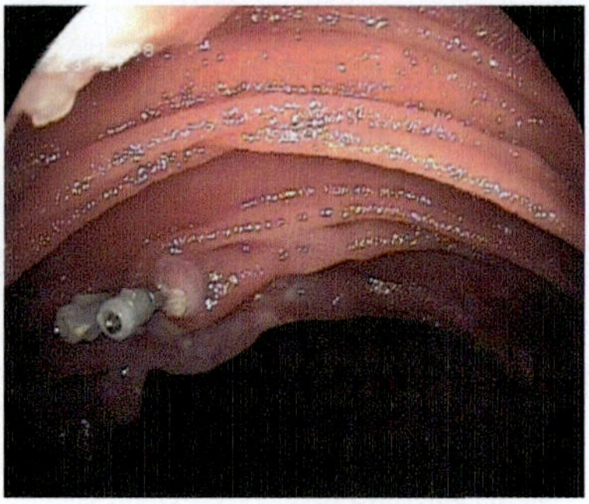

图 20-8 止血夹止血

（1）器械准备：各类止血夹、止血夹置入器。

（2）操作方法

1）确定出血灶之后，将止血夹送至病灶处。

2）调整止血夹方向后使其对准出血血管及其旁组织，使其夹闭。

3）根据需要应用 1 至多个止血夹。

（3）注意事项

1）夹闭时注意避免夹闭坏死组织。

2）尽可能将显露血管与周围组织一起夹闭，以达到最好的止血效果。

（4）术后护理：同注射止血术后护理。

**6. 小肠息肉切除术**

对已知要电切息肉的病人，直接采用治疗性内镜的外套管配合诊断性内镜，这样在外套管的气囊固定时，内镜容易退出。

（1）器械准备：息肉电切圈套器（直径 20 ～ 35mm）、注射针、止血夹及置入器、尼龙绳结扎环及置入器、APC 软性电极、止血钳等。

（2）药品准备：1 ： 10000 的肾上腺素生理盐水、8 ： 10000 去甲肾上腺素生理盐。

（3）操作方法（图 20-9）

1）根据息肉的大小和形状采用一次完整切除或分块电切的方法。

2）对息肉蒂部直径小于 10mm 者，应用高频电流一次性圈套摘除。

如息肉蒂部直径 10 ～ 20mm 者，可于基底注射肾上腺素盐水后一次性圈套摘除；对于息肉蒂部直径＞ 20mm 以上者，充分评估风险后视具体情况选择分次圈套切除或选择外科手术治疗。

3）回收息肉用圈套器或专门的 nitinol 网篮息肉回收器。

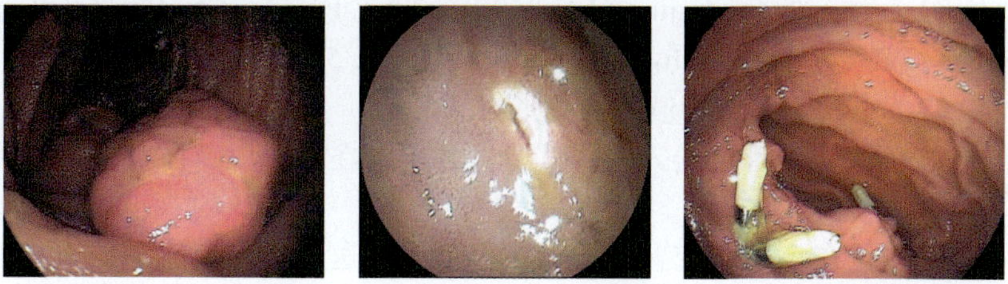

A. 切除术前　B. 切除术后　C. 金属夹处理创面

图 20-9　息肉切除术

（4）注意事项

1）虽然 DBE 对 P-J 综合征小肠息肉的治疗具有重要价值，但由于这类病人的息肉在小肠分布广，且多数情况下需要经口和经肛分别进镜才可到达全部小肠，且不少病人有手术史，所以治疗 P-J 综合征的全部小肠息肉常需要多次小肠镜操作。

2）对息肉大、有手术史且肠管粘连明显者，建议 DBE 可与腹腔镜联合，二者同时进行，小息肉 DBE 治疗，大息肉腹腔镜治疗，且腹腔镜下松解粘连有利于 DBE 操作，这样一次就可使全小肠息肉都得到治疗。

3）建议无论有没有蒂的息肉，均应采用 EMR 切除息肉。因为小肠肠壁比较薄，凝固切除过程中很容易引起穿孔，即使穿孔没有立即发生，过量的电凝电流也会引起肌层的坏死，在 1 ～ 2 天后发生穿孔。

4）≥ 10mm 的息肉可以使用尼龙绳套扎蒂部后再切除。

5）息肉切除后建议用止血夹夹闭创面，预防止血。

（5）术后护理

1）严格禁食禁水，卧床休息。

2）根据医嘱适量应用抗生素。

3）严密观察有无出现腹膜刺激征和发热等症状，及时了解有无穿孔。

**7. 小肠狭窄扩张术** 小肠的某些良性狭窄有时可行内镜下扩张术，如小肠克罗恩病所致的狭窄，常用的方法是在DBE直视下经钳管道气囊扩张术和DBE退出法气囊扩张术。

（1）物资准备：Fujinon EN-450 P5/ 28或Fujinon EN-450T5；扩张球囊（气囊导管长180cm，粗2.5 mm，气囊长5.5 cm）、导丝。

（2）直视下经钳管道气囊扩张术

1）经活检钳管道送入扩张气囊，并骑跨在狭窄段，在直视下气囊扩张。

2）或是在小肠肠腔置入导丝，再沿导丝送入扩张气囊，在直视下扩张。

3）若两处狭窄位置较近，应分别扩张后再退出器械。

（3）内镜退出法气囊扩张术

1）将DBE进镜至病灶部位，详细观察病灶。

2）在透视下对狭窄处标记；或通过造影管向狭窄段注入造影剂，确定狭窄段长度。

3）插入导丝，保持外套管紧靠狭窄处固定不动，撤出内镜。

4）沿着导丝送入扩张气囊，在透视下进行扩张。

5）治疗完毕，气囊连同导丝和套管一起退出。

（4）注意事项

1）当内镜无法通过狭窄处时，先造影判断是否适合扩张治疗。

2）扩张球囊为一次性器械，用后弃之。

（5）术后护理

1）注意有无剧烈腹痛、便血、发热等，如有应及时报告医生，及时相应处理。

2）禁食2小时，可根据病情的变化逐步进全流质饮食、流质饮食、软食。

**8. 小肠支架置入术** 既往由于传统的内镜不能进入小肠深处，空肠和回肠的恶性梗阻无法行支架置入治疗，现在DBE的应用使得空肠和回肠支架置入术成为现实。

（1）物资准备：Fujinon EN-450 P5/ 28或Fujinon EN-450T5，导丝、

小肠支架、扩张气囊等附件。

（2）操作方法

1）在透视下造影了解狭窄的程度、长度，选择合适的支架。

2）经钳子管道插入导丝，并通过狭窄段。

3）如支架置入器可以通过狭窄段，就不用扩张；若无法通过，现行扩张术（方法同扩张术）。再沿导丝送入支架释放支架，在内镜和透视下缓慢释放支架，观察支架的位置和膨胀情况。

4）退出支架置入器和 DBE。

（3）注意事项

1）操作需在 X 线监视下进行。

2）选择支架的原则同食管支架，一般是病灶狭窄长度加 3 ～ 4cm（两端各加 1.5 ～ 2cm）。

（4）术后护理

1）严密观察患者有无腹胀、腹痛的症状。

2）观察患者大便情况，了解梗阻是否解除。

**9. 小肠异物取出术**　消化道异物以上消化道多见，小肠位于消化道的中段，异物的发生率相对较低。在临床上，小肠克罗恩病、良性狭窄、憩室等造成异物的嵌顿是最主要的原因之一。一旦发现小肠异物，除了自行排出、外科手术外，还可在小肠镜直视下取出异物。

（1）物资准备：EN-450 P 5/28，直径 2.8 的内镜，透明帽、圈套器、异物钳、网篮、扩张球囊等。

（2）操作方法

1）看清异物所在的部位、大小、形态、数量、有无嵌顿，分析其与周围脏器的关系，从而选择取出异物的最佳方案。

2）长形棒状异物：各式异物钳、圈套器。

3）尖锐异物：各式异物钳，需备橡皮保护套。

4）圆形和团块异物：备网篮、圈套器。

5）肠道寄生虫：备圈套器。

用异物钳抓住异物的一端，将异物调整好位置后，小心拖出小肠至肠道外。若是经口侧取异物，当异物拖至口咽部时，应使患者头后仰，以利异物顺利通过（图 20-10）。

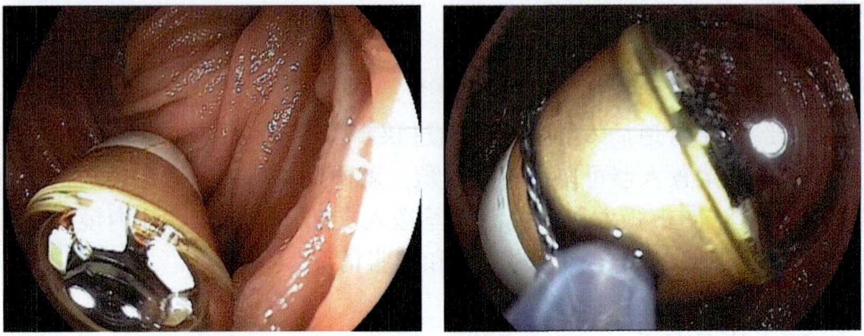

A. 胶囊内镜小肠内滞留　　B. 经 DBE 异物圈套取出

图 20-10　经 DBE 异物取出术

（3）注意事项

1）对尖锐性异物应避免强行牵拉造成人为损伤或穿孔，可将嵌顿的一段解除后再取出。

2）钳出异物时力求抓牢，力度适宜。

3）异物的长轴应与内镜、肠管纵轴保持一致，最好是将异物拉入透明帽中，随着内镜一起缓慢退出。

（4）术后护理

1）术中若有黏膜损伤、出血者，可给予止血剂和黏膜保护剂。

2）根据患者的不同情况给予必要的抗生素治疗。

3）根据异物对消化道的损伤程度，指导患者进食。

4）嘱患者观察近 3 日来大便的颜色、形状及量的改变，如有黑便、剧烈腹痛、呕血等立即与医生联系。

**10. 小肠硬化剂注射术**　小肠镜下硬化剂治疗可明显减少再出血率，并且技术简单，价格低廉，值得推广。

（1）物资准备：EN-450 P 5/28 、2.8mm 内镜钳道直径、注射针、硬化剂。

（2）操作方法（图 20-11）

1）在内镜下确定静脉曲张或出血部位。

2）注射针送至血管附近，根据术者的指令将针尖刺入血管或黏膜下。

3）根据术者指令推注硬化剂，通常静脉内注射每点 2 ～ 3ml，静脉周围注射每点 0.5ml，总量 20 ～ 30ml 即可。

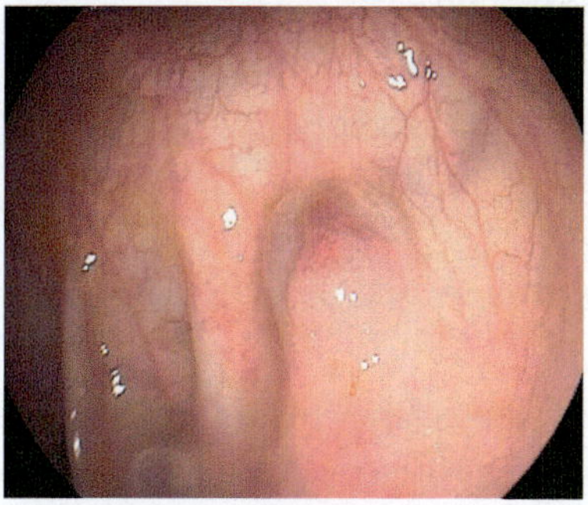

A. 小肠曲张静脉

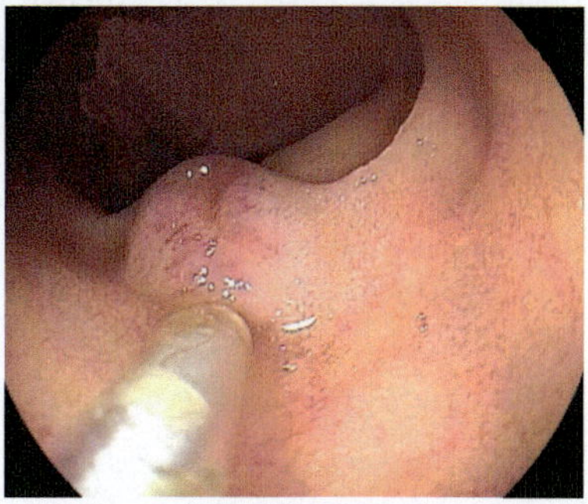

B. 术中硬化剂注射术

图 20-11　硬化剂注射术

（3）注意事项

1）注射完毕后，退回针尖，再小心地推注少量硬化剂，防止针头被血凝块堵塞。

2）注射部位如有少量出血，可用去甲肾上腺素盐水冲洗。

（4）术后护理

1）硬化剂治疗后禁食 24 小时，观察有无活动性出血后，可进食冷流质饮食，而后逐渐增加饮食中的固体成分。

2）术后卧床休息 24 小时。

3）监测生命体征，观察有无黑便，以了解有无继续出血的征象。

4）避免做增加腹压的动作。

## 参 考 文 献

蔡文智，智发朝．2009. 消化内镜护理及技术．北京科学出版社

樊艳华．2007. 双气囊小肠镜在小肠疾病治疗中的应用．中国消化内镜杂志，6(1): 14 ～ 18

葛薇 . 2010. 双气囊小肠镜检查的护理配合与体会 . 中国医药指南 , 7(8): 305 ～ 306
宁守斌 , 毛高平 , 曹传平等 . 2008. 双气囊小肠镜对 PJS 综合征患者小肠息肉的治疗价值 . 世界华人消化杂志 , 16(14): 1588 ～ 1591
王萍 , 徐建鸣 . 2015. 消化内镜微创护理学 . 复旦大学出版社
智发朝 , 山本博德 . 2008. 双气囊内镜学 . 北京科学出版社

（彭　阳）

# 第二十一章　经内镜逆行胰胆管造影术介入治疗的护理配合

## 第一节　内镜下十二指肠乳头括约肌切开术的护理配合

### 一、概述

十二指肠乳头括约肌切开术（endoscopic sphincterotomy，EST）是通过十二指肠镜到达十二指肠乳头开口处，用高频切开刀通过高频电发生器的方式将乳头括约肌切开，使开口扩大后进行各种内镜下治疗（图 21-1）。

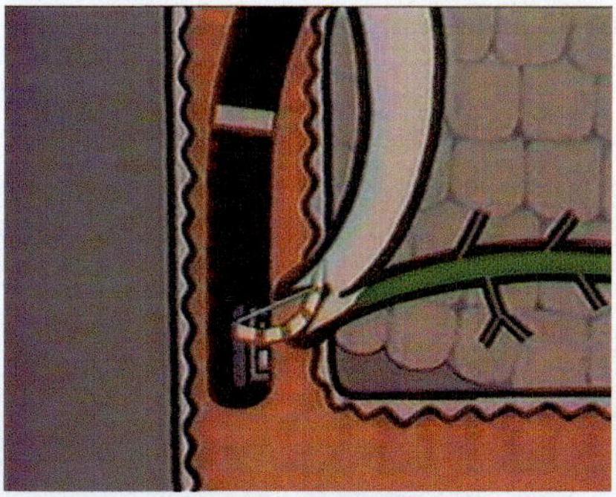

图 21-1　EST 示意图

（一）适应证

（1）胆总管结石。

（2）急性梗阻性化脓性胆管炎。

（3）急性重症胆源性胰腺炎。

（4）胆总管十二指肠乳头开口处狭窄或梗阻。

（5）便于植入胆道支架。

（6）壶腹部恶性肿瘤的姑息性治疗。

（7）Oddi 括约肌功能障碍的治疗。

（8）慢性胰腺炎、胰腺结石板有顽固性腹痛者。

（9）胆道内死蛔虫需取出者。

（二）禁忌证

（1）ERCP 禁忌证者。

（2）严重凝血功能障碍不能纠正者。

（3）食管、幽门或十二指肠镜无法通过者。

（4）胆管下端良性或恶性狭窄，其狭窄段经 ERCP 诊断超出十二指肠壁段很长，EST 达不到治疗目的者。

## 二、术前准备

（一）物资准备

**1. 设备** 同 ERCP 物品准备。

**2. 附件** 高频电弓形切开刀、高频电针状切开刀、导丝。

（1）高频电切开刀的种类：单腔、双腔和三腔（图 21-2）。

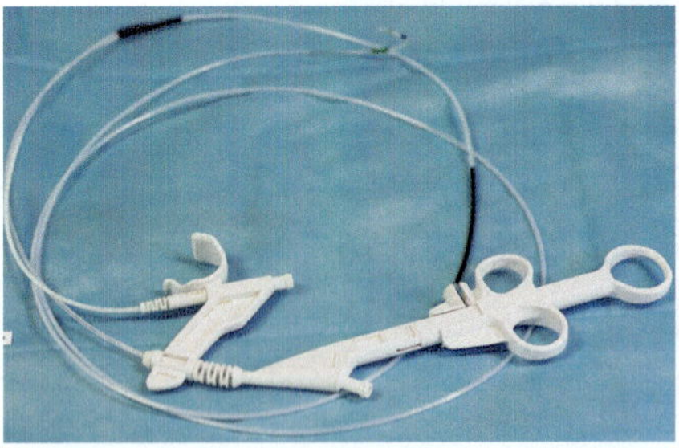

A. 弓形切开刀

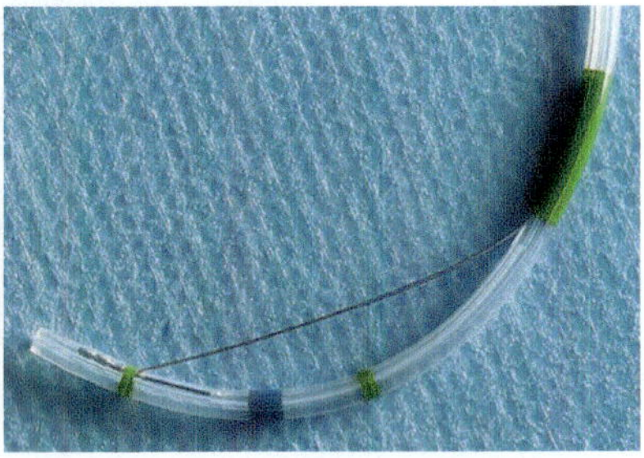

B. 弓形切开刀刀头

图 21-2 高频电弓形切开刀

1）高频电刀的结构：电刀刀丝长度（20/25/30 mm），电刀尖端（2/5/7/15 mm）。一般选择三腔高频切开刀，其电刀刀丝长度 25mm 或 30mm，电刀尖端 7mm。

2）高频电刀的特性：①三腔高频切开刀：允许在没有退去导丝的情

况下注射造影剂，但由于注射腔的孔径小，造影剂流速缓慢，并且在注射时需要强力使得助手操作困难，此时用小注射器有利于注射。②三腔拉式预弯型绝缘涂层高频切开刀：最常用，注射腔和导丝腔独立分开，在通过导丝的同时能够顺畅地注入造影剂，定位恰当的刀丝有助于稳定切开方向，刀丝近端绝缘涂层，大大减少对乳头周边组织的不必要损伤，同时避免了因刀丝与内镜的接触所带来的危险。

（2）针状刀：主要用于常规方法插管失败后采用预切开技术进入胰胆管。常用型号 KD-10Q-1，可反复使用（图 21-3）。

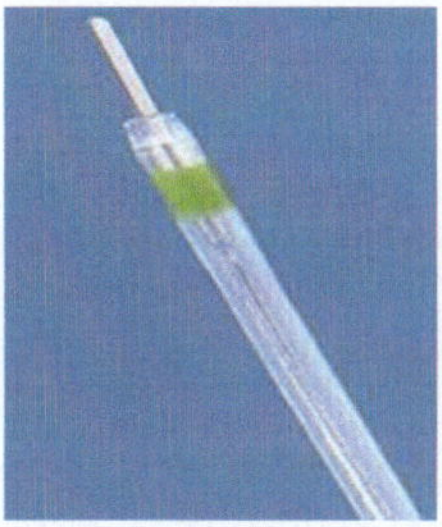

A. 针状刀针头

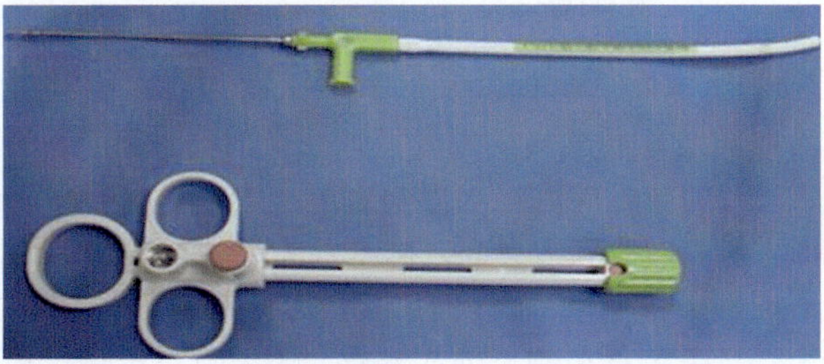

B. 手柄

图 21-3　针状刀

（3）导丝：是 ERCP 治疗的必备附件，可用于协助选择性插管，减少造影剂注入、用来实现和维持进入胰胆管状态以及置入或更换其他附件的工具（图 21-4）。

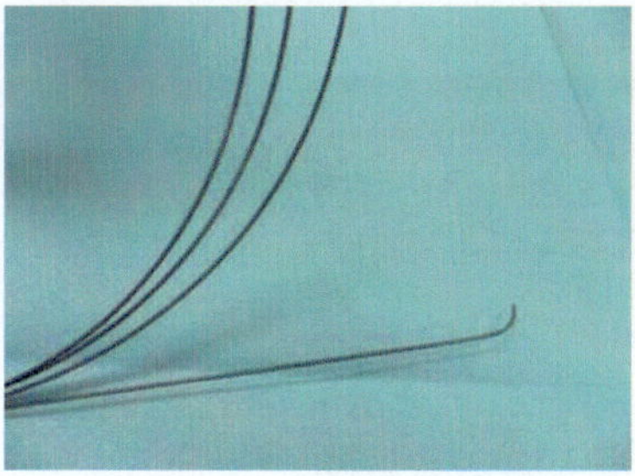

A. 血管造影导丝（0.032in）

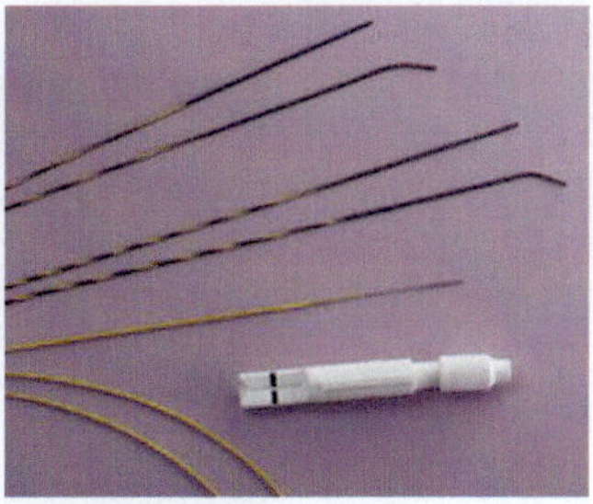

B. 超滑型（斑马导丝）

图 21-4　ERCP 各种类型导丝

1）导丝的形态：直形或成角形，有的导丝标有刻度或连续的标志线以便于在内镜下进行测量或监视其移动。大多数导丝只能有限地调整方向。工作长度：260 ～ 450cm；直径：0.025in 和 0.035in。

2）导丝的类型：亲水性超滑导丝：超滑型（斑马导丝）；双头导丝；血管造影导丝（0.032in）。

3）导丝的特性：亲水性超滑导丝表面涂有特殊的高分子材料，用水湿润后十分滑爽，便于插入乳头开口或十分狭窄的区域。

（二）患者准备同 ERCP 术

## 三、术中配合

（1）同 ERCP 护理配合。

（2）根据病情的需要及切开刀的型号来选择匹配的导丝，先将三腔切开刀的导丝腔内注入无菌生理盐水，插入导丝至切开刀的先端部。再将注射腔内注满造影剂以排尽管腔内的空气。

（3）术者将切开刀插入乳头开口处后，护士左手握刀柄，右手插导丝，要在 X 线监视下插入导丝，不要盲目推进，根据术者的要求，不断调整导丝的位置，直到合适的位置。胆管的走向一般是“先高后平”，可以通过刀丝的张力来改变切开刀先端部插入方向，使切开刀“先弓后松”，以顺应胆道末端的走向，从而增加插管的成功率。在插入过程中应反复试插，注意用力适度，用力过小无法达到插入的目的，过大会将切开刀先端部顶出或引起黏膜损伤水肿，要配合调整切开刀方向的改变，反复往返轻插（图 21-5）。

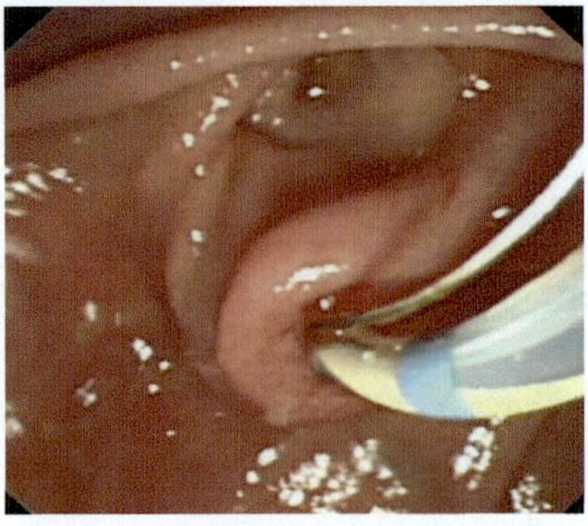

图 21-5　采用高频切开刀行乳头插管

（4）导丝插入胆管后，为保证这条进入胆管的通路，导丝继续深插进入肝内胆管，切开刀顺着导丝进入胆管，这时将导丝留在肝内胆管，切开刀退出乳头外注入造影剂排出管腔内残余的空气，然后再进入胆管，进入胆管不宜过深，刀丝完全进入后到标志处即可，在线透视下缓慢注入造影剂，仔细观察胆管显影情况。

（5）根据病情的需要做EST时，将切开刀的前1/3刀丝插入乳头内部，后2/3刀丝在乳头外，以保证仅有小部分组织被电切。轻微拉动刀丝，使切开刀的刀丝接触十二指肠乳头顶端，切割丝定位在11点～1点的范围能减少发生出血和穿孔的可能性。此时开启高频电发生器，选择合适的混合电流，连接高频电导线与切开刀，检查所有连接是否处于工作状态，在内镜直视下对乳头进行逐层切开。

（6）为了保证切割丝在11点～1点的位置，术者在切开过程中要不断调整方向，护士要配合术者的要求，不能自主地改变刀丝的张力，开始时刀丝的张力不能过大，根据术者要求逐渐拉起，避免过度和快速切开而引起出血和穿孔。

（7）EST的切开长度不应是固定的，而应根据胆总管远端的直径以及病情的需要来调整。切开的部位应限于十二指肠壁和法特乳头的十二指肠壁内部分的汇合处，由于没有可靠的镜下标记，此处常难以定位。如果胆管内腔已完全可见或切开刀弯曲的尖端能够无阻力地退出乳头时，则要停止切开。

（8）出血的处理：切开的过程中发生切口少量的出血时，一般可先不处理，等完成治疗以后，多数可自行停止。如出血量较大时，可先用8/10000的去甲肾上腺素生理盐水通过切开刀对切口处直接进行冲洗，然后用针状刀或止血钳对出血处进行电凝止血。也可在切口周围进行黏膜下注射止血。大多数出血都能停止。如仍出血不止，立即输液、监测生命体征，必要时进行急诊手术止血。

## 四、术后常见并发症

### （一）出血

临床表现为黑便、便血或呕血，发生率为2%～3%，大多为延迟性出血。常见于凝血功能障碍或服用阿司匹林、类固醇类药物的患者。所以要密切观察有无呕血、黑便，注意血色素的变化，必要时行内镜下治疗。

（二）急性胰腺炎

最常见的并发症，临床表现为腹痛或原有腹痛加重，术后 24h 血淀粉酶超过正常上限的 3 倍或以上，术后发生率为 1% ～ 6%。常见于反复多次插管；切割时电凝过度造成胰管开口充血水肿；误切胰管开口；反复多次胰管注入造影剂等。多数为轻症胰腺炎，可在术后预防性应用抗生素和抑制胰液分泌的药物。密切观察有无腹痛、恶心、呕吐、发热等症状，及时检测血淀粉酶。只有血淀粉酶升高者，经禁食等一般处理后 2 ～ 3 天即可完全恢复，发生急性胰腺炎者，则积极做好相应处理。

（三）胆管炎

临床表现为寒战、高热、白细胞计数增高，发生率为 1% ～ 3%。常见于胆道引流不通畅，如肝门部肿瘤导致高位胆管狭窄、胆管末端狭窄未能完全切开等患者。密切观察患者生命体征，有无寒战、高热，及时监测白细胞计数。术后常规预防性应用抗生素。给予鼻胆管引流，必要时经鼻胆管进行胆道冲洗。

（四）穿孔

临床表现为出现进行性腹痛、腹膜炎体征、发热、白细胞升高时应考虑穿孔的可能。常见于切口过大超出乳头隆起部位。术后密切观察患者腹部症状及体征，如怀疑穿孔应立即行 X 线透视检查有无膈下游离气体，确定有无穿孔。如有穿孔首先可保守治疗，给予禁食、禁饮，持续胃肠减压，静脉补液，应用抗生素治疗及鼻胆管引流，多数患者可在 1 周内愈合；或行内镜下金属夹闭合穿孔；如症状加重应及时行外科手术治疗。

## 第二节　内镜下十二指肠乳头球囊扩张术的护理配合

### 一、概述

十二指肠球囊扩张术（endoscopic papillary balloon dilation，EPBD）是不需要切开胆道括约肌而扩大乳头开口的方法，既保留了括约肌的功能又可以减少出血和穿孔的发生（图 21-6）。

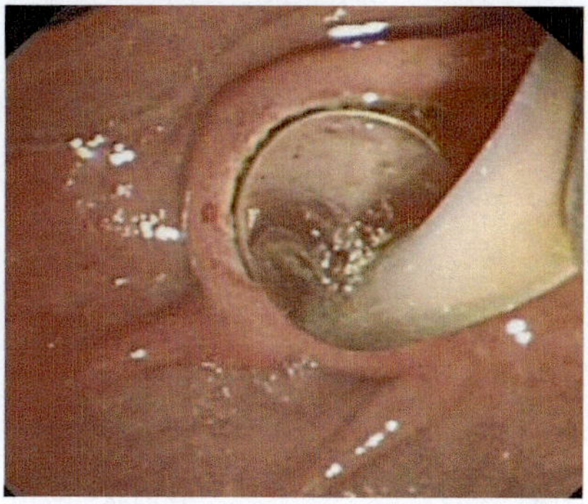

图 21-6　扩张球囊扩张十二指肠乳头

（一）适应证

（1）有出凝血功能障碍者。

（2）胆总管下端狭窄较长，EST 不能将狭窄段完全切开的患者。

（3）胆管乳头瘘，经瘘口切开受限的患者。

（4）因憩室原因乳头切开方向控制困难的患者。

（二）禁忌证

（1）有 ERCP 禁忌证者。

（2）严重心、肺、肾、脑等器官功能障碍者。

（3）胆管下段严重瘢痕性狭窄，不宜扩张者。

## 二、术前准备

（一）内镜及附件准备

**1. 设备**　同 ERCP 术。

**2. 附件**　胆道扩张球囊、专用压力泵，其他同 EST。

胆道扩张球囊的类型：球囊导管的长度有 3cm、4cm，直径有 6mm、8mm、10mm、12mm、15mm，可通过 0.035in 的导丝，配专用压力泵（图 21-7，图 21-8）。

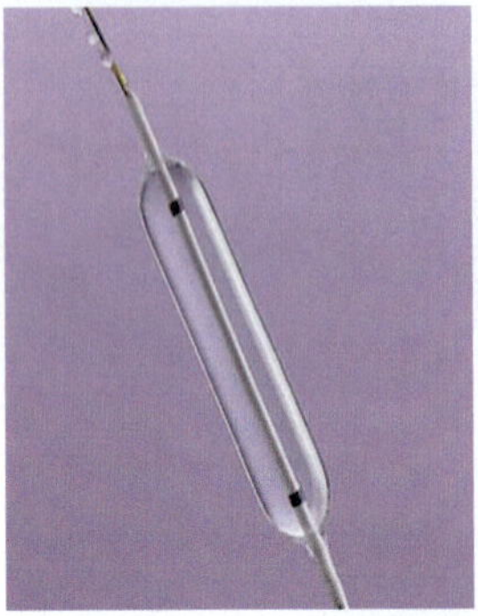

图 21-7　扩张球囊

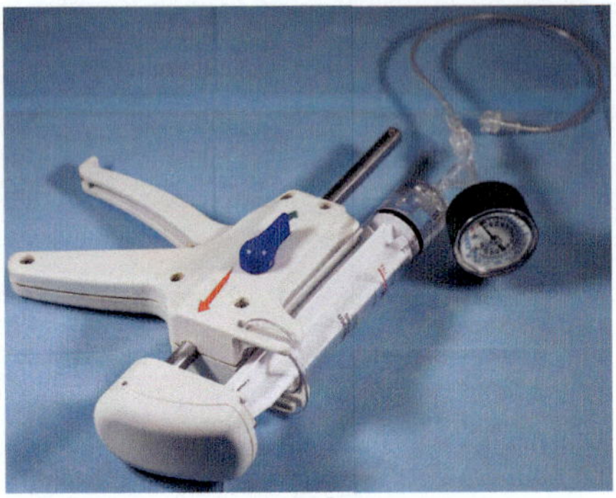

图 21-8　专用压力泵

（二）患者准备（同 ERCP）

## 三、术者配合

（1）同 ERCP 护理配合。

（2）根据胆管的直径、结石的大小和数量来选择大小合适的球囊型号，沿导丝插入球囊，在 X 线监视下，使球囊中部处在狭窄处的中部，也可 1/3 的球囊位于乳头外，接上压力表，根据术者要求缓慢注入造影剂，一般 2 ～ 8 个大气压，在 X 线监视下，见球囊腰部消失，持续不超过 1 分钟，抽出造影剂。如有必要，间歇 30 秒后再扩张（图 21-9，图 21-10）。

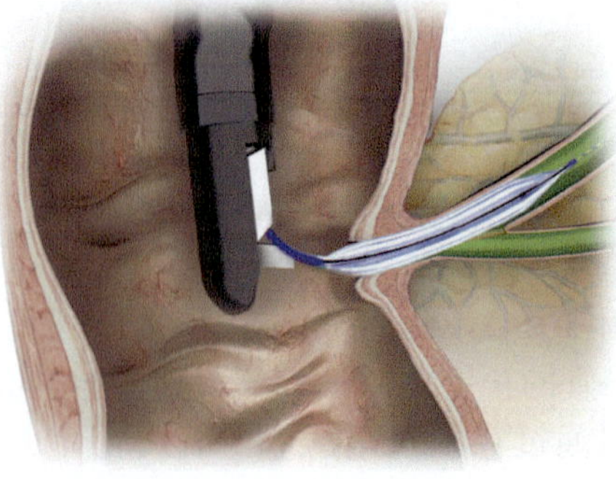

图 21-9　扩张球囊加压图

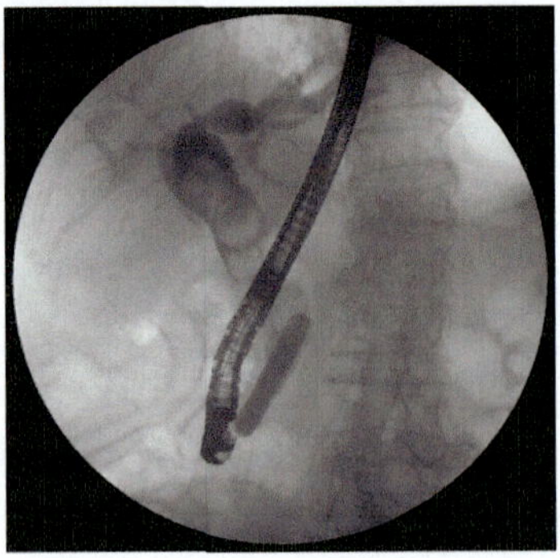

图 21-10　扩张球囊显影图

（3）球囊插入前不能在球囊内注入液体或气体使其充盈，必须保持球囊的负压状态，才能顺利通过乳头开口。

（4）加压时不可过大过快，以免造成胆漏和乳头开口撕裂。应在术者的指导下从 2 个大气压开始逐渐加压。

## 四、术后并发症

（一）胰腺炎

因为扩张后反复多次取石对乳头括约肌及胰管开口部位机械性刺激及损伤，造成乳头周围水肿、胰液流出受阻致反流。要避免反复多次插入胰管，扩张时要尽可能使乳头括约肌扩开，便于取石，尽量减少取石时间，以避免多次反复出入乳头开口而造成的机械性刺激。取石后常规留置鼻胆管。

（二）出血

加压时过大过猛可造成乳头括约肌的肌纤维出现渗血，一般不需处理出血可自行停止。为预防出血，术者选择合适的扩张球囊，定位准确后，护士加压时要循序渐进，切忌短时间内压力加至过高。持续出血处理同 EST。

# 第三节　内镜下胆管碎石与取石术的护理配合

## 一、概述

内镜下胆管碎石与取石术是在十二指肠乳头括约肌切开或扩开的前提下才能实施的治疗技术，是用专用的碎石器、取石网篮及取石球囊等器械通过钳子管道插入，经过切开后或扩张后的乳头开口进入胆总管进行取石。

（一）适应证

（1）胆总管结石。

（2）取石网能到达的肝内胆管结石。

### （二）禁忌证

同 ERCP 禁忌证者。

## 二、术前准备

### （一）物资准备

**1. 设备** 同 ERCP，十二指肠镜（大孔径的十二指肠镜）。

**2. 附件** 导丝、取石网篮、碎石器、取石球囊、应急碎石器等，其余同 EST。

（1）取石网篮：主要用于胆管结石的取出，主要类型如图 21-11。

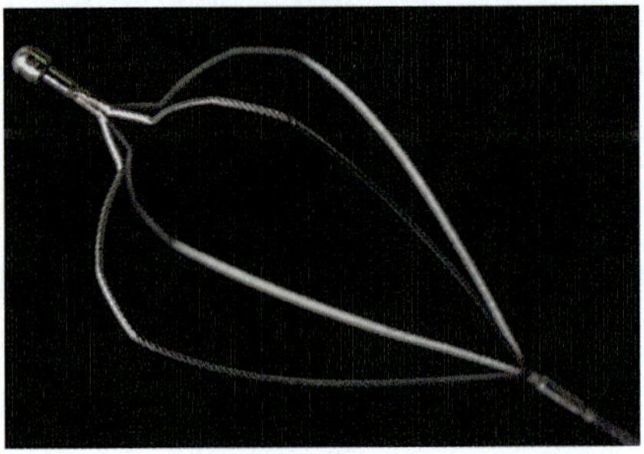

A. 四角网篮

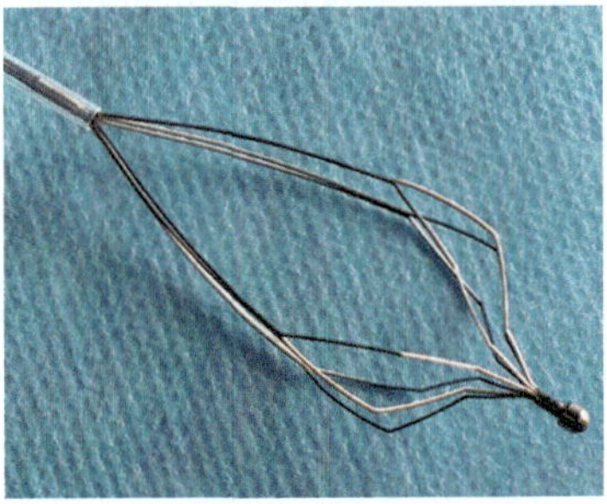

B. 八角网篮

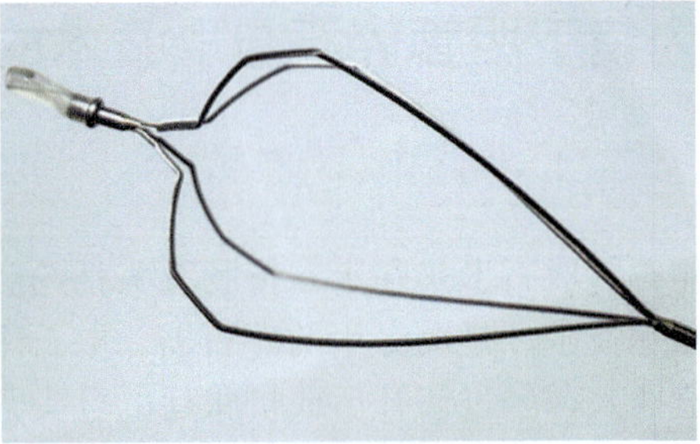

C. 带导丝的网篮

图 21-11 各种类型取石网篮

1）4 根金属丝的网篮：张开后的宽度为 2 ～ 3cm，工作长度为 195 ～ 220cm；有的篮丝非常坚硬，即使在胆管内打开，也能保持原形，便于抓取结石，如：Olympus 生产的 FG-22Q-1；有的篮丝非常柔软，适用于尺寸较大的结石，如 FG-23Q-1。

2）8 根金属丝的网篮：网篮的顶部将 4 根钢丝进一步分成 8 根钢丝，使网眼更小，可以更有效地抓取小结石。

3）带导丝的网篮：网篮不易进入胆管时，可在导丝引导下进入胆管。

（2）碎石器：碎石器主要用于结石＞ 2cm 或球囊和普通网篮取石都失败的结石，进行机械碎石后取出。常用的碎石器有 Olympus 生产的 BML-3Q 和 BML-4Q 两种碎石器，以及 Boston 生产的一次性带导丝碎石器。

1）Olympus 生产的 BML-3Q 和 BML-4Q 两种碎石器，可以反复灭菌使用。BML-3Q 碎石器内镜需要 4.2mm 活检通道，BML-4Q 碎石器内镜需要 3.2mm 活检通道，结构由金属外套管，塑料内套管、取石网、手柄组成。

碎石器主要用于结石＞ 2cm 或明显超过取石通道的结石，进行机械碎石后取出。胆管结石常选用 BML-3Q 碎石器，取较大的胰管结石时常选用 BML-4Q 碎石器（图 21-12）。

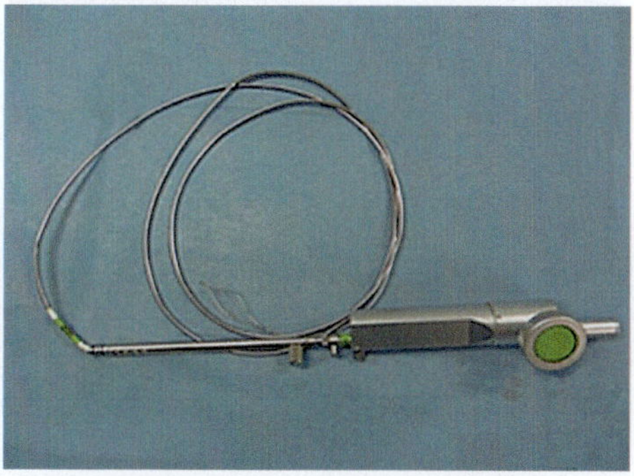

图 21-12　Olympus BML 碎石器

2）Boston 生产的一次性带导丝取石碎石器，一次性使用，可直接进行胆管插管和套取结石。也可将球囊加压器安装到把手柄上，施加牵引力进行碎石术。还可在导丝引导下进行选择性胆管插管和碎石、取石（图 21-13）。

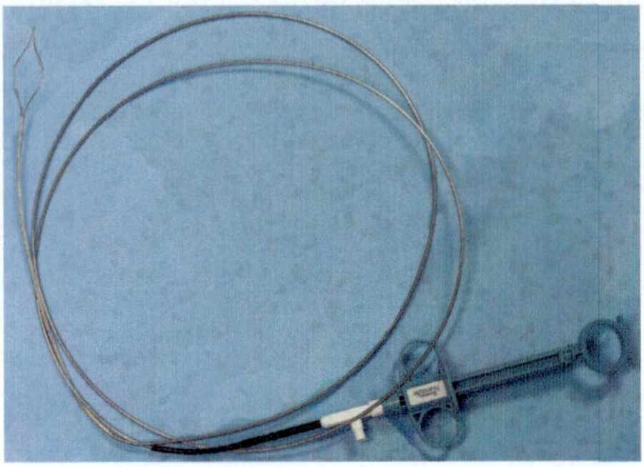

图 21-13　Boston 碎石器

（3）取石球囊

1）取石球囊的类型：有三腔气囊和双腔气囊两种类型，球囊容量为 2 ～ 5ml。三腔气囊有三个独立的通道，分别用于插导丝、造影和注气。双腔气囊有两个通道，插导丝和注入造影剂用同一个通道，因三腔气囊更为方便，所以常使用三腔气囊（图 21-14）。

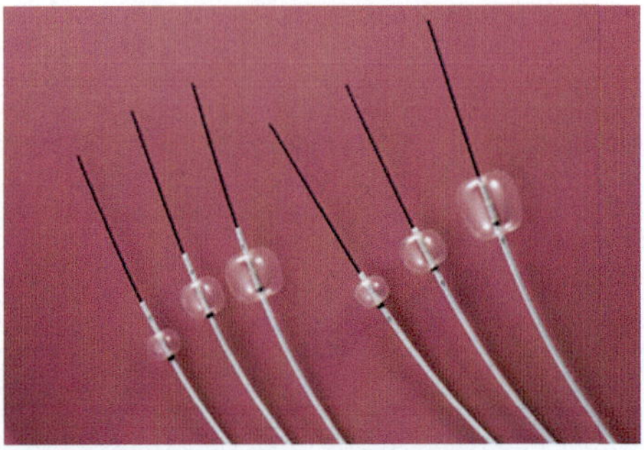

图 21-14　取石球囊

2）取石球囊主要用于：①肝内胆管结石不易取出时，常需借助导丝引导球囊导管，将结石拉到胆总管内取石。②胆管内较小结石，可用球囊导管取石。③胆管内结石取出后，再插入球囊导管造影证实。④切开后的乳头，造影效果往往不理想，用球囊导管堵住切口进行造影。

（4）应急碎石器：当结石嵌顿在网篮内，不能从乳头开口处拉出，也不能释放时，必须使用应急碎石器（图 21-15）。

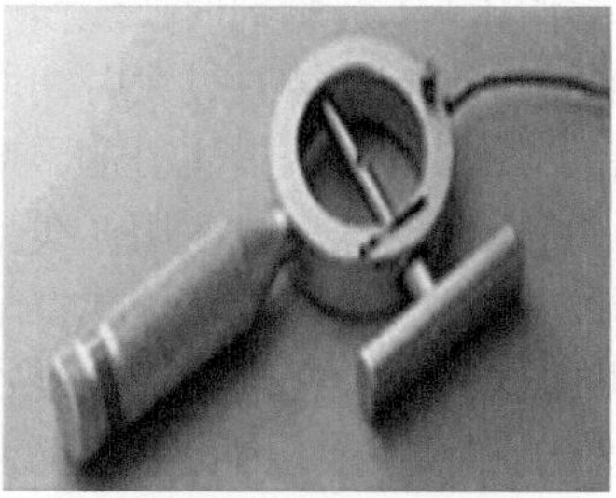

图 21-15　应急碎石器

（二）患者准备（同 ERCP）

## 三、术中配合

通过 ERCP 造影观察后，根据结石的大小、部位、乳头切开（扩张）程度采取不同的取石方法。

（一）取石网篮取石术的配合

**1. 选择网篮**　术者根据结石的大小、乳头括约肌切口的大小选择合适的取石网篮。首先检查取石网篮是否收放自如，伸出后有无变形，将取石网篮收回塑料管内，递给术者，插入胆管内，在 X 线监视下，见取石网篮越过结石，张开取石网篮，进行取石（图 21-16）。

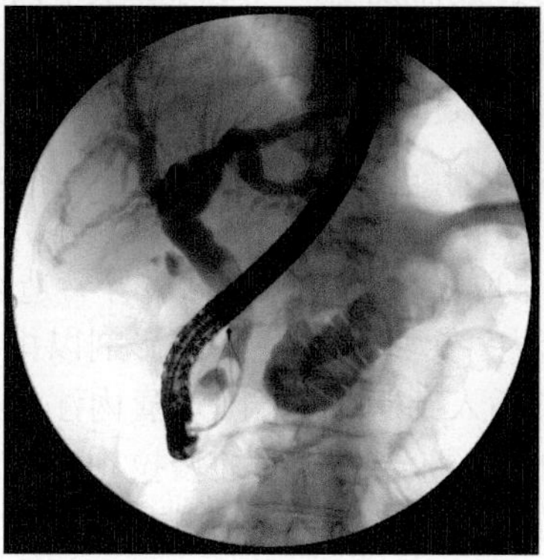

图 21-16　网篮网住结石

**2. 术中注意要点** 术中注入造影剂时要缓慢，防止造影剂将小结石冲入肝内胆管，增加取石难度。当结石过大时，取石网篮越不过结石或张不开，此时根据术者的要求可再缓慢注射造影剂，使胆管扩张；胆总管太宽、结石较小时，可用取石球囊或改用8线型取石网篮；胆管高位结石不易套取时可用导丝引导下通过取石球囊将结石往下拉，或将取石网篮在结石下方先张开，术者往上送网篮时慢慢收紧越过结石后再张开套取结石，或用带导丝的网篮越过结石再张开网篮套取结石；结石嵌顿在取石网篮内时，将结石推回胆管内，一边抖动取石网篮，一边将取石网篮松开注入生理盐水，反复抖动取石网篮将结石丢掉，或将取石网篮推到较粗胆管或胆管分叉处，顶着胆管壁使钢丝弯曲，游离结石后收紧取石网篮。也可再进入针状刀将乳头切口扩大，但需要经验丰富的操作者进行。结石嵌顿太紧，拉不出退不回时，将取石网篮的手柄剪断，退出内镜及网篮的塑料套管，更换应急碎石器。

**3. 取石原则** 胆管多发结石时，应先取距乳头开口最近的胆总管下端的结石，结石大小不等时应先取较小的结石，小结石取出后剩余结石才能松动，有利于剩余结石的取出。要避免一次套取多颗结石引起网篮嵌顿在乳头开口内。

（二）取石球囊取石术的配合

（1）使用前先确认球囊的容量，检查球囊是否漏气，管道是否通畅，插入胆管后，在X线监视下，可见球囊上下两端的标记，越过结石后注入空气，要随时对球囊进行充气或放气以使其大小与胆管的直径一致。注入气体太少球囊不起作用，注入气体过多球囊容易破裂。透视下看到球囊充气影，关闭球囊通道，由上向下缓慢牵拉，直到结石从乳头切口排出（图21-17）。

（2）胆管内结石取出后，再插入球囊导管造影确认结石是否取干净，此时将球囊导管内注液的管腔注满造影剂以排出管腔内的空气，将排出空气的球囊导管插入到胆管上端，球囊内注入适量空气，关闭球囊通道，在注液通道内边注入造影剂边缓慢拉动球囊，拉至胆总管末端仔细观察显影情况，确定无残留结石时，排出球囊内的空气退出球囊。

（3）注意要点：气囊退出到胆管下段时，根据乳头切口的情况，助手可将气囊略收小一点，此时更利于球囊拉出乳头开口；碎石后的结石常为多角形，很容易损坏球囊，如果在X线监视下，看不到球囊充气影，说明球囊已破，应更换球囊或改用取石篮。

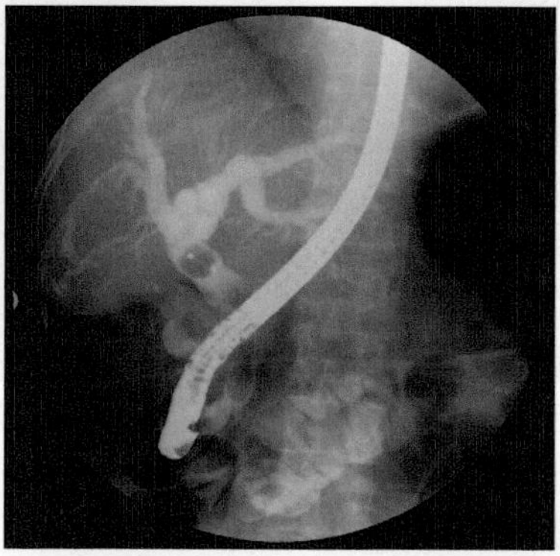

图 21-17　球囊取石

（三）碎石器碎石术的配合

（1）使用前检查网篮是否收放自如，网篮有无变形，钢丝有无起毛；检查导管外观有无破损，有无弯曲变形；检查滑杆上的螺丝是否能正常滑动；检查塑料管伸出金属导管时是否顺畅。

（2）将网篮收回到塑料导管内，使塑料导管露出在金属外套管的外面，将露出的塑料外套管插入内镜活检管道中，待碎石网篮及塑料导管送入胆总管后，在X线监视下，待网篮越过结石，将碎石器把手上的滑杆轻轻向前推，使网篮张开，网篮捕捉结石后，再将滑杆缓慢向后拉，使网篮完全收紧，在X线监视下，待网篮呈球形，说明结石已套牢，将拉杆固定螺丝拧松向前推，使金属外套管伸出抵住网篮的近端，拧紧螺丝，以顺时针方向，缓慢用力转动绞盘旋钮，使结石被挤碎（图 21-18）。

（3）注意要点：在整个操作过程中，不要使碎石篮插入部过度弯曲；在插入内镜管道前，将网篮全部收回到塑料导管内；确认塑料导管完全收回到金属外套管内，再进行碎石，否则易损伤塑料导管；在碎石过程中，如果结石较硬较大时转动绞盘旋钮要缓慢用力，间断用力，以

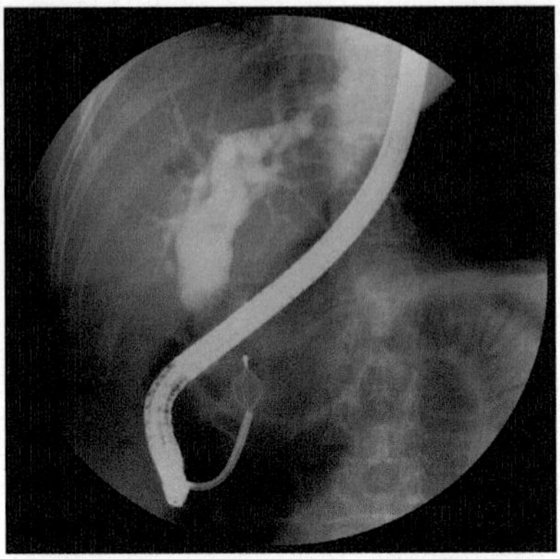

图 21-18 碎石器套取结石图

免用力过大引起网篮杆折断。

（四）应急碎石器术的配合

（1）当结石嵌顿时，将取石网篮从手柄处剪断，退出内镜和塑料套管，再将剪断后的取石网篮穿过金属外套管及摇柄中央的小孔，将钢丝缠绕在摇柄的中央钢柱上。

（2）在 X 线监视下，以顺时针方向缓慢转动摇把，见金属外套管向网篮方向移动，逐渐收紧，使结石绞碎。

（3）金属外套管与网篮钢丝之间不要有锐角，否则网篮钢丝易发生断裂。

# 第四节 内镜下鼻胆（胰）管引流术的护理配合

## 一、概述

内镜下鼻胆管引流术（endoscopic nase biliary drainage，ENBD）是经内镜胆道外引流的方法，其优点是便于观察引流是否通畅，引流液的量及性质，以及向胆管内注入药物。缺点是造成胆汁丢失，是临时性的引流措施。

（一）适应证

（1）急性化脓梗阻性胆管炎，即用作胆管炎的减压引流，也可用于预防 ERCP 术后胆管炎的发生。

（2）原发或继发性肿瘤所致的胆管梗阻。

（3）肝胆管结石所致的胆管梗阻，也用于预防胆总管结石嵌顿。

（4）胆源性胰腺炎。

（5）胆管良性狭窄。

（6）创伤性或医源性胆瘘。

（7）硬化性胆管炎，可在胆管引流的同时行类固醇激素等药物灌注。

（8）其他用途，如胆石的溶石治疗、体外震波碎石（ESWL）、胆管癌的腔内放疗、肝胆系功能检测等。

（二）禁忌证

（1）同 ERCP。

（2）有重度食管静脉曲张并有出血倾向者。

## 二、术前准备

（一）物资准备

**1. 设备**　同 ERCP，选用大孔径十二指肠镜。

**2. 附件**　导丝、扩张探条、鼻胆管，其余同 EST。鼻胆管：常用的鼻胆管前端有两种造型，猪尾形鼻胆管适合于肝总管。γ 形鼻胆管适合于左右肝内胆管（图 21-19）。

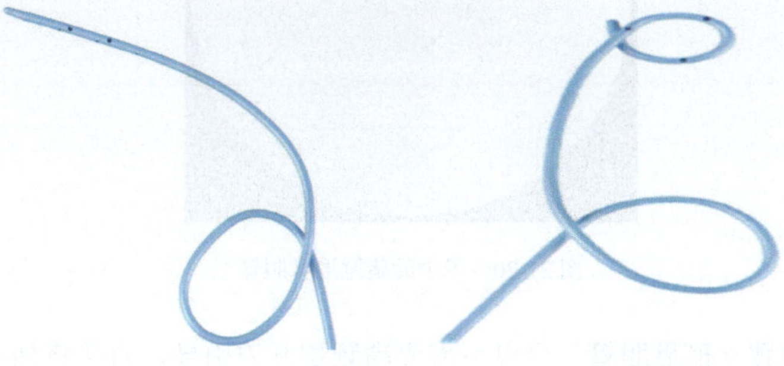

A. γ 形鼻胆管　　B. 猪尾形鼻胆管

图 21-19　鼻胆管

（二）患者准备同 ERCP

## 三、术中配合

**1. 放置猪尾形鼻胆管** 需要高频切开刀引导导丝进入肝内导管。退出高频切开刀时，留置导丝在肝内胆管内，术者向外退切开刀，护士向内插入导丝，护士插导丝的速度应与术者退出切开刀的速度一致，插入速度过快，会导致导丝进入肝内过长，或导丝在乳头口结襻而弹出。切开刀退出后将导丝插入鼻胆管，术者顺着导丝向肝内插入鼻胆管，护士向外拉导丝，速度要一致，拉导丝的速度如果太快，就会将导丝拉出乳头外。鼻胆管到达所需位置后，护士将导丝拉出 60cm 左右，为了增加十二指肠镜内鼻胆管的硬度，导丝不能完全退出，此时术者在 X 线透视下边进鼻胆管，边退内镜。当内镜退出口腔外时将导丝完全退出鼻胆管，此时护士一手固定住靠近口侧的鼻胆管，另一只手将内镜钳道内的鼻胆管，向外拉出。注意保持口腔侧的鼻胆管无移位。为了保持术中护士和术者的速度一致，护士不仅要看内镜图像保持导丝不动，还要观察术者拉出和插入的速度，医护默契配合（图 21-20）。

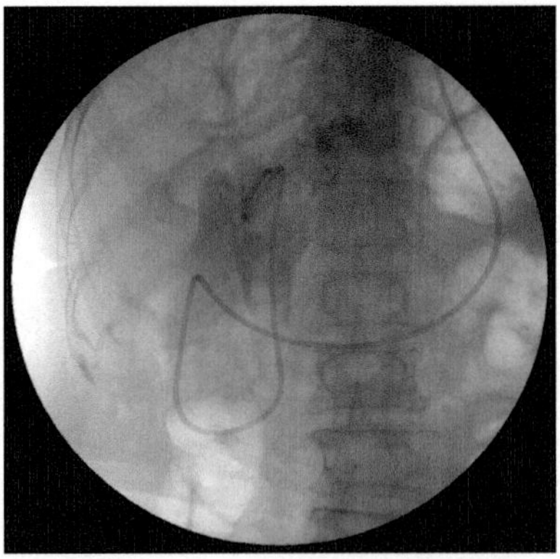

图 21-20 术中的猪尾形鼻胆管

**2. 放置 γ 形鼻胆管** 可以不需要高频切开刀引导，直接将插入导丝的鼻胆管插入胆管。术者将带导丝的鼻胆管插入胆管后，根据术者要求护士将导丝继续插入至肝内胆管，然后缓慢退导丝，术者在退导丝的同时进鼻胆管，鼻胆管顺着导丝进入肝内胆管，到达所需位置后则退导丝、退内镜、留置鼻胆管在肝内胆管内，方法同上述（图 21-21）。

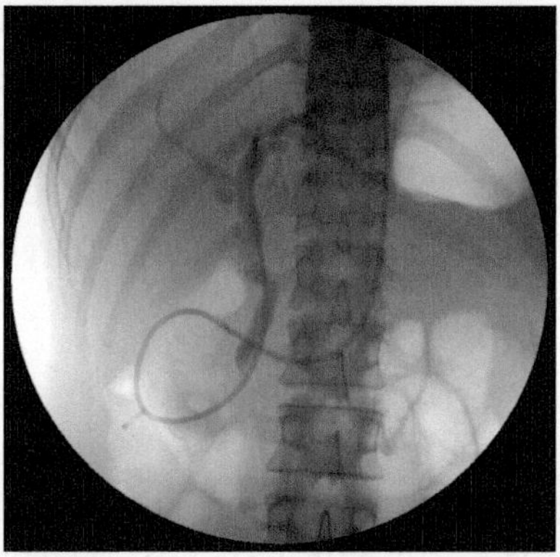

图 21-21　γ 形胆管

**3. 鼻胆管从口腔内出来后**　从鼻腔内插入导尿管至咽喉部，用电筒照亮咽喉部看到尿管后，用卵圆钳夹住尿管从口腔内拉出一部分，留置另一部分尿管在鼻腔外，将鼻胆管的尾端插入到口侧的导尿管腔内，一手拉鼻侧的导尿管，一手送入鼻胆管，将鼻胆管从鼻腔内拉出，注意防止鼻胆管在咽喉部弯折，否则会影响引流效果。这时要检查鼻胆管有无胆汁流出，或注入液体是否通畅。确认无误后连接引流袋，妥善固定。

## 第五节　内镜下胆管内塑料支架置入术的护理配合

### 一、概述

内镜下胆管内塑料支架置入术（endoscopic retrograde biliary drainage，ERBD）是经内镜塑料支架内引流的方法，能安全可靠地进行胆道减压，有效地解除末端胆道的梗阻。其优点是无胆汁丢失，术后无需行管道的特殊护理，提高了患者的生活质量；缺点是塑料支架容易堵塞和移位。

（一）适应证

（1）恶性肿瘤所致的胆道梗阻，可用做术前引流，降低黄疸指数。也可作为晚期肿瘤患者的姑息性治疗。

（2）良性胆管狭窄，置入支架后可达到引流减压和支撑狭窄段的作用。

（3）老年或其他手术风险极大、不宜手术的胆管结石者；内镜取石不成功或取石不彻底者；结石巨大，无法碎石取石者；合并严重胆管炎者；预防结石嵌顿或胆管炎发作者。

（4）胆漏：外漏量较大的胆漏一般采用鼻胆管引流，外漏量较小的胆漏多采用塑料内支架引流。

（二）禁忌证

（1）有 ERCP 禁忌证者。

（2）肝门部胆管肿瘤累及肝内多级分支胆管受侵，引流范围极为有限者慎用；行 ERBD 后引流效果不佳，术后易出现感染、发热。

## 二、术前准备

（一）物资准备

**1. 设备**　同 ENBD。

**2. 附件**　扩张探条、塑料支架、支架推送器（图 21-22），其余同 EST。

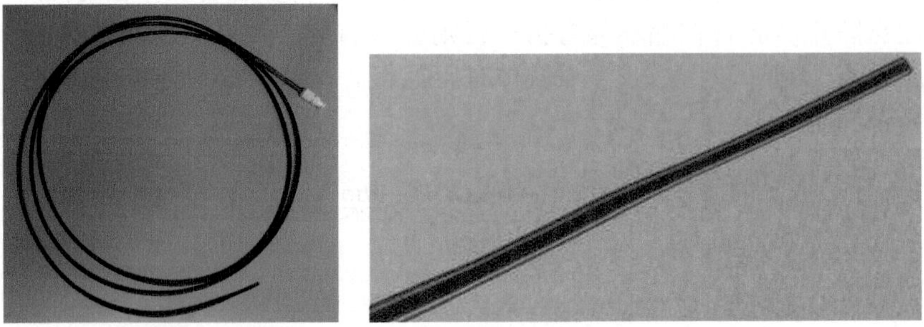

A. 扩张探条　　B. 扩张探条前端

图 21-22　胆管扩张探条

1）胆管扩张探条：探条头端 5cm 较细成锥形，直径有 6Fr、7Fr、8.5 Fr、

9 Fr、10 Fr、11.5Fr，10Fr 和 11.5Fr 的扩张器需要通过较大的内镜孔道进入。主要用于胆管狭窄部位的逐级扩张，便于塑料支架顺利通过狭窄段。

2）塑料支架：常用支架的外径有 7Fr、8.5Fr、10Fr，长度有 5 ～ 15cm，不同外径的支架配有对应的支架推送器（图 21-23）。

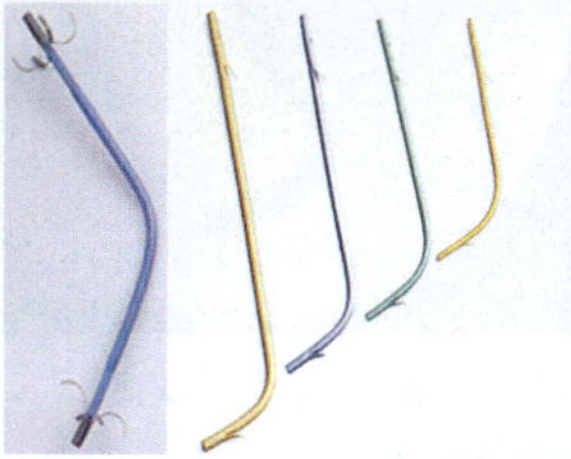

A. 胆道支架

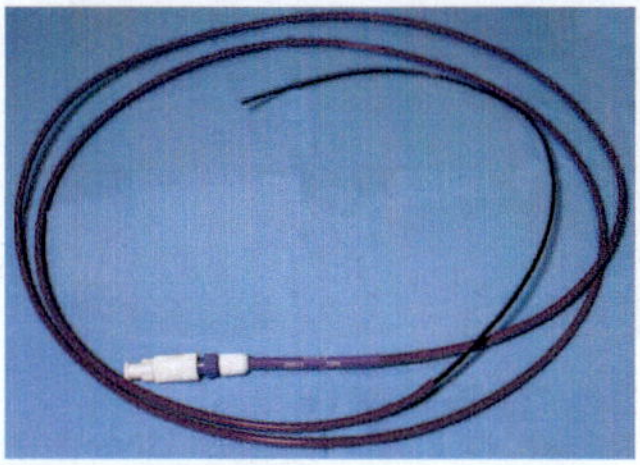

B. 胆道支架推送器

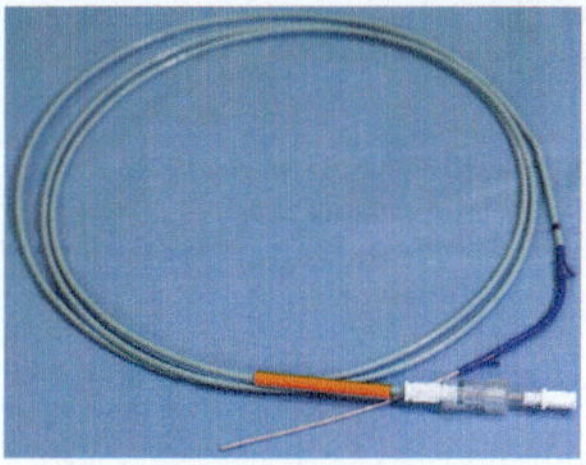

C. 一体式塑料支架

图 21-23　各种类型胆道塑料支架

（二）患者准备（同 ERCP）

## 三、术中配合

### （一）探条扩张的配合

高频切开刀引导导丝进入肝内胆管后，退出高频切开刀，留置导丝在肝内胆管内，术者根据狭窄的程度先选择较细的扩张探条，然后逐级使用较粗的探条。术者将导丝插入扩张探条，在 X 线透视下，护士拉动导丝，术者将扩张探条顺着导丝进入胆管并使探条前端的金属标记超过狭窄的部位，留置 3 ～ 5 分钟后退出，继续保留导丝在肝内，更换另一根探条。护士与术者的配合要点同安置鼻胆管的方法（图 21-24）。

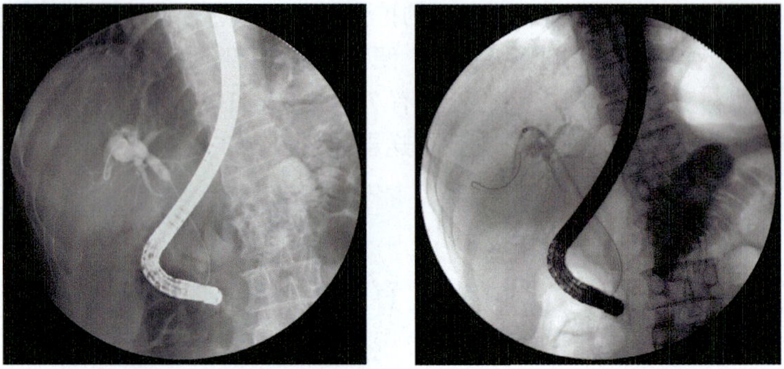

A. 胆道狭窄 X 线影像　　B. 探条扩张术中

图 21-24　扩张探条的配合

（二）支架置入的配合

一体式支架无需安装，非一体式支架应选择直径、长度合适的支架正确安装于对应的支架推送器。在 X 线监视下，沿导丝送入内支架及推送器，待推送器前端的标记越过狭窄后，固定不动；将推送器外套管与内芯松开，一手固定内芯及导丝不动，术者向前推送外套管，使内支架继续向前走，越过狭窄段以上 1 ～ 2cm 后，调整好内支架位置，当末端倒刺紧贴十二指肠乳头时用推送器外套管顶住内支架不动，护士依次将导丝、内芯和推送器退出（图 21-25）。

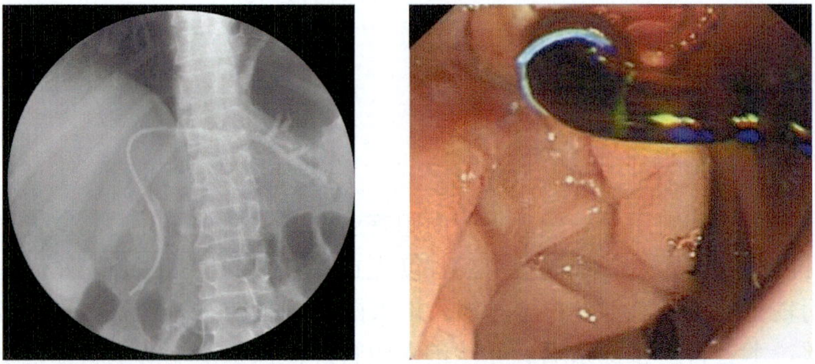

A. 塑料支架置入术后透视图　　B. 塑料支架置入术后内镜图

图 21-25　塑料支架置入

## 四、术后并发症

（一）出血

同 EST。

（二）穿孔

同 EST。

（三）胆管炎

胆管炎最常见，因支架堵塞引起。可预防性应用抗生素，严密观察患者的生命体征。

（四）支架堵塞或移位

塑料支架的通畅期平均为 3、4 个月。根据病情的需要及时更换。

# 第六节　内镜下胆管金属支架置入术的护理配合

## 一、概述

内镜下胆管金属支架置入术（endoscopic metal biliary endoprothesis，EMBE）主要用于恶性胆道的姑息治疗。目前常用的金属支架材料为镍钛合金丝，具有形态记忆特性，弹性好。金属支架具有自膨胀性，被压缩在双层结构的推送管鞘间，释放完全膨胀后的口径一般可达 10mm（30 Fr），是普通塑料支架的数倍，引流效果及支架的通畅期明显优于塑料支架。金属支架分为无覆膜和覆膜支架，覆膜支架可防止肿瘤组织通过金属网眼向腔内生长，仅用于胆总管下端梗阻的治疗，但由于置入胆管后不易取出，故多用于恶性胆管梗阻患者的姑息治疗。

（一）适应证

无法手术切除的恶性肿瘤患者的姑息治疗。

（二）禁忌证

（1）有 ERCP 禁忌证者。

（2）肝门部或肝内胆管多处狭窄的患者。

（3）无覆膜金属支架：良性胆道狭窄、腔内生长型肿瘤或有病灶出血者为相对禁忌证。

## 二、术前准备

### （一）物资准备

**1. 设备准备** 同 ERBD。

**2. 附件准备** 金属支架，其余同 ERBD。金属支架的种类：覆膜支架和无覆膜支架，常用的长度：4cm、6cm、8cm、10cm；常用的直径：8mm（图 21-26）。

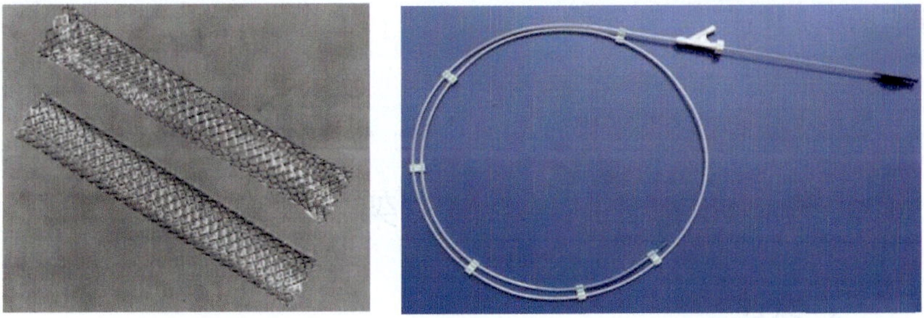

A. 胆道金属支架　　B. 胆道金属支架推送器

图 21-26　胆道金属支架

### （二）患者准备

（1）同 ERCP。

（2）签署知情同意书的重要性：向患者及家属详细讲解金属支架治疗的必要，塑料支架和金属支架的优缺点，因为金属支架价格昂贵，所以必须征得患者及家属同意，签署知情同意书后方可使用。

## 三、术中配合

（1）先进行 ERCP 造影后，根据病变的性质、部位、范围确定选用金属支架的长度，肝门部梗阻一般应放置在胆管内，支架两端应超过狭窄段 2cm 以上，胆管下端梗阻，金属支架应留置在乳头外 1cm 以上。

（2）送入导丝过狭窄上段，可用探条或柱状气囊进行狭窄段的扩张。

（3）先将选好的金属支架的两腔内注入生理盐水冲洗润滑，以利导丝的通过及支架的释放，再沿导丝送入，待支架越过狭窄段上端后，在X线监视和内镜直接监控下，缓慢释放支架（图21-27）。

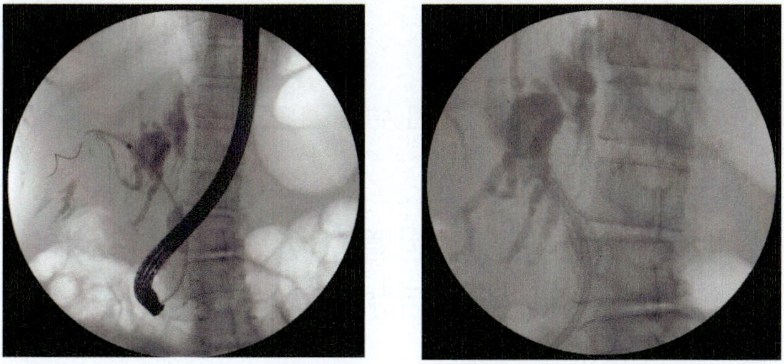

A. 胆道狭窄扩张术中　　B. 胆道金属支架置入

图21-27　胆管金属支架置入

（4）释放的要点

1）一手握住支架输送器的内芯固定不动，一手握住支架输送器的外套管，缓慢向后拉外套管，在透视下见支架完全释放后，退出输送器和导丝。

2）定位必须准确无误，因在释放过程中支架会不断向前移动，所以术者也不断地将支架缓慢地向后拉，以便调整到合适的位置。

3）一般支架在释放时，都会有缩短，因此，在狭窄部位的两端支架应留出1～2cm（图21-28）。

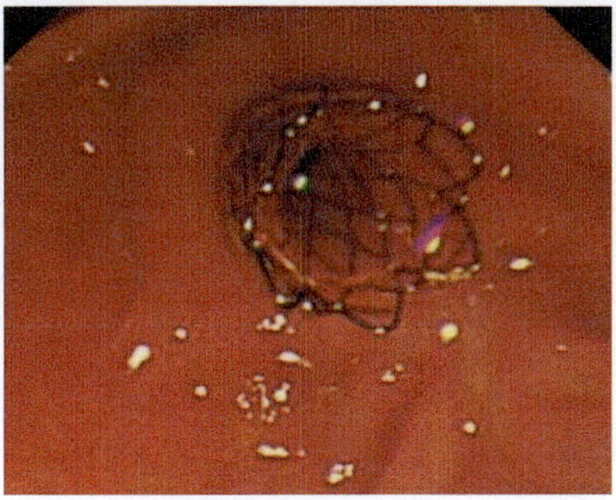

图21-28　金属支架置入术后

### 四、术后常见并发症

（一）同 ERBD

（二）支架堵塞

支架堵塞常发生在术后 10 个月左右，主要因为肿瘤长入支架及过度生长、组织增生或胆泥淤积。

## 第七节　经内镜胰胆管造影下介入治疗的术后护理

### 一、饮食护理

术后禁食 24 小时，24 小时后无腹痛、发热，血淀粉酶正常、白细胞计数正常，可进食清水，逐渐过渡到流质饮食，低脂半流质饮食，直至正常饮食。

### 二、监测相关化验结果

术后 2 小时、24 小时分别抽血查淀粉酶和血常规及白细胞分类。发现术后胰腺炎和感染等并发症，及时处理。

### 三、病情观察

严密观察病人生命体征、有无腹痛、腹胀、呕吐、发热、黄疸、引流管的引流情况。

### 四、生活护理

病人术后卧床休息 24 小时，协助病人做好生活护理，防止因病人移动不便导致管道脱落、坠床、跌倒、感染、压疮等不良事件。

### 五、管道护理

妥善固定鼻胆管，并告知病人及家属管道固定的方法和重要性。防止滑脱，扭曲、堵塞。准确记录引流量、引流液的颜色、性状等，发现异常及时处理。对引流不畅时可用空针进行抽吸，或进行抗生素生理盐水低压冲洗，或在 X 线透视下调整管道位置。定时更换引流袋，更换时应严格遵守无菌操作。

## 六、用药的护理

遵医嘱使用抗生素、抑酸药、止血药、胃黏膜保护剂、能量补充等药物。

## 七、出院指导

出院后一段时间应注意适当休息，避免过度劳累，避免高脂、高蛋白食物和暴饮暴食，禁烟禁酒。

## 八、复查随访

根据本次原发疾病遵医嘱定期复查随访。

## 参 考 文 献

郭学刚，吴开春．2009. ERCP 内镜逆行胰胆管造影．北京：人民军医出版社

李兆申，张澍田．2015. ERCP 初级培训教程．北京：人民卫生出版社，78 ～ 109

席慧君，张玲娟．2014. 消化内镜护理培训教程．上海：上海科学技术出版社

Anderson MA, Fisher L, Jain R, et al. 2012 . Complications of ERCP. Gastrointest Endosc, 75(3): 467 ～ 473

Ang TL, Cheng J, Khor JL, et al. 2011. Endoscopic Retrograde Cholangiopancreatography（ERCP）. Guideline on training and credentialing in endoscopic retrograde cholangiopancreatography. Singapore Med J, 52(9): 654 ～ 657

Freeman ML. 2012. Complications of endoscopic retrograde cholangiopancreatography: avoidance and management. Gastrointest Endosc Clin N Am, 22(3): 567 ～ 586

Silviera ML, Seamon MJ, Porshinsky B et al. 2009. Complications related to endoscopic retrograde cholangiopancreatography: a comprehensive clinical review. J Gastrointestin Liver Dis, 18(1): 73 ～ 82

Szary NM, Al-Kawas FH. 2013. Complications of endoscopic retrograde cholangiopancreatography: how to avoid and manage them. Gastroenterol Hepatol（NY）, 9(8): 496 ~ 504

Thaker AM, Mosko JD, Berzin TM. 2015. Post-endoscopic retrograde cholangio-pancreatography pancreatitis. Gastroenterol Rep（Oxf）, 3(1): 32 ~ 40

Yu DW, Hong MY, Hong SG. 2014. Endoscopic treatment of duodenal fistula after incomplete closure of ERCP-related duodenal perforation. World J Gastrointest Endosc, 6(6): 260 ~ 265

（罗　蓉　王春晖）

# 第二十二章　经皮内镜下胃造口术的护理配合

## 一、概述

经皮胃造瘘术（percutan eousendoscopic gastrostomy，PEG）是一项无需外科手术和全身麻醉的造瘘技术，仅在床旁局麻下即可进行，为许多吞咽困难或吞咽功能丧失但胃肠道功能尚可的患者提供了一种长期肠内营养的途径。该项目操作简便、可行、且创伤性少，患者易于接受，并可及时记录造瘘管置管长度及局部渗液情况，改善患者营养状况，提高生活质量，从而改善身体状况，增强体质，对疾病的恢复提供了良好的身体基础。目前它已成为胃造瘘管饲的首选方法。

（一）适应证

（1）中枢神经系统疾病导致吞咽障碍。

（2）口腔及食管癌的患者导致吞咽障碍。

（3）有正常吞咽功能，但摄入不足，如烧伤、获得性免疫缺陷综合征（AIDS）、厌食、骨髓移植后的患者。

（4）慢性疾病如囊性纤维化、先天性心脏病的患者。

（5）胃扭转的治疗。前提条件是患者的胃肠道必须具有功能，并非短期存活者，肠内营养超过 30 天。

（二）禁忌证

（1）消化道梗阻内镜不能通过者。

（2）大量腹水胃前壁与腹壁不能贴近者。

（3）巨胖、胃次全切除术后及腹膜透析者。

（4）凝血功能异常者。

（5）肝大、胃底静脉曲张、胃壁肿瘤或受肿瘤侵犯、巨大裂孔疝、神经性厌食、腹壁皮肤有感染、心肺功能衰竭、脑室分流等。

（6）不能接受手术者。

## 二、术前准备

### （一）物资准备

**1. 设备准备** 同胃镜检查护理配合。

**2. 胃造瘘装置**（图 22-1）

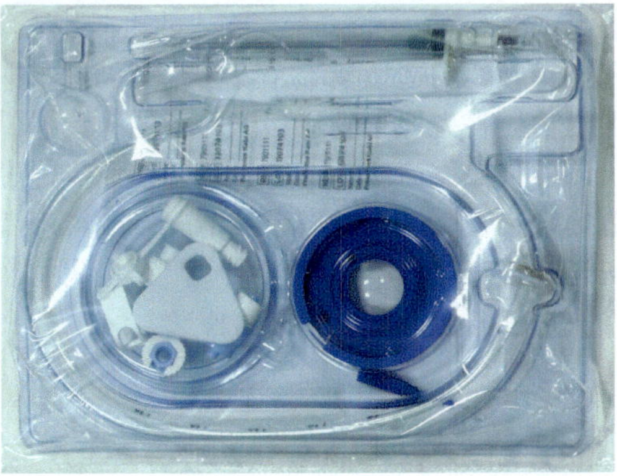

图 22-1 胃造瘘装置

**3. 其他物品** 皮肤消毒剂、棉签、5ml 空针，2% 利多卡因 1 支、活检钳、治疗巾、牙垫、无菌手套及无菌纱布等无菌物品。

### （二）患者准备

（1）同胃镜检查护理配合。

（2）术前常规检查血常规、血小板、出凝血时间、血型等；如有凝血功能障碍和重度贫血者，应纠正后才能进行治疗。

（3）向患者及其家属解释 PEG 的目的、并发症、禁忌证，使患者及其家属了解手术的必要性，有利于患者及家属的配合，并签署手术知情同意书。

（4）对精神紧张者可酌情肌内注射地西泮 10mg。

### （三）术中配合（图 22-2）

（1）查对病人基本信息、血常规、心电图、凝血功能、治疗同意书等。

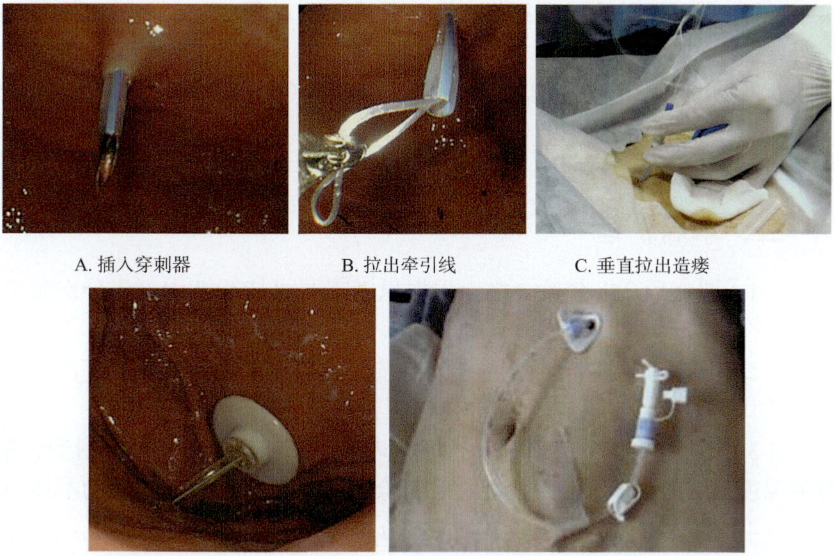

A. 插入穿刺器　B. 拉出牵引线　C. 垂直拉出造瘘

D. 造瘘头适度紧贴胃壁　E. 固定导管

图 22-2　经皮胃造瘘术

（2）连接胃镜装置并检查功能正常。

（3）协助病人左侧卧位，含牙垫，置治疗巾于颌下，指导患者深呼吸、放松。

（4）待医生将胃镜插入胃腔内时将患者体位更变为仰卧位，头抬高 15 ～ 30 度。

（5）PEG 定位：正常情况下，PEG 标准部位在体表左上腹，胃内在胃体中下段或胃窦与胃体交界处的胃前壁。可在关闭房间灯光后，透过腹壁，借助内镜光源在腹壁的投影确定最佳位置。

（6）常规消毒皮肤，辅无菌治疗巾，协助医生用 2% 利多卡因局部逐层浸润麻醉至胃腔内见针尖。

（7）切开皮肤，切口约 0.5cm。

（8）穿刺与穿线：插入穿刺器，送入牵引线，穿刺器固定在穿刺口，经内镜钳道插入活检钳，拉出牵引线。

（9）牵引线与造口器捆绑，经口置放入造口器并随牵引线牵拉至造口外端。

（10）内镜观察造口器内端固定妥当，避免压迫过紧。

（11）清理消毒创口，锁紧造口管，无菌纱布覆盖创口，固定造口管末端。整理内镜及用物。

## 三、术后护理

（1）造瘘后 24h 禁食，之后根据患者需要可持续性注入或分次集中喂饲。

（2）喂饲时输注量及速度应严格按照胃排空的情况确定。每次鼻饲前后均用温开水或生理盐水 30ml 冲洗导管，保证导管畅通。

（3）每次喂饲前要回抽胃残留量，若大于 100ml 应该考虑不耐受。营养液温度为 37 ～ 39℃，过冷及过热都会刺激胃黏膜，引起病人的不适。

（4）注食时及注食后，30 ～ 60 分钟患者取坐位或半坐位，以防止出现胃食管反流。

（5）定时观察造瘘口的情况，注意有无红、肿、热、痛以及胃内容物渗漏，保持造瘘口周围皮肤清洁、干燥，防止感染。

（6）造瘘管周围皮肤护理如伤口渗血，应局部压迫止血，出血较多时应及时通知医生进行处理。

（7）每日用碘伏消毒造瘘口 2 次，无菌纱布遮盖胶布固定，直至局部干燥、无渗液。

（8）指导患者及家属造口管的使用及保护方法。

## 四、操作注意事项

（1）皮肤切口应严格进行无菌操作。

（2）造口管固定既牢固又不能因压迫过紧导致局部血循环受阻。

## 五、出院指导

经皮胃镜下胃造瘘管可带入家中，指导患者及家属护理。

（1）定时来医院更换造瘘管。

（2）保持管腔通畅及卫生，保持造瘘管周围皮肤卫生，预防感染。

（3）除定时定量的喂饲外还应注意观察其合并症，若患者一旦有呛咳、发热、局部皮肤感染等不适就应立即就诊，以免造成不良后果。

## 六、并发症及处理

（1）出血：常见原因是内垫处的胃溃疡，由于压迫性坏死或磨蚀所致。操作过程应轻柔，注意内垫置入松紧恰当。

（2）反流、误吸：逐渐增加每次输注的营养液，抬高床头；将造瘘管头端放入空肠，可以减少反流误吸的措施。

（3）感染：造瘘口局部脓肿形成，加重可导致腹膜炎。病情严重时应紧急手术切开引流，清除坏死组织。对有感染危险因素如严重营养不良和糖尿病的患者，在造瘘期应予广谱抗生素预防。

（4）造瘘管滑脱：由于固定不牢所致。无论何时发生，应立即重新置管。

## 参 考 文 献

陈晓飞，陈朔晖，徐建仙．2015．经皮内镜下胃造瘘患儿家庭肠内营养的护理．中华护理杂志，3(50)：381 ～ 383

李兆申，沈连军．1991．经皮穿刺内镜胃造瘘术．消化系疾病介入治疗．上海：上海科学技术文献出版社

许乐．2009．胃镜下经皮胃造瘘的临床应用．世界华人消化杂志，17(33)：3378 ～ 3380

周燕琴，谢宝榕．2010．经皮内镜下胃造瘘术的护理．福建医药杂志，32(1)：152 ～ 153

（胥　媚　肖　琴　吴春成）

# 第二十三章　超声内镜引导下细针抽吸活检术护理配合

## 一、概述

EUS 及其引导下的细针抽吸活检术（fine-needle aspiration，FNA）是指在超声内镜实时引导下，使用穿刺针对消化道及其周围病灶进行穿刺抽吸，以获取组织细胞学诊断的一种技术。自首次报道后，已广泛应用于消化道及其周围病变的诊断。与腹部超声或引导下的经皮穿刺细针抽吸术相比，具有穿刺距离短、安全性高等优点。它对 EUS 操作者的经验和技术提出了更高的要求。

（一）适应证

（1）胰腺占位病变。

（2）胰腺周围及腹膜后包块、淋巴结。

（3）纵隔占位病变及淋巴结。

（4）食管及胃肠道黏膜下包块。

（二）禁忌证

**1. 绝对禁忌证**

（1）严重心肺疾患，如严重心律失常、心肌梗死急性期、重度心力衰竭、哮喘发作期、呼吸衰竭不能平卧等患者。

（2）疑有休克、消化道穿孔等危重患者。

（3）食管重度狭窄。

（4）口腔咽喉急性炎症患者。

（5）食管、胃急性腐蚀性炎症患者。

（6）明显的主动脉瘤、脑梗急性期、脑出血患者。

**2. 相对禁忌证**

（1）心肺功能不全。

（2）消化道出血患者而血压未平稳者。

（3）有出血倾向，血色素低于 50g/L 者。

（4）高度脊柱畸形，巨大食管或十二指肠憩室。

## 二、术前准备

（一）物品准备

**1. 超声内镜**　穿刺用超声内镜，一般是凸阵扫描彩色多普勒穿刺超声内镜（图 23-1）。

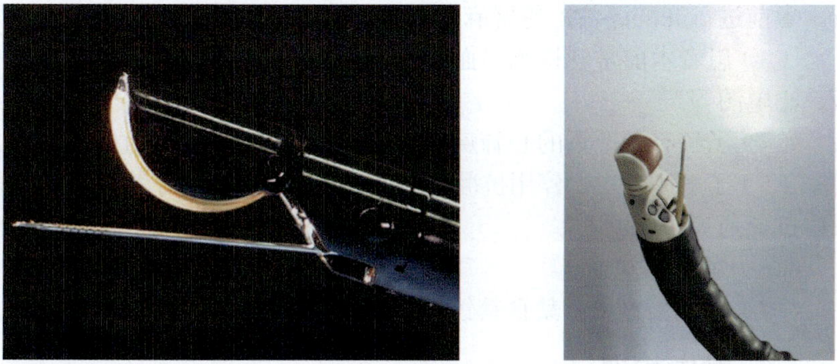

图 23-1　穿刺超声内镜

**2. 穿刺针**（图 23-2）　常用穿刺针有 Olympus 及 Cook 穿刺针。由手柄、针鞘、针芯组成，规格为 19 ～ 25G。

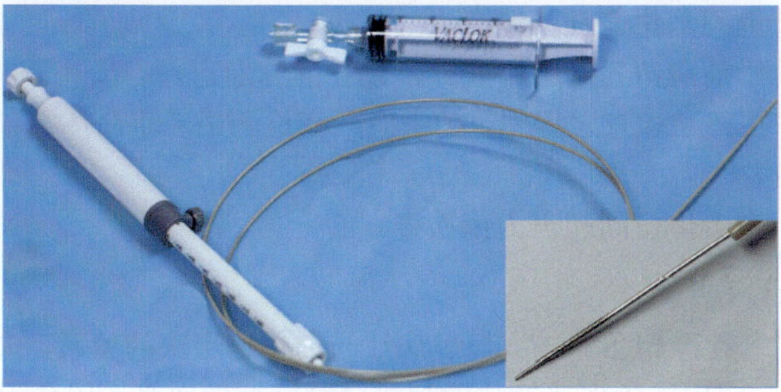

图 23-2　穿刺针

**3. 其他** 准备治疗台、无菌手套、无菌生理盐水、5ml 注射器、95% 乙醇、干燥玻璃片，准备好急救器材。负压注射器阀关上，抽取负压抽 20ml，待用。

（二）患者准备

（1）向患者及家属介绍检查的方法、必要性，同时告知检查后常见的不适及处理，签署治疗同意书。

（2）麻醉患者准备：由于治疗操作时间较长，一般在全身麻醉下进行。术前进行麻醉评估，签署麻醉知情同意书。

（3）患者术前常规检测出血时间、凝血时间、凝血酶原时间和血小板、心电图等。

（4）了解有无严重的心肺疾病。女性受检者，应了解月经史情况。

（5）了解用药史。停用抗凝药物：如华法林、低分子质量肝素、非甾体抗炎药等一周以上。

（6）建立静脉通道。

（7）手术当日患者禁食禁饮 6 小时以上。

## 三、术中护理

（一）患者护理

（1）查对患者术前常规检查结果，内镜治疗、麻醉知情同意书，穿刺部位影像资料等。

（2）询问消化道准备情况。

（3）术前需留置静脉留置针，建立静脉通道。

（4）在整个检查过程中，护士应严密检测患者生命体征，如有异常及时告知医生。

（5）患者体位同超声内镜检查。

（二）术中配合

（1）患者行 EUS 探查，显示病灶与消化道层次的关系，选择合适的穿刺部位，应用彩色多普勒功能扫描穿刺区域的血管，以免误伤血管，测量病灶大小（图 23-3）。

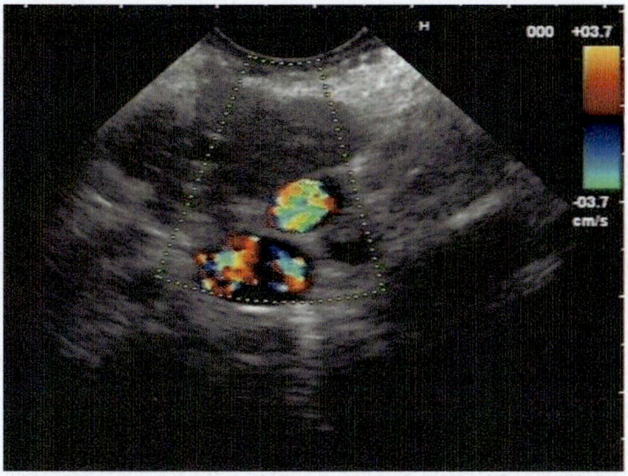


图 23-3 彩色多普勒显示血管

（2）穿刺针安装，穿刺针缩回，滑环锁在“0”的位置，取下活检阀门，将穿刺针插入内镜活检管道，穿刺针手柄固定于内镜活检管道外口。

（3）术者固定内镜位置不变，护士解除手柄上的滑环锁，推动手柄至预设的滑环位置（推出针芯），术者采用“握笔式”将穿刺针刺入病灶处，推进穿刺针约 1cm，在超声显示屏上可看到穿刺针位置，呈线型强回声（图 23-4）。

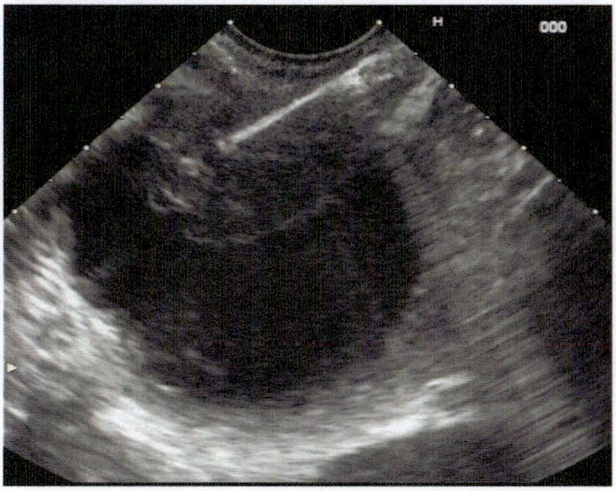


图 23-4 穿刺针刺入病变区域

（4）轻轻旋转塑料帽，将针芯后退几毫米，使针尖锐利。穿刺针刺入病灶后，将针芯插回原位，将针道内混入的不需要的组织排除，然后彻底拔出针芯，呈圆形盘曲后放于治疗巾中。

（5）连接已经准备好的负压注射器，打开负压阀。在 EUS 监视下，保持针尖在病灶中，来回抽插。

（6）缓慢释放负压，向消化管道内注入少量气体，以减少穿刺部位的肠液，然后快速收回针尖并拔针。

（7）针尖对准玻片，针芯缓慢插入针道，将有形的组织条放入干燥标本瓶快速送病理检查。组织液放在干燥玻片上涂片（图 23-5），然后放进 95% 的乙醇里面送细胞学检查。空针抽吸 5ml 生理盐水再次推出针道里的剩余组织送检。

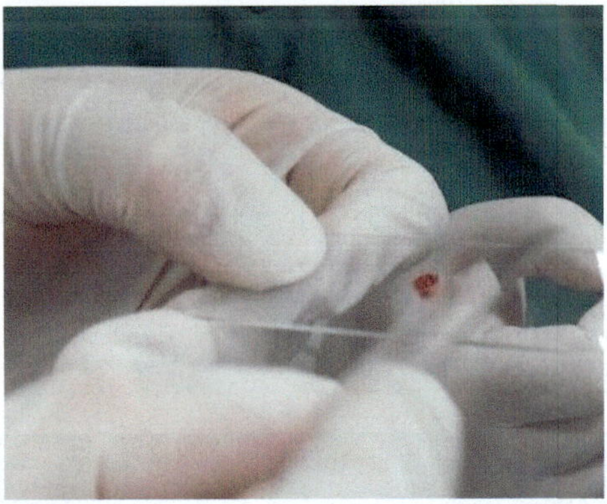

图 23-5　病变组织图片

## 四、术后护理

（1）麻醉复苏监护：给予吸氧，监测血压、血氧饱和度、脉搏、呼吸以及意识状态。

（2）观察并发症：EUS-FNA 并发症发生率在 0.5% ～ 2%。文献报道常见的并发症为出血、感染和穿孔，少见并发症为咽喉部损伤、食管贲门撕裂、一过性发热、气胸和急性胰腺炎。其并发症的发生与病变的情况、患者的基本状态及操作者的技术水平有一定关系。术后观察有无腹痛、腹胀、出血、发热等临床表现。

（3）向患者及家属交代术后注意事项，如卧床休息 24 小时，禁食、禁水 4 小时以上。4 小时后进食清淡温凉半流质食物一天，勿食过热、粗糙、刺激性食物，以免引起穿刺处出血。

## 参 考 文 献

蔡文智，智发朝. 2009. 消化内镜护理及技术. 北京：科学出版社，322 ～ 326

金震东，李兆申. 2011. 消化超声内镜学. 北京：科学出版社，155 ～ 157

孙思予. 2002. 电子内镜超声诊断及介入技术. 北京：人民卫生出版社，309 ～ 315

王萍，徐建鸣. 2015. 消化内镜微创护理学. 上海：复旦大学出版社，148 ～ 150

（王 瑜 吴春成）

# 第二十四章　超声引导下胰腺假性囊肿引流术的护理配合

## 一、概述

胰腺假性囊肿（pancreatic pseudocyst，PP）为局限化的富含胰酶的液体积聚，由非上皮性的囊壁包绕，可由急慢性胰腺炎及胰腺创伤、胰管阻塞等引起。假性囊肿可发生破裂或因体积巨大出现压迫症状，从而出现继发感染（脓肿）、胰源性腹腔积液、胰源性胸腔积液、囊肿破裂、囊肿内出血、胃肠道梗阻、胰漏、腹泻等多种并发症。内镜超声引导下胰腺假性囊肿经胃置管引流术具有创伤小、安全、并发症少、病死率低等优点，正逐步取代外科手术及传统经皮引流术。

### （一）适应证

胰腺假性囊肿形成时间大于 4 ～ 6 周，囊肿直径＞ 5cm，囊肿压迫胃壁出现临床症状，囊肿壁与胃壁距离＜ 1cm。

### （二）禁忌证

（1）严重心肺疾患，如严重心律失常、心肌梗死急性期、重度心力衰竭、哮喘发作期、呼吸衰竭不能平卧等患者。

（2）疑有休克、消化道穿孔等危重患者。

（3）食管重度狭窄。

（4）囊肿壁与胃壁距离＞ 1cm。

（5）食管、胃急性腐蚀性炎症患者。

（6）明显的主动脉瘤、脑梗急性期、脑出血患者。

## 二、术前准备

### （一）物品准备

（1）穿刺超声内镜：彩色多普勒线阵式超声内镜。

（2）穿刺针 ：19G 穿刺针。

（3）十二指肠镜。

（4）引流导管：一般选用＞8.5Fr 双猪尾形塑料支架，或＞7Fr 的鼻胆引流管（图 24-1）。

（5）扩张探条或柱状扩张球囊。

（6）导丝：软导丝（斑马导丝）。

（7）针状电刀。

（8）高频电发生器。

（9）药物准备同 ERCP。

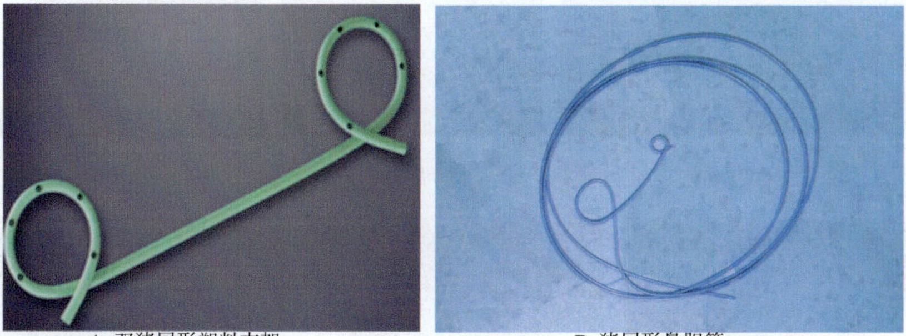

A. 双猪尾形塑料支架　　B. 猪尾形鼻胆管

图 24-1　引流导管

（二）患者准备

（1）评估患者重要脏器功能，有无心肺疾病等。

（2）了解患者出、凝血时间，血常规情况，停用影响凝血机制的药物。

（3）了解穿刺部位的 B 超及 CT 检查结果，尤其穿刺部位有无主要血管经过。

（4）术前 3 天进食半流质饮食，术前禁食 12 小时以上。

（5）有黄疸者，术前 3 天每天肌内注射维生素 $K_1$。

（6）术前 20 ～ 30 分钟口服 2% 利多卡因胶浆 10 ～ 20ml。

（7）建立静脉通路。

（8）术前给予镇静止痛，最好在全麻下进行。

## 三、术中护理

### （一）患者护理同 ERCP

### （二）术中配合

**1. 超声内镜下经胃壁支架引流**（图 24-2）

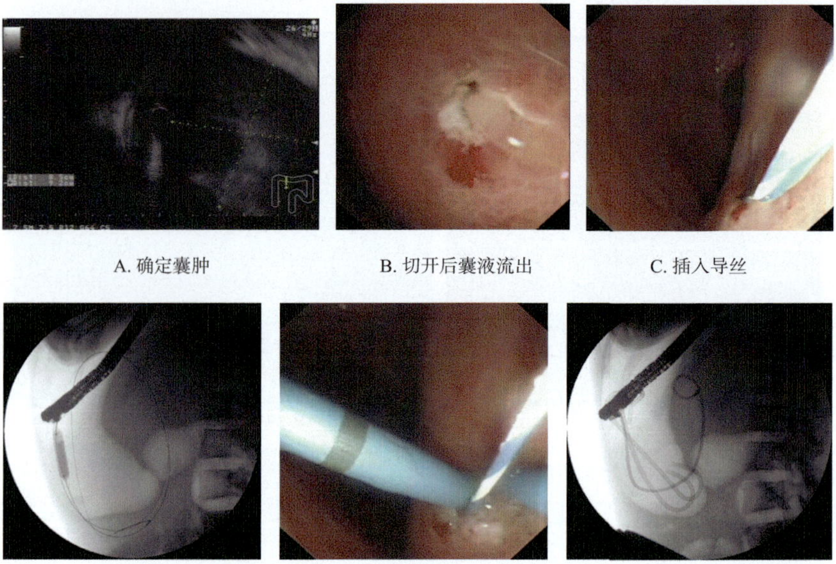

A. 确定囊肿　B. 切开后囊液流出　C. 插入导丝

D. 球囊扩张　E. 置入双支架　F. 置入鼻胆引流管

图 24-2　胰腺假性囊肿支架置入术

（1）插入治疗型超声内镜，显示囊肿的位置及大小，测量囊肿与胃壁间距离，用彩色血流图显示邻近的血管结构。

（2）选胃壁受压最明显处为穿刺点，并用亚甲蓝做好标记。

（3）护士协助术者将穿刺针插入超声内镜管道，然后伸出针尖，在超声影像图上识别针尖位置。

（4）在超声引导下，将穿刺针刺入囊肿腔内，有明显落空感时，表明穿刺针进入囊肿。如果穿刺有困难，可用高频电刀切开。

（5）拔出针芯，接负压空针回抽囊液，在 X 线监视下注入适当造影剂，确认穿刺针位于囊内。

（6）沿穿刺针插入导丝，使导丝在囊内盘曲 2 ～ 3 圈。

（7）将导丝留置于囊肿内，撤出穿刺针。

（8）沿导丝插入扩张探条或球囊，扩张胃壁穿刺点，探条扩张一般从 5 ～ 7Fr 逐级扩张。退出扩张探条，再沿导丝插入扩张球囊，行球囊扩张。

（9）将支架装在推送器上，沿导丝送入支架和推送器，在 X 线下见推送器内芯进入囊肿内后护士配合术者将双猪尾支架置入囊肿内，拔出导丝及推送器，可见囊液流出。

**2. 超声内镜下经鼻胃囊肿引流**

（1）主要适用于巨大囊肿或需要向囊腔内注射治疗药物时。

（2）内镜下在胃腔内隆起最明显处用针式电刀切开胃壁和囊壁，见少量囊液流出后，再将切口扩大至 1cm，一般可见大量囊液流出。

（3）置导丝于囊内，在内镜和 X 线监视下，沿导丝置入鼻胆引流管。

（4）退出内镜，将鼻胆引流管经鼻腔引出，固定并连接吸引容器。

## 四、术后护理

### （一）患者护理

（1）监测生命体征，给予静脉补液、吸氧。待患者完全清醒、生命体征平稳后送回病房。

（2）术后常规禁食 24 小时以上，24 小时后逐步进食流质、半流质食物。

（3）如有鼻胆引流管者，按鼻胆引流管术后护理。详见本篇第二十一章第七节。

### （二）并发症及处理

密切观察患者有无出血、腹痛、发热等异常。并发症发生率为 10% 左右，主要为出血、囊肿感染、引流管脱落、堵塞、移位等。对于并发症，一般可先通过内镜或药物治疗，如无效，应考虑外科手术治疗。

## 参 考 文 献


金震东，李兆申 . 2011. 消化超声内镜学 . 北京 : 科学出版社

刘春雨 . 2010. 内镜超声引导下胰腺假性囊肿经胃置管引流术的护理 . 解放军护理杂志，6(27): 923

唐颖 . 2015. 超声内镜引导下经胃胰腺假性囊肿内引流术的中西医结合护理 . 天津护理，2(23): 61 ～ 62

徐崇娟，余艳平，李秀娟 . 腹腔镜下经胃置管引流术治疗胰腺假性囊肿患者的护理 . 中国实用医药，2015. 10(1): 180 ～ 181


（王　瑜　吴春成）

# 第二十五章　经自然腔道内镜手术的护理配合

## 第一节　经自然腔道内镜手术的应用

### 一、概述

经自然腔道内镜手术（natural orifice transluminalendoscopic surgery，NOTES）是指经口、阴道、结肠、膀胱等自然腔道置入软性内镜到达腹腔。在内镜下完成阑尾切除、胆囊切除、肝段切除、胰尾切除、脾脏切除、胃肠吻合、卵巢切除、子宫切除等微创手术操作，实现对腹腔、盆腔疾病的微创治疗。自 2004 年问世以来，NOTES 作为一项新兴的微创治疗方式，受到国内外医学界广泛关注，并被寄予开辟微创外科治疗新领域的厚望，但目前仍面临诸多挑战。

1994 年 Wilk 第一次提出了经自然腔道内镜手术（NOTES）的基本概念，2004 年美国约翰•霍普金斯大学 Kalloo 等报道了对实验猪经胃行腹腔探查、肝活检的动物实验，并正式提出 NOTES 的概念。2005 年美国消化内镜学会（ASGE）和美国胃肠内镜外科学会（SAGES）的 NOTES 工作组制定了白皮书，并首先提出了进入腹腔的手术入路、腹膜内的并发症等问题。随后关于 NOTES 的动物实验研究和报道层出不穷，时至今日随着 NOTES 技术中的入路、瘘口闭合、预防感染、空间定位、设备器械附件等问题的解决及技术的实现，NOTES 技术已逐步进入临床应用于人体 。2008 年 12 月 12 日～ 14 日在杭州举行了第一次国内 NOTES 高峰论坛，并成立了中国 NOTES 俱乐部，从而拉开了我国 NOTES 研究的序幕。2009 年 5 月 24 日，山东大学腔镜微创外科研究所牛军等在国内首例成功实施了经阴道内镜胆囊切除术，标志着我国开始尝试临床 NOTES 手术。

目前在临床开展的经 NOTES 技术可进行纵隔探查、腹腔探查、肝脏活检、胆囊切除、输卵管结扎、胃空肠吻合、胰腺假性囊肿引流清创术等。

## 二、NOTES 的临床应用

### （一）经胃入路 NOTES

从口腔进镜，经胃前壁进入腹腔是常见的方式之一，因胃前壁入路引起周边脏器损伤的风险最小。而且相对于肠道，胃内菌群对腹腔的污染也小得多，有研究发现，从胃腔入路几乎没有污染。减少腹腔污染的常见措施：术前禁食 6 ～ 8 小时，抗生素灌洗胃腔，围术期抗生素的使用，术中使用无菌套管。

### （二）经阴道、经肛的 NOTES

从阴道入路侧可获得更直接的操作空间和视野，子宫骶骨之间区域没有大血管和神经分布，也没有其他重要器官存在，避免了术中误伤的风险，如果术后创口内镜下无法关闭，还可直视下缝合关闭。

经肛入路与经胃入路，对上腹腔手术时，经肛入路时操作更稳定、视野更佳、更直接。但需要更长的内镜插入，穿刺入路时易损伤周边结构，也可能引起不孕，有时会引起结肠的撕裂伤或剪切伤。

### （三）经食管入路 NOTES

经食管入路的 NOTES 主要参与胸腔内的诊断和治疗，可以避免像胸腔镜和纵隔镜引起的体表瘢痕和肋间神经痛。经从食管黏膜开窗进入黏膜下层，在黏膜下层建立隧道，然后切开食管肌层进入纵隔或胸腔。术后像行 POEM 一样关闭食管黏膜的窗口。

### （四）单孔 NOTES（single port NOTES）

由于单入口的 NOTES 是软镜操作，操作空间和手法仍有很多不尽如人意的地方。用单舱式的手术方式，可以通过单一孔道中放置多个通道，这样操作更方便。

### （五）混合型 NOTES（双镜联合或多镜联合的 NOTES）

与腹腔镜联合的 NOTES 手术称混合型 NTOES，可单通道或双通道进行，软镜和硬镜相互配合使用。

### （六）机器人 NOTES

目前 NOTES 还没有专门的设备，而机器人辅助的腹腔镜手术已成熟应用于临床。NOTES也可借鉴这一技术，目前仍在探索阶段。

（七）EUS引导的NOTES

EUS引导下进入腹腔可减少对周边脏器损伤的风险，也可辅助内镜手术操作的过程。

## 三、NOTES的优势

与开腹手术和腹腔镜手术相比。NOTES不仅在无瘢痕方面具有得天独厚的优势。而且具有下列主要优势

（1）腹壁无瘢痕，完全避免了腹壁切口潜在的并发症，减少了腹腔内粘连及术后肠梗阻的发生。

（2）无需开腹，不仅能降低麻醉条件，减轻术后疼痛，以缩短术后恢复时间；降低了术后肺不张和肺部感染的发生率。

（3）由于所有操作均在内镜下完成，不需要全身麻醉，因此可以在内镜室或床旁对重症监护病人实施手术。

（4）更适用于那些外科手术有难度及风险的病人，如伴有慢阻肺、重度肥胖及长期服用皮质激素的患者。

## 四、NOTES的挑战

（1）空腔脏器切口关闭：如何安全、有效关闭空腔脏器切口，避免胃漏、肠漏等发生，是目前开展NOTES的一大挑战。

（2）腹腔感染：各种NOTES入路均可能引起腹腔感染。人们希望通过应用外套管及抗生素溶液洗胃，以期降低感染率，但其真正效果有待进一步明确。

（3）NOTES专用器械缺乏：迄今尚无NOTES专用器械。

（4）空间定位困难：这成为开展复杂NOTES手术的主要障碍。

（5）切除标本取出问题。

在新技术开展过程中，患者的安全却是决定性的因素。NOTES手术必须由具有丰富经验、熟练掌握内镜和腹腔镜技术的内外科医师组成的团队来完成，改进设备和器械，制定严格的监督管理机制等，才可能保障患者的安全，NOTES才可能造福于广大患者，也才可能开辟内镜微创治疗的新领域。

## 参 考 文 献

苑海明，郭岩，张宗明．2009. 经自然腔道内镜手术（NOTES）的进展与现状．重庆医科大学学报，34(10): 1297 ～ 1299

Kim CG. 2013. Natural orifice transluminal endoscopic surgery and upper gastrointestinal tract. J Gastric Cancer, 13(4): 199 ～ 206.

Mansard MJ, Reddy DN, Rao GV. 2009. NOTES: a review. Trop Gastroenterol, 30(1): 5 ～ 10

Moreira-Pinto J, Lima E, Correia-Pinto J, et al. 2011. Natural orifice transluminal endoscopy surgery: A review. World J Gastroenterol, 17(33): 3795 ～ 3801

（谭庆华　唐　平）

# 第二节　经胃镜胰腺假性囊肿引流清创术（NOTES）的护理配合

## 一、概述

对于内科保守治疗无效的有症状的胰腺假性囊肿外科手术是经典的治疗方法，但创伤大、并发症多。近年来，经皮穿刺囊肿引流术和超声内镜下囊肿引流术等微创方法治疗胰腺假性囊肿取得了一定疗效。但经皮穿刺囊肿置管引流术为外引流，一般需要较长时间引流，且存在引流管阻塞和移位，而患者皮肤穿刺点带管，易造成穿刺处感染，且患者生活质量受到较大影响。而单纯的经内镜胃壁穿刺内引流术不能达到彻底清除坏死组织的效果，延缓了病情的治愈过程。通过 NOTES 技术克服了体外引流的弊端，且可以对囊腔内的坏死组织进行直视下处理，大大提高了患者的治愈速度和生活质量。

## 二、术前准备

### （一）物资准备

**1. 器械及附件准备**　内镜主机及超声穿刺内镜、GIF-Q260J 型带副送水孔道的治疗内镜、高频电发生器；针状切开刀、黄斑马导丝、双猪尾形塑料支架系统、鼻 - 胆引流管、空肠三腔营养管、可变扩张球囊、异物钳等。

**2. 药物准备**　0.9 % 氯化钠溶液若干，1 ∶ 10 碘伏生理盐水混合液、复方泛影葡胺钠造影剂等。

**3. 病人准备**

（1）消化道准备：因经胃镜胰腺假性囊肿引流清创术是以胃壁造口为入路，需行胃壁穿刺置管和清创。所有术前和术后要执行严格的饮食护理。术前 6 小时禁食水。

（2）心理护理：由于经胃镜胰腺假性囊肿引流清创术（NOTES）目前在国内外均属先进技术，特别是在国内还不被人们所熟悉，患者对该治疗方法及疗效不清楚，因此给患者带来很大的心理压力，产生紧张、焦虑和惧怕的心理。首先做好耐心细致的解释工作，告诉患者应用 NOTES 技术治疗胰腺假性囊肿的安全性和有效性以及 NOTES 技术相比于外科手术的优势。从而消除患者的种种担心和顾虑，使之有充分的心理主动配合治疗。

（3）签署手术同意书。

（4）进行心肺功能、血常规、凝血常规等检查。

## 三、手术过程

（1）超声胃镜引导下，选择胃壁囊肿外压处，避开囊肿壁大血管区域且与胃壁位置较近紧贴胃壁处为穿刺点，用针刀电凝电切穿透、切开胃壁，见浑浊液体流出（图 25-1）。

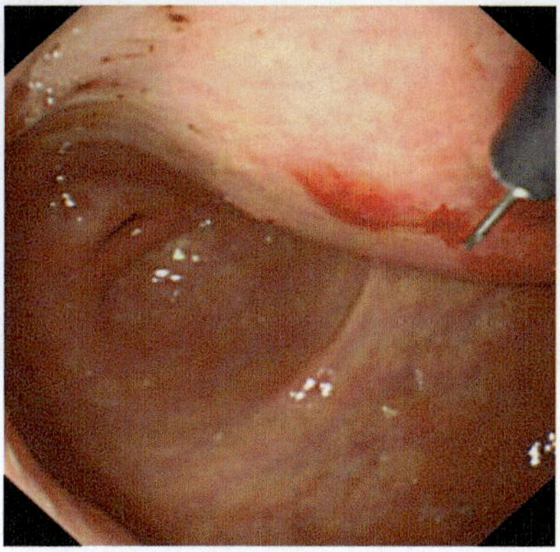

图 25-1　电切胃壁

（2）通过胃壁切开处放入导丝入囊肿腔内，用扩张球囊扩张胃壁切口直径至 1.0 cm，根据囊肿腔的大小沿导丝放入 2 枚或更多枚 10Fr 双猪尾形塑料支架（图 25-2）。

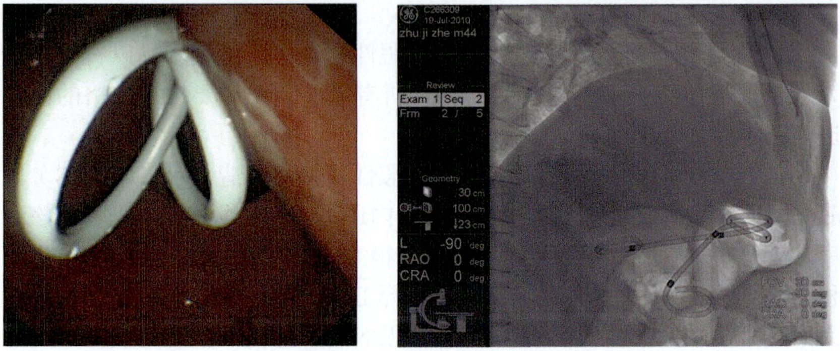


A. 双支架植入　　B. 囊腔 - 胃腔双支架植入

图 25-2　支架置入

（3）放置鼻 - 胰冲洗管，经鼻胰冲洗管以 2000ml/24h 的速度持续灌注 0.9 % 氯化钠溶液冲洗囊肿脓腔（图 25-3）。

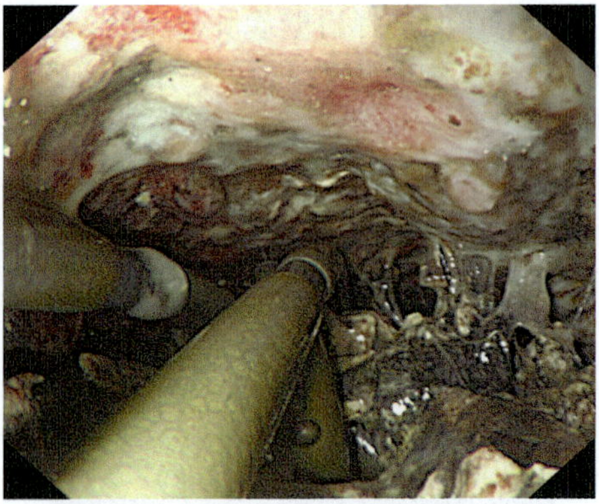

图 25-3　假性囊肿腔内见大量坏死组织

（4）放置空肠三腔营养管。术后经空肠三腔营养管以 1500ml/24h 的速度泵入肠内营养乳剂，同时持续负压吸引胃内容物。

（5）术后一周复查胃镜，进行移位支架的位置调整或堵塞支架的更换。术后两周复查胃镜，拔除所有支架和鼻-胰冲洗管，扩张胃壁切开至1.5cm，将胃镜送入假性囊肿内。于胃镜直视下用过氧化氢对囊腔内脓肿进行反复冲洗抽吸，并用取石网篮和异物钳彻底清除囊腔内坏死组织，直至可见囊腔壁红色肉芽组织，最后在囊腔内放入2枚或更多枚10Fr双猪尾形塑料支架。并放置鼻-胰冲洗管，经鼻胰冲洗管以2000ml/24h的速度持续灌注0.9%氯化钠溶液冲洗囊肿脓腔。术后三周复查胃镜，胃镜进入囊肿内，视囊腔内坏死组织的多少继续用取石网篮和异物钳彻底清除囊腔内坏死组织并放置双猪尾形塑料支架和鼻-胰冲洗管。术后四周复查胃镜，胃镜进入囊肿内，视囊腔内坏死组织的残留情况和肉芽组织增生的情况予以拔除支架、引流管和空肠营养管（图25-4）。

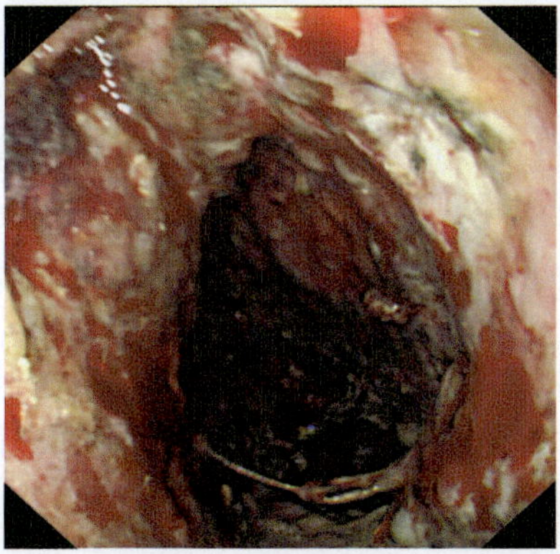

图25-4　彻底清除假性囊肿腔内坏死组织

## 四、术中配合

### （一）护士严格进行无菌操作

术中配合护士要严格进行无菌操作，明确手术过程，熟练掌握各器械附件的使用，并密切观察患者生命体征的变化。

### （二）胃壁穿刺

患者取左侧卧位，采用静脉麻醉。铺无菌台，准备无菌容器分别盛放生理盐水、1 ∶ 10 碘伏生理盐水混合液、复方泛影葡胺钠造影剂。手术医生常规插入超声胃镜，吸尽胃内容物。台上护士协助手术医生依次以 2000ml 生理盐水冲净胃腔，再予以 1 ∶ 10 碘伏生理盐水混合液 1000ml 冲洗胃腔并保留 3 min 后吸净。超声胃镜引导定位下，选择胃壁囊肿外压处并避开囊肿壁大血管区域且与胃壁位置较近紧贴胃壁处为穿刺点，用针状乳头切开刀电凝电切穿透切开胃壁，使用针状乳头切开刀时台上护士要严格把握针刀出针的长度，以 2mm 为宜，以免损伤对侧壁，并调试好高频发生器至混合电凝电切模式。如针刀切开胃壁处渗血，应配合术者进行电凝止血。切开胃壁见浑浊液体流出，术者推送针刀前端进入切口内，配合护士交换入斑马导丝进入囊腔内，术者跟进针刀进入囊腔内，配合护士再通过针刀注入造影剂，放射线下即可明确囊腔的大小和形状。

（三）支架及冲洗管置入

术者根据囊腔的大小、位置及形状决定置入支架的枚数，沿导丝交换入扩张球囊，扩张胃壁切口直径至 1.0cm，在扩张胃壁切口时配合护士应明确扩张枪压力所对应扩张球囊的直径。沿导丝放入支架时应注意固定导丝的位置，避免支架送入与牵拉导丝用力不协调，导致导丝脱出囊腔。囊腔内放置鼻 - 胰冲洗管进行囊腔的持续冲洗管，鼻 - 胰冲洗管另一端经鼻腔引出，在经鼻腔引出时配合护士要注意切勿牵拉过度，将冲洗管脱出囊腔外，经鼻腔引出鼻 - 胰冲洗管后应在放射线下进行透射，明确冲洗管是否有移位、脱出、盘圈。并经鼻放置空肠三腔营养管。

（四）囊腔清创

术后复查胃镜，拔除所有支架和鼻 - 胰冲洗管，扩张胃壁切开至 1.5cm，将胃镜送入假性囊肿内。于胃镜直视下护士配合术者用过氧化氢对囊腔内脓肿进行反复冲洗抽吸，并用取石网篮和异物钳彻底清除囊腔内坏死组织，在清理囊腔内坏死组织时配合护士应该根据囊腔内坏死组织的形状和多少选择相应大小的取石网篮，直至可见囊腔壁红色肉芽组织，最后配合术者于囊腔内再次置入引流支架和冲洗管。

（五）拔除支架和冲洗管

如需拔除支架，护士应准备圈套器在胃镜直视下配合术者拔除支架，护士在收紧圈套器时切勿用力过度，以免切割支架。并以圈套器圈套支架胃腔内猪尾部位为宜。拔除支架和引流管后胃壁造瘘口一般无需特殊处理，需禁食禁水三天以利造瘘口愈合。

## 五、术后护理

（1）术后密切观察患者生命体征的变化，是否有发热、腹痛等症状，并及时汇报医生。

（2）支架、鼻 - 胰冲洗管及空肠营养管置入术后应积极与患者及家属沟通，告知患者及家属鼻腔两根管路的作用及维护方法，切勿折叠和拔出管路。并进行患者的心理护理打消患者鼻腔带管的尴尬和心理压力。

（3）放置支架、鼻 - 胰冲洗管后，经鼻胰冲洗管以 2000ml/24h 的速度持续灌注 0.9 % 氯化钠溶液冲洗囊肿脓腔。

（4）术后放置空肠三腔营养管，经空肠三腔营养管以 1500ml/24h 的速度泵入肠内营养乳剂，同时持续负压吸引胃内容物。

（5）护士应观察冲洗管和营养管于鼻尖的刻度，并妥善固定，避免脱出，并做好患者鼻腔及口腔护理。

## 参 考 文 献

李闻，焦国慧 . 2011. 经自然腔道内镜手术带来了什么？中华消化内镜杂志，28(5): 244 ～ 245

孙刚，杨云生 . 经自然管壁的内镜手术现状和未来 . 中国消化内镜杂志，1(3): 35 ～ 37

王东，陈丹磊，于恩达，等 . 2009. 经胃内镜肝囊肿开窗术（NOTES）一例 . 中国实用外科杂志，(5): 36 ～ 38

郑永志，王东，李兆申 . 2009. 经自然腔道内镜手术 . 世界华人消化杂志，17(17): 1753 ～ 1758

ASGE / SAGES Working Group on Natural Orifice Translumenal Endoscopic Surgery White Paper 2005 Gastrointest Endosc, 2006, 63: 199 ～ 203

Bessler M, Stevens P, Milone L, Fowler D. SAGES 2007 final program. 2007 Transvaginal cholecystectomy, laparoscopically assisted, for gallstones, a human case: ET017.

Giday SA, Kantsevoy SV, Kalloo AN. 2006. Principle and history of natural orifice transluminal endoscopic surgery（NOTES）. Minim Invasive Ther Allied Technol, 15: 373 ～ 375

Kalloo AN, Singh VK, Jagannath SB, et al. 2004. Flexible transgastric peritoneoscopy: anovel approach to diagnostic and therapeutic interventions in the peritoneal cavity. Gastrointest Endosc, 60: 114 ～ 117

McGee MF, Rosen MJ, Marks J, et al. 2007. A reliable method for monitoring intraabdominal pressure during natural orifice translumenal endoscopic surgery. Surg Endosc, 21: 672 ～ 676

Wagh MS, Merrifield BF, Thompson CC. 2005. Endoscopic transgastric abdominal exploration and organ resection: initial experience in a porcine model. Clin Gastroenterol Hepatol, 3: 892 ～ 896

Wang D, Zhen YZ, Zhao H, et al. 2009. Natural orifice transluminal endoscopic surgery on animal models. Chin J Dig Endosc（Chin）, 26: 6 ～ 10

Wilk PJ. 1994. Method for use in intra-abdominal surgery. US, Patent5297536

（唐　平）

# 附录1 《内镜清洗消毒技术操作规范》（2004年版）

## 卫生部关于印发《内镜清洗消毒技术操作规范》（2004年版）的通知

各省、自治区、直辖市卫生厅局，新疆生产建设兵团卫生局：

为进一步加强医疗机构内镜清洗消毒工作，保障医疗质量和医疗安全，我部组织有关专家，在调查研究的基础上制定了《内镜清洗消毒技术操作规范》（2004年版）（以下简称《规范》），现印发给你们，请遵照执行。为保证《规范》顺利实施，提出以下要求：

一、各级各类医疗机构必须高度重视内镜消毒工作，将内镜消毒质量纳入医疗质量和医疗安全管理。本《规范》实施前，开展内镜诊疗业务的医疗机构必须按照《规范》的要求进行自查和整改工作，建立健全并落实有关内镜消毒的各项规章制度，切实保证消毒质量，严格预防和控制因内镜消毒问题导致的医院感染。

二、加强《规范》的学习和培训工作。开展内镜诊疗工作的医疗机构，必须认真组织学习和全面贯彻本《规范》，有关的医院感染管理人员、从事内镜诊疗和内镜清洗消毒工作的医务人员应当接受相应培训，正确掌握内镜的清洗和消毒灭菌技术。

三、各级卫生行政部门要加强对医疗机构内镜消毒工作的监督管理，未达到本《规范》要求的医疗机构，不得开展相应的内镜诊疗业务。

附件：内镜清洗消毒技术操作规范（2004年版）

二〇〇四年四月一日

抄送：国家中医药管理局，总后卫生部，有关部属、部管单位。

卫生部办公厅2004年4月5日印发

校对：郭燕红

# 内镜清洗消毒技术操作规范（2004年版）

## 第一章 总 则

第一条 为规范医疗机构内镜清洗消毒工作，保障医疗质量和医疗安全，制定本规范。

第二条 本规范适用于开展内镜诊疗工作的医疗机构。

第三条 开展内镜诊疗工作的医疗机构，应当将内镜的清洗消毒工作纳入医疗质量管理，加强监测和监督。

第四条 各级地方卫生行政部门负责辖区内医疗机构内镜清洗消毒工作的监督管理。

## 第二章 基本要求

第五条 开展内镜诊疗工作的医疗机构应当制定和完善内镜室管理的各项规章制度，并认真落实。

第六条 从事内镜诊疗和内镜清洗消毒工作的医务人员，应当具备内镜清洗消毒方面的知识，接受相关的医院感染管理知识培训，严格遵守有关规章制度。

第七条 内镜的清洗消毒应当与内镜的诊疗工作分开进行，分设单独的清洗消毒室和内镜诊疗室，清洗消毒室应当保证通风良好。内镜诊疗室应当设有诊疗床、吸引器、治疗车等基本设施。

第八条 不同部位内镜的诊疗工作应当分室进行；上消化道、下消化道内镜的诊疗工作不能分室进行的，应当分时间段进行；不同部位内镜的清洗消毒工作的设备应当分开。

第九条 灭菌内镜的诊疗应当在达到手术标准的区域内进行，并按照手术区域的要求进行管理。

第十条 工作人员清洗消毒内镜时，应当穿戴必要的防护用品，包括工作服、防渗透围裙、口罩、帽子、手套等。

第十一条 根据工作需要，按照以下要求配备相应内镜及清洗消毒设备：

一、内镜及附件：其数量应当与医院规模和接诊病人数相适应，以保证所用器械在使用前能达到相应的消毒、灭菌合格的要求，保障病人安全。

二、基本清洗消毒设备：包括专用流动水清洗消毒槽（四槽或五槽）、负压吸引器、超声清洗器、高压水枪、干燥设备、计时器、通风设施，与所采用的消毒、灭菌方法相适应的必备的消毒、灭菌器械，50毫升注射器、各种刷子、纱布、棉棒等消耗品。

三、清洗消毒剂：多酶洗液、适用于内镜的消毒剂、75%乙醇。

第十二条　内镜及附件的清洗、消毒或者灭菌必须遵照以下原则：

一、凡进入人体无菌组织、器官或者经外科切口进入人体无菌腔室的内镜及附件，如：腹腔镜、关节镜、脑室镜、膀胱镜、宫腔镜等，必须灭菌。

二、凡穿破黏膜的内镜附件，如活检钳、高频电刀等，必须灭菌。

三、凡进入人体消化道、呼吸道等与黏膜接触的内镜，如喉镜、气管镜、支气管镜、胃镜、肠镜、乙状结肠镜、直肠镜等，应当按照《消毒技术规范》的要求进行高水平消毒。

四、内镜及附件用后应当立即清洗、消毒或者灭菌。

五、医疗机构使用的消毒剂、消毒器械或其他消毒设备，必须符合《消毒管理办法》的规定。

六、内镜及附件的清洗、消毒或者灭菌时间应当使用计时器控制。

七、禁止使用非流动水对内镜进行清洗。

第十三条　内镜室应当做好内镜清洗消毒的登记工作，登记内容应当包括，就诊病人姓名、使用内镜的编号、清洗时间、消毒时间以及操作人员姓名等事项。

第十四条　医院感染管理部门应当按照本规范，负责对本机构内镜使用和清洗消毒质量的监督管理。

## 第三章　软式内镜的清洗与消毒

第十五条　软式内镜使用后应当立即用湿纱布擦去外表面污物，并反复送气与送水至少10秒钟，取下内镜并装好防水盖，置合适的容器中送清洗消毒室。

清洗步骤、方法及要点包括：

一、水洗

（一）将内镜放入清洗槽内：

1. 在流动水下彻底冲洗，用纱布反复擦洗镜身，同时将操作部清洗干净；

2. 取下活检入口阀门、吸引器按钮和送气送水按钮，用清洁毛刷彻底刷洗活检孔道和导光软管的吸引器管道，刷洗时必须两头见刷头，并洗净刷头上的污物；

3. 安装全管道灌流器、管道插塞、防水帽和吸引器，用吸引器反复抽吸活检孔道；

4. 全管道灌流器接 50 毫升注射器，吸清水注入送气送水管道；

5. 用吸引器吸干活检孔道的水分并擦干镜身。

（二）将取下的吸引器按钮、送水送气按钮和活检入口阀用清水冲洗干净并擦干。

（三）内镜附件如活检钳、细胞刷、切开刀、导丝、碎石器、网篮、造影导管、异物钳等使用后，先放入清水中，用小刷刷洗钳瓣内面和关节处，清洗后并擦干。

（四）清洗纱布应当采用一次性使用的方式，清洗刷应当一用一消毒。

二、酶洗

（一）多酶洗液的配置和浸泡时间按照产品说明书。

（二）将擦干后的内镜置于酶洗槽中，用注射器抽吸多酶洗液 100 毫升，冲洗送气送水管道，用吸引器将含酶洗液吸入活检孔道，操作部用多酶洗液擦拭。

（三）擦干后的附件、各类按钮和阀门用多酶洗液浸泡，附件还需在超声清洗器内清洗 5 ～ 10 分钟。

（四）多酶洗液应当每清洗 1 条内镜后更换。

三、清洗

（一）多酶洗液浸泡后的内镜，用水枪或者注射器彻底冲洗各管道，以去除管道内的多酶洗液及松脱的污物，同时冲洗内镜的外表面。

（二）用 50 毫升的注射器向各管道充气，排出管道内的水分，以免稀释消毒剂。

第十六条 软式内镜采用化学消毒剂进行消毒或者灭菌时，应当按照使用说明进行，并进行化学监测和生物学监测。

第十七条 采用2%碱性戊二醛浸泡消毒或者灭菌时，应当将清洗擦干后的内镜置于消毒槽并全部浸没消毒液中，各孔道用注射器灌满消毒液。非全浸式内镜的操作部，必须用清水擦拭后再用75%乙醇擦拭消毒。

第十八条 需要消毒的内镜采用2%碱性戊二醛灭菌时，浸泡时间：

一、胃镜、肠镜、十二指肠镜浸泡不少于10分钟；

二、支气管镜浸泡不少于20分钟；

三、结核杆菌、其他分枝杆菌等特殊感染患者使用后的内镜浸泡不少于45分钟。

第十九条 需要灭菌的内镜采用2%碱性戊二醛灭菌时，必须浸泡10小时。

第二十条 当日不再继续使用的胃镜、肠镜、十二指肠镜、支气管镜等需要消毒的内镜采用2%碱性戊二醛消毒时，应当延长消毒时间至30分钟。

第二十一条 采用其他消毒剂、自动清洗消毒器械或者其他消毒器械时，必须符合本规范第十二条第五款的规定，并严格按照使用说明进行操作在使用器械进行清洗消毒之前，必须先按照第十五条的规定对内镜进行清洗。

第二十二条 软式内镜消毒后，应当按照以下方法、步骤进行冲洗和干燥：

一、内镜从消毒槽取出前，清洗消毒人员应当更换手套，用注射器向各管腔注入空气，以去除消毒液。

二、将内镜置入冲洗槽，流动水下用纱布清洗内镜的外表面，反复抽吸清水冲洗各孔道。

三、用纱布擦干内镜外表面，将各孔道的水分抽吸干净。取下清洗时的各种专用管道和按钮，换上诊疗用的各种附件，方可用于下一病人的诊疗。

四、支气管镜经上述操作后，还需用75%的乙醇或者洁净压缩空气等方法进行干燥。

第二十三条　采用化学消毒剂浸泡灭菌的内镜，使用前必须用无菌水彻底冲洗，去除残留消毒剂。

第二十四条　内镜附件的消毒与灭菌方法及要点包括：

一、活检钳、细胞刷、切开刀、导丝、碎石器、网篮、造影导管、异物钳等内镜附件必须一用一灭菌。首选方法是压力蒸汽灭菌，也可用环氧乙烷、2% 碱性戊二醛浸泡 10 小时灭菌或者选用符合本规范第十二条第五款规定的适用于内镜消毒的消毒剂、消毒器械进行灭菌，具体操作方法遵照使用说明。

二、弯盘、敷料缸等应当采用压力蒸汽灭菌；非一次性使用的口圈可采用高水平化学消毒剂消毒，如用有效氯含量为 500mg/L 的含氯消毒剂或者 2000mg/L 的过氧乙酸浸泡消毒 30 分钟。消毒后，用水彻底冲净残留消毒液，干燥备用；注水瓶及连接管采用高水平以上无腐蚀性化学消毒剂浸泡消毒，消毒后用无菌水彻底冲净残留消毒液，干燥备用。注水瓶内的用水应为无菌水，每天更换。

第二十五条　灭菌后的附件应当按无菌物品储存要求进行储存。

第二十六条　每日诊疗工作结束，用 75% 的乙醇对消毒后的内镜各管道进行冲洗、干燥，储存于专用洁净柜或镜房内。镜体应悬挂，弯角固定钮应置于自由位。储柜内表面或者镜房墙壁内表面应光滑、无缝隙、便于清洁，每周清洁消毒一次。

第二十七条　每日诊疗工作结束，必须对吸引瓶、吸引管、清洗槽、酶洗槽、冲洗槽进行清洗消毒，具体方法及要点包括：

一、吸引瓶、吸引管经清洗后，用有效氯含量为 500mg/L 的含氯消毒剂或者 2000 mg/L 的过氧乙酸浸泡消毒 30 分钟，刷洗干净，干燥备用。

二、清洗槽、酶洗槽、冲洗槽经充分刷洗后，用有效氯含量为 500mg/L 的含氯消毒剂或者 2000 mg/L 过氧乙酸擦拭。消毒槽在更换消毒剂时必须彻底刷洗。

第二十八条　每日诊疗工作开始前，必须对当日拟使用的消毒类内镜进行再次消毒。如采用 2% 碱性戊二醛浸泡，消毒时间不少于 20 分钟，冲洗、干燥后，方可用于病人诊疗。

## 第四章 硬式内镜的清洗消毒

第二十九条 硬式内镜的清洗步骤、方法及要点包括：

一、使用后立即用流动水彻底清洗，除去血液、黏液等残留物质，并擦干。

二、将擦干后的内镜置于多酶洗液中浸泡，时间按使用说明。

三、彻底清洗内镜各部件，管腔应当用高压水枪彻底冲洗，可拆卸部分必须拆开清洗，并用超声清洗器清洗 5 ～ 10 分钟。

四、器械的轴节部、弯曲部、管腔内用软毛刷彻底刷洗，刷洗时注意避免划伤镜面。

第三十条 硬式内镜的消毒或者灭菌方法及要点包括：

一、适于压力蒸汽灭菌的内镜或者内镜部件应当采用压力蒸汽灭菌，注意按内镜说明书要求选择温度和时间。

二、环氧乙烷灭菌方法适于各种内镜及附件的灭菌。

三、不能采用压力蒸汽灭菌的内镜及附件可以使用 2% 碱性戊二醛浸泡 10 小时灭菌。

四、达到消毒要求的硬式内镜，如喉镜、阴道镜等，可采用煮沸消毒 20 分钟的方法。

五、用消毒液进行消毒、灭菌时，有轴节的器械应当充分打开轴节，带管腔的器械腔内应充分注入消毒液。

六、采用其他消毒剂、消毒器械必须符合本规范第十二条第五款的规定，具体操作方法按使用说明。

第三十一条 采用化学消毒剂浸泡消毒的硬式内镜，消毒后应当用流动水冲洗干净，再用无菌纱布擦干。采用化学消毒剂浸泡灭菌的硬式内镜，灭菌后应当用无菌水彻底冲洗，再用无菌纱布擦干。

第三十二条 灭菌后的内镜及附件应当按照无菌物品储存要求进行储存。

## 第五章 内镜消毒灭菌效果的监测

第三十三条 消毒剂浓度必须每日定时监测并做好记录，保证消毒效果。消毒剂使用的时间不得超过产品说明书规定的使用期限。

第三十四条　消毒后的内镜应当每季度进行生物学监测并做好监测记录。灭菌后的内镜应当每月进行生物学监测并做好监测记录。消毒后的内镜合格标准为每件细菌总数＜ 20CFU，不能检出致病菌；灭菌后内镜合格标准为无菌检测合格。

第三十五条　内镜的消毒效果监测采用以下方法：

一、采样方法：监测采样部位为内镜的内腔面。用无菌注射器抽取 10ml 含相应中和剂的缓冲液，从待检内镜活检口注入，用 15ml 无菌试管从活检出口收集，及时送检，2 小时内检测。

二、菌落计数：将送检液用旋涡器充分震荡，取 0.5ml 加入 2 只直径 90mm 无菌平皿，每个平皿分别加入已经熔化的 45 ～ 48℃营养琼脂 15 ～ 18ml，边倾注边摇匀待琼脂凝固，于 35℃培养 48 小时后计数。结果判断：菌落数 / 镜 =2 个平皿菌落数平均值 ×20。

三、致病菌检测：将送检液用旋涡器充分震荡，取 0.2ml 分别接种 90mm 血平皿、中国蓝平皿和 SS 平皿，均匀涂布，35℃培养 48 小时，观察有无致病菌生长。

## 第六章　附　　则

第三十六条　医疗机构设有内镜诊疗中心的，其建筑面积应当与医疗机构的规模和功能相匹配，设立病人候诊室（区）、诊疗室、清洗消毒室、内镜贮藏室等。

诊疗室内的每个诊疗单位应当包括：诊疗床 1 张、主机（含显示器）、吸引器、治疗车等，每个诊疗单位的净使用面积不得少于 20 平方米。

第三十七条　本规范自 2004 年 6 月 1 日起施行。

原《医院感染管理规范（试行）》第六章第十一节“内镜室的医院感染管理”同时废止，其他与本规范不一致的规定以本规范为准。

# 附录 2 《医疗机构消毒技术规范》（2012 年版，节选）

中华人民共和国卫生部

2012-04-05 发布

2012-08-01 正式实施

3. 术语和定义

3.1 清洁 cleaning

去除物体表面有机物、无机物和可见污染物的过程。

3.2 清洗 washing

去除诊疗器械、器具和物品上污物的全过程，流程包括冲洗、洗涤、漂洗和终末漂洗。

3.3 清洁剂 detergent

洗涤过程中帮助去除被处理物品上有机物、无机物和微生物的制剂。

3.4 消毒 disinfection

清除或杀灭传播媒介上病原微生物，使其达到无害化的处理。

3.5 消毒剂 disinfectant

能杀灭传播媒介上的微生物并达到消毒要求的制剂。

3.6 高效消毒剂 high-efficacy disinfectant

能杀灭一切细菌繁殖体（所括分枝杆菌）、病毒、真菌及其孢子等，对细菌芽孢也有一定杀灭作用的消毒制剂。

3.7 中效消毒剂 intermediate-efficacy disinfectant

能杀灭分枝杆菌、真菌、病毒及细菌繁殖体等微生物的消毒制剂。

3.8 低效消毒剂 intermediate-efficacy disinfectant

能杀灭细菌繁殖体和亲脂病毒的消毒制剂。

3.9 灭菌 sterilization

杀灭或清除医疗器械、器具和物品上一切微生物的处理。

3.10 灭菌剂 sterilant

能杀灭一切微生物（包括细菌芽孢），并达到灭菌要求的制剂。

3.11 无菌保证水平 sterility assurance level，SAL

灭菌处理后单位产品上存在活微生物的概率。SAL 通示为 $10^{-n}$。医学灭菌一般设定 SAL 为 $10^{-6}$。即经灭菌处理后在一百万件物品中最多只允许一件物品存在活微生物。

3.12 斯伯尔丁分类法 E.H.Spaulding classification

1968 年 E.H.Spaulding 根据医疗器械污染后使用所致感染的危险性大小及在患者使用之前的消毒或灭菌要求，将医疗器械分三类，即高度危险性物品（critical items）、中度危险性物品（semi-critical items）和低度危险性物品（non-critical items）。

3.13 高度危险性物品 critical items

进入人体无菌组织、器官、脉管系统，或有无菌体液从中流过的物品或接触破损皮肤、破损黏膜的物品，一旦被微生物污染，具有极高感染风险，如手术器械、穿刺针、腹腔镜、活检钳、心脏导管、植入物等。

3.14 中度危险性物品 semi-critical items

与完整黏膜相接触，而不进入人体无菌组织、器官和血流，也不接触破损皮肤、破损黏膜的物品，如胃肠道内镜、气管镜、喉镜、肛表、口表、呼吸机管道、麻醉机管道、压舌板、肛门直肠压力测量导管等。

3.15 低度危险性物品 non-critical items

与完整皮肤接触而不与黏膜接触的器材，如听诊器、血压计袖带等；病床围栏、床面以及床头柜、被褥疮；墙面、地面、痰盂（杯）和便器等。

3.16 灭菌水平 sterilization level

杀灭一切微生物包括细菌芽孢，达到无菌保证水平。达到灭菌水平常用的方法包括热力灭菌、辐射灭菌等物理灭菌方法，以及采用环氧乙烷、过氧化氢、甲醛、戊二醛、过氧乙酸等化学灭菌剂在规定条件下，以合适的浓度和有效的作用时间进行灭菌的方法。

3.17 高水平消毒 high level disinfection

杀灭一切细菌繁殖体包括分枝杆菌、病毒、真菌及其孢子和绝大多数细菌芽孢。达到高水平消毒常用的方法包括采用含氯制剂、二氧化氯、邻苯二甲醛、过氧乙酸、过氧化氢、臭氧、碘酊等以及能达到灭菌效果的化学消毒剂在规定的条件下，以合适的浓度和有效的作用时间进行消毒的方法。

3.18 中水平消毒 middle level disinfection

杀灭除细菌芽孢以外的各种病原微生物包括分枝杆菌。达到中水平消毒常用的方法包括采用碘类消毒剂（碘伏、氯已定碘等）、醇类和氯已定的复方、醇类和季铵盐类化合物的复方、酚类等消毒剂，在规定条件下，以合适的浓度和有效的作用时间进行消毒的方法。

3.19 低水平消毒 low level disinfection

能杀灭细菌繁殖体(分枝杆菌除外)和亲脂病毒的化学消毒方法以及通风换气、冲洗等机械除菌法如采用季铵盐类消毒剂（苯扎溴铵等）、双胍类消毒剂（氯已定）等，在规定的条件下，以合适的浓度和有效的作用时间进行消毒的方法。

3.20 有效氯 available chlorine

与含氯消毒剂氧化能力相当的氯量，其含量用 mg/L 或 (g/100ml) 浓度表示。

3.21 生物指示物 biological indicator

含有活微生物，对特定灭菌过程提供特定的抗力的测试系统。

3.22 中和剂 neutralizer

在微生物杀灭试验中，用以消除试验微生物与消毒剂的混悬液中和微生物表面上残留的消毒剂，使其失去对微生物抑制和杀灭作用的试剂。

3.23 终末消毒 terminal disinfection

感染源离开疫源地后进行的彻底消毒。

3.24 暴露时间 exposure time

消毒或灭菌物品接触消毒或灭菌因子的作用时间。

3.25 存活时间 survival time，ST

在进行生物指示物抗力鉴定时，受试指示物样本经杀菌因子作用不同时间，全部样本培养均有菌生长的最长作用时间（min）。

3.26 杀灭时间 killing time，KT

在进行生物指示物抗力鉴定时，受试指示物样本经杀菌因子作用不同时间，全部样本培养均无菌生长的最短作用时间 (min)。

3.27 D 值 D value

在设定的条件下，灭活 90% 的试验菌所需的时间 (min)。

3.28 消毒产品 disinfection products

包括消毒剂、消毒器械（含生物指示物、化学指示物和灭菌物品包装物）和卫生用品。

3.29 卫生用品 sanitary products

为达到人体生理卫生或卫生保健目的，直接或间接与人体接触的日常生活用品。

3.30 菌落形成单位

在活菌培养计数时，由单个菌体或聚集成团的多个菌体在固体培养基上生长繁殖所形成的集落，称为菌落形成单位，以其表达活菌的数量。

4. 管理要求

4.1 医疗机构应根据本规范的要求，结合本单位实际情况，制定科学、可操作的消毒、灭菌制度与标准操作程序，并具体落实。

4.2 医疗机构应加强对医务人员及消毒、灭菌工作人员的培训。培训内容应包括消毒、灭菌工作对预防和控制医院感染的意义、相关法律法规的要求、消毒与灭菌的基本原则与知识、消毒与灭菌工作中的职业防护等。

4.3 医疗机构使用的诊疗器械、器具与物品，应符合以下要求：

a）进入人体无菌组织、器官、腔隙，或接触人体破损皮肤、破损黏膜、组织的诊疗器械、器具和物品应进行灭菌；

b) 接触完整皮肤、完整黏膜的诊疗器械、器具和物品应进行消毒。

4.4 医疗机构使用的消毒产品应符合国家有关规定，并应对消毒产品的相关证明进行审核，存档备案。

4.5 医疗机构应保持诊疗环境表面的清洁与干燥，遇污染应及时进行有效的消毒；对感染高风险的部门应定期进行消毒。

4.6 医疗机构应结合本单位消毒灭菌工作实际，为从事诊疗器械、器具和物品清洗、消毒与灭菌的工作人员提供相应的防护用品，保障医务人员的职业安全。

4.7 医疗机构应定期对消毒工作进行检查与监测，及时总结分析与反馈，如发现问题应及时纠正。

4.8 医务人员应掌握消毒与灭菌的基本知识和职业防护技能。

4.9 医疗机构从事清洁、消毒、灭菌效果监测的人员应经过专业培训，掌握相关消毒灭菌知识，熟悉消毒产品性能，具备熟练的检验技能；按标准和规范规定的方法进行采样、检测和评价。清洁、消毒与灭菌的效果监测应遵照附录A的规定，消毒试验用试剂和培养基配方见附录B。

5. 消毒、灭菌基本原则

5.1 基本要求

5.1.1 重复作用的诊疗器械、器具和物品，使用后应行清洁，再进行消毒灭菌。

5.1.2 被朊病毒、气性坏疽及突发不明原因的传染病病原体污染的诊疗器械、器具和物品，应执行本规范第11条的规定。

5.1.3 耐热、耐湿的手术器械，应首选压力蒸汽灭菌，不应采用化学消毒剂浸泡灭菌。

5.1.4 环境与物体表面，一般情况下先清洁，再消毒；当受到患者的血液、体液等污染时，先去除污染物，再清洁与消毒。

5.1.5 医疗机构消毒工作中使用的消毒产品应经卫生行政部门批准或符合相应标准技术规范，并应遵循批准使用的范围、方法和注意事项。

5.2 消毒、灭菌方法的选择原则

5.2.1 根据物品污染后导致感染的风险高低选择相应的消毒或灭菌的方法：

a）高度危险性物品，应采用灭菌方法处理；

b）中度危险性物品，应达到中水平消毒以上效果的消毒方法；

c）低度危险性物品，宜采用低水平消毒方法，或做清洁处理；遇有病原微生物污染时，针对所污染病原微生物的种类选择有效的消毒方法。

5.2.2 根据物品上污染微生物的种类、数量选择消毒或灭菌方法：

a）对受到致病菌芽孢、真菌孢子、分枝杆菌和经血传播病原体（乙型肝炎病毒、丙型肝炎病毒、艾滋病病毒等）污染的物品，应采用高水平消毒或灭菌。

b）对受到真菌、亲水病毒、螺旋体、支原体、衣原体等病原微生物污染的物品，应采用中水平以上的消毒方法。

c）对受到一般细菌和亲脂病毒等污染的物品，应采用达到中水平或低水平的消毒方法。

d）杀灭被有机物保护的微生物时，应加大消毒药剂的使用剂量和

（或）延长消毒时间。

e）消毒物品上微生物污染特别严重时，应加大消毒药剂的使用剂量和（或）延长消毒时间。

5.2.3 根据消毒物品的性质选择消毒或灭菌方法：

a）耐热、耐湿的诊疗器械、器具和物品，应首选压力蒸汽灭菌；耐热的油剂类和干粉类等应采用干热灭菌。

b）不耐热、不耐湿的物品，宜采用低温灭菌方法如环氧乙烷灭菌、过氧化氢低温等离子体灭菌或低温甲醛蒸汽灭菌等。

c）物体表面消毒，应考虑表面性质，光滑表面宜选择合适的消毒剂擦拭或紫外线消毒器近距离照射；多孔材料表面宜采用浸泡或喷雾消毒法。

5.3 职业防护

5.3.1 应根据不同的消毒与灭菌方法，采取适宜的职业防护措施。

5.3.2 在污染诊疗器械、器具和物品的回收、清洗等过程中应预防发生医务人员职业暴露。

5.3.3 处理锐利器械和用具，应采取有效防护措施，避免或减少利器伤的发生。

5.3.4 不同消毒、灭菌方法的防护如下：

a）热力消毒、灭菌：操作人员接触高温物品和设备时应使用防烫的棉手套、着长袖工装；排除压力蒸汽灭菌器蒸汽泄漏故障时应进行防护，防止皮肤的灼伤。

b）紫外线消毒：应避免对人体的直接照射，必要时戴防护镜和穿防护服进行保护。

c）气体化学消毒、灭菌：应预防有毒有害消毒气体对人体的危害，使用环境应通风良好。对环氧乙烷灭菌应严防发生燃烧和爆炸。环氧乙烷、甲醛气体灭菌和臭氧消毒的工作场所，应定期检测空气中的浓度，并达到国家规定的要求。

d）液体化学消毒、灭菌：应防止过敏及对皮肤、黏膜的损伤。

6. 清洗与清洁

6.1 适用范围

清洗适用于所有耐湿的诊疗器械、器具和物品；清洁适用于各类物体表面。

6.2 清洗与清洁方法

6.2.1 清洗 重复使用的诊疗器械、器具和物品应由消毒供应中心（CSSD）及时回收后，进行分类、清洗、干燥和检查保养。手工清洗适用于复杂器械、有特殊要求的医疗器械、有机物污染较重器械的初步处理以及无机械清洗设备的情况等；机械清洗适用于大部分常规器械的清洗。具体清洗方法及注意事项遵循 WS310.2 的要求。

6.2.2 清洁治疗车、诊疗工作台、仪器设备台面、床头柜、新生儿暖箱等物体表面使用清洁布巾或消毒布巾擦拭。擦拭不同患者单元的物品之间应更换布巾。各种擦拭布巾及保洁手套应分区域使用，用后统一清洗消毒，干燥备用。

6.3 注意事项

6.3.1 有管腔和表面不光滑的物品，应用清洁剂浸泡后手工仔细刷洗或超声清洗。能拆卸的复杂物品应拆开后清洗。

6.3.2 清洗用水、清洁剂等的要求遵循 WS310.1 的规定。

6.3.3 手工清洗工具如毛刷等每天使用后，应进行清洁、消毒。

6.3.4 内镜、口腔器械的清洗应遵循国家的有关规定。

6.3.5 对于含有小量血液或体液等物质的溅污，可先清洁再进行消毒；对于大量的溅污，应先用吸湿材料去除可见的污染物，然后再清洗和消毒。

6.3.6 用于清洁物体表面的布巾应每次使用后进行清洗消毒，干燥备用。

7. 常用消毒与灭菌方法

常用消毒与灭菌方法应遵照附录 C 的规定，对使用产品应查验相关证件。

8. 高度危险性物品的灭菌

8.1 手术器械、器具和物品的灭菌。

8.1.1 灭菌前准备

清洗、包装、装载遵循 WS310.2 的要求。

8.1.2 灭菌方法

8.1.2.1 耐热、耐湿手术器械应首选压力蒸汽灭菌。

8.1.2.2 不耐热、不耐湿手术器械应采用低温灭菌方法。

8.1.2.3 不耐热、耐湿手术器械应首选低温灭菌方法，无条件的医疗机构可采用灭菌剂浸泡灭菌。

8.1.2.4 耐热、不耐湿手术器械可采用干热灭菌方法。

8.1.2.5 外来医疗器械医疗机构应要求器械公司提供清洗、包装、灭菌方法和灭菌循环参数，并遵循其灭菌方法和灭菌循环参数的要求进行灭菌。

8.1.2.6 植入物医疗机构应要求器械公司提供植入物的材质、清洗、包装、灭菌方法和灭菌循环参数，并遵循其灭菌方法和灭菌循环参数的要求进行灭菌，植入物灭菌应在生物监测结果合格后放行；紧急情况下植入物的灭菌，应遵循 WS310.3 的要求。

8.1.2.7 动力工具分气动式和电动式，一般由钻头、锯片、主机、输气连接线、电池等组成。应按照使用说明的要求对各种部件进行清洗、包装与灭菌。

8.2 手术敷料的灭菌

8.2.1 灭菌前准备

8.2.1.1 手术敷料灭菌前应存放于温度 18 ～ 22 ℃，相对湿度 35% ～ 70% 的环境。

8.2.1.2 棉布类敷料可采用符合 YY/T 0698.2 要求的棉布包装；棉纱类敷料可选用符合 YY/T 0698.2、YY/T 0698.4、YY/T 0698.5 要求的医用纸袋、非织造布、皱纹纸或复合包装袋，采用小包装或单包装。

8.2.2 灭菌方法

8.2.2.1 棉布类敷料和棉纱类敷料应首选压力蒸汽灭菌。

8.2.2.2 符合 YY/T0506.1 要求的手术敷料，应根据材质不同选择相应的灭菌方法。

8.3 手术缝线的灭菌

8.3.1 手术缝线分类分为可吸收缝线和非吸收缝线。可吸收缝线包括普通肠线、铬肠线、人工合成可吸收缝线等。非吸收缝线包括医用丝线、聚丙烯缝线、聚酯缝线、尼龙线、金属线等。

8.3.2 灭菌方法根据不同材质选择相应的灭菌方法。

8.3.3 注意事项所有缝线不应重复灭菌使用。

8.4 其他高度危险性物品的灭菌

应根据被灭菌物品的材质，采用适宜的灭菌方法。

9. 中度危险性物品的消毒

9.1 消毒方法

9.1.1 中度危险性物品如口腔护理用具等耐热、耐湿物品，应首选压力蒸汽灭菌，不耐热的物品如体温计（肛表或口表）、氧气面罩、麻醉面罩应采用高水平消毒或中水平消毒。

9.1.2 通过管道间接与浅表体腔黏膜接触的器具如氧气湿化瓶、胃肠减压器、吸引器、引流瓶等的消毒方法如下：

a）耐高温、耐湿的管道与引流瓶应首选湿热消毒；

b）不耐高温的部分可采用中效或高效消毒剂如含氯消毒剂等以上的消毒剂浸泡消毒；

c）呼吸机和麻醉机的螺纹管及配件宜采用清洗消毒机进行清洗与消毒；

d）无条件的医院，呼吸机和麻醉机的螺纹管及配件可采用高效消毒剂如含氯消毒剂等以上的消毒剂浸泡消毒。

9.2 注意事项

9.2.1 待消毒物品在消毒灭菌前应充分清洗干净。

9.2.2 管道中有血迹等有机物污染时，应采用超声波和医用清洗剂浸泡清洗。清洗后的物品应及时进行消毒。

9.2.3 使用中的消毒剂应监测其浓度，在有效期内使用。

10. 低度危险性物品的消毒

10.1 诊疗用品的清洁与消毒

诊疗用品如血压计袖带、听诊器等，保持清洁，遇有污染应及时先清洁，后采用中、低效的消毒剂进行消毒。

10.2 患者生活卫生用品的清洁与消毒

患者生活卫生用品如毛巾、面盆、痰盂（杯）、便器、餐饮具等，保持清洁，个人专用，定期消毒；患者出院、转院或死亡进行终末消毒。消毒方法可采用中、低效的消毒剂消毒；便器可使用冲洗消毒器进行清洗消毒。

10.3 患者床单元的清洁与消毒

10.3.1 医疗机构应保持床单元的清洁

10.3.2 医疗机构应对床单元（含床栏、床头柜等）的表面进行定期清洁和（或）消毒，遇污染应及时清洁与消毒；患者出院时应进行终末消毒。消毒方法应采用合法、有效的消毒剂如复合季铵盐消毒液、含氯消毒剂擦拭消毒，或采用合法、有效的床单元消毒器进行清洗和（或）消毒，消毒剂或消毒器使用方法与注意事项等应遵循产品的使用说明。

10.3.3 直接接触患者的床上用品如床单、被套、枕套等，应一人一更换；患者住院时间长时，应每周更换；遇污染应及时更换。更换后的用品应及时清洗与消毒。消毒方法应合法、有效。

10.3.4 间接接触患者的被芯、枕芯、褥子、病床隔帘、床垫等，应定期清洗与消毒；遇污染应及时更换、清洗与消毒。甲类及按甲类管理的乙类传染病患者、不明原因病原体感染患者等使用后的上述物品应进行终末消毒，消毒方法应合法、有效，其使用方法与注意事项等遵循产品的使用说明，或按医疗废物处置。

11. 朊病毒、气性坏疽和突发不明原因传染病的病原体污染物品和环境的消毒

11.1 朊病毒

11.1.1 消毒方法

11.1.1.1 感染朊病毒患者或疑似感染朊病毒患者宜选用一次性使用诊疗器械、器具和物品，使用后应进行双层密闭封装焚烧处理。

11.1.1.2 可重复使用的被感染朊病毒患者或疑似感染朊病毒患者的高度危险组织（大脑、硬脑膜、垂体、眼、脊髓等组织）污染的中度和高度危险性物品，可选以下方法之一进行消毒灭菌，且灭菌的严格程度逐步递增：

a）将使用后的物品浸泡于 1mol/L 氢氧化钠溶液内作用 60min，然后按 WS310.2 中的方法进行清洗、消毒与灭菌，压力蒸汽灭菌应采用 134 ～ 138℃、18 min，或 132℃、30min，或 121℃、60min；

b）将使用后的物品采用清洗消毒机（宜选用具有杀朊病毒活性的清洗剂）或其他安全的方法去除可见污染物，然后浸泡于 1 mol/L 氢氧化钠溶液内作用 60min，并置于压力蒸汽灭菌 121℃、30min；然后清洗，并按照一般程序灭菌；

c）将使用后的物品浸泡于 1mol/L 氢氧化钠溶液内作用 60min，去除

可见污染物，清水漂洗，置于开口盘内，下排气压力蒸汽灭菌器内121℃灭菌60min或预排气压力蒸汽灭菌器134℃灭菌60min，然后清洗，并按照一般程序灭菌。

11.1.1.3 被感染朊病毒患者或疑似感染朊病毒患者高度危险组织污染的低度危险物品和一般物体表面应用清洁剂清洗，根据待消毒物品的材质采用10000mg/L的含氯消毒剂或1mol/L氢氧化钠溶液擦拭或浸泡消毒，至少作用15min,并确保所有污染表面均接触到消毒剂。

11.1.1.4 被朊病毒患者或疑似感染朊病毒患者高度危险组织污染的环境表面应用清洁剂清洗，采用10000mg/L的含氯消毒剂消毒，至少作用15min。为防止环境和一般物体表面污染，宜采用一次性塑料薄膜覆盖操作台，操作完成后按特殊医疗废物焚烧处理。

11.1.1.5 被感染朊病毒患者或疑似感染朊病毒患者低度危险组织（脑脊液、肾、肝、脾、肺、淋巴结、胎盘等组织）污染的中度和高度危险物品，传播朊病毒的风险还不清楚，可参照上述措施处理。

11.1.1.6 被感染朊病毒患者或疑似朊病毒患者低度危险组织污染的低度危险物品、一般物体表面和环境表面可只采取相应常规消毒方法处理。

11.1.1.7 被感染朊病毒患者或疑似感染朊病毒患者其他无危险组织污染的跨度和高度危险物品，采取以下措施处理：

a）清洗并按常规高水平消毒和灭菌程序处理；

b）除接触中枢神经系统的神经外科内镜外，其他内镜按照国家有关内镜清洗消毒技术规范处理；

c）采用标准消毒方法处理低度危险品和环境表面，可采用500～1000mg/L的含氯消毒剂或相当剂量的其他消毒剂处理。

11.1.2 注意事项

11.1.2.1 当确诊患者感染朊病毒时，应告知医院感染管理及诊疗涉及的相应临床科室。培训相关人员朊病毒相关医院感染、消毒处理等知识。

11.1.2.2 感染朊病毒患者或疑似感染朊病毒患者高度危险组织污染的中度和高度危险物品，使用后应立即处理，防止干燥；不应使用快速灭菌程序；没有按正确方法消毒灭菌处理的物品应召回重新按规定处理。

11.1.2.3 感染朊病毒患者或疑似感染朊病毒患者高度危险组织污染的中度和高度危险物品，不能清洗和只能低温灭菌的，宜按特殊医疗废物处理。

11.1.2.4 使用的清洁剂、消毒剂应每次更换。

11.1.2.5 每次处理工作结束后，应立即消毒清洗器具，更换个人防护用品，进行手的清洁与消毒。

11.2 气体坏疽病原体

11.2.1 消毒方法

11.2.1.1 伤口的消毒采用 3% 过氧化氢溶液冲洗，伤口周围皮肤可选择碘伏原液擦拭消毒。

11.2.1.2 诊疗器械的消毒应先消毒，后清洗，再灭菌。消毒可采用含氯消毒剂 1000 ～ 2000mg/L 浸泡消毒 30 ～ 45min，有明显污染物时应采用含氯消毒剂 5000 ～ 10000mg/L，浸泡消毒 ≥ 60min, 然后按规定清洗，灭菌。

11.2.1.3 物体表面的消毒手术部（室）或换药室，每例感染患者之间应及时进行物体表面消毒，采用 0.5% 过氧乙酸或 500mg/L 含氯消毒剂擦拭。

11.2.1.4 环境表面消毒手术部（室）、换药室、病房环境表面有明显污染时，随时消毒，采用 0.5% 过氧乙酸或 1000mg/L 含氯消毒剂擦拭。

11.2.1.5 终末消毒手术结束、患者出院、转院或死亡后应进行终末消毒。终末消毒可采用 3% 过氧化氢或过氧乙酸熏蒸，3% 过氧化氢按照 $20ml/m^3$ 气溶胶喷雾，过氧乙酸按照 $1g/m^3$ 加热熏蒸，温度 70% ～ 90%，密闭 24h；5% 过氧乙酸溶液按照 $2.5ml/m^3$ 气溶胶喷雾，温度为 20% ～ 40%。

11.2.1.6 织物患者用过的床单、被罩、衣物等单独收集，需重复使用时应专包密封，标识清晰，压力蒸汽灭菌后再清洗。

11.2.2 注意事项

11.2.2.1 患者宜使用一次性器械、器具和物品。

11.2.2.2 医务人员应做好职业防护，防护和隔离应遵循 WS/T 311 的要求；接触患者时应戴一次性手套，手卫生应遵循 WS/T 313 的要求。

11.2.2.3 接触患者创口分泌物的纱布、布垫等敷料、一次性医疗用品、切除的组织如坏死肢体等双层封装，按医疗废物处理。医疗废物应遵循《医疗废物管理条例》的要求进行处置。

11.3 突发不明原因传染病的病原体

突发不明原因的传染病病原体污染的诊疗器械、器具与物品的处理应符合国家届时发布的规定要求。没有要求时，其消毒的原则为：在传播途径不明时，应按照多种传播途径，确定消毒的范围和物品；按病原体所属微生物类别中抵抗力最强的微生物，确定消毒的剂量（可按杀光芽孢的剂量确定）医务人员应做好职业防护。

12. 皮肤与黏膜消毒

12.1 皮肤消毒

12.1.1 穿刺部位的皮肤消毒

12.1.1.1 消毒方法

12.1.1.1.1 用浸有碘伏消毒液原液的无菌棉球或其他替代物品局部擦拭 2 遍，作用时间遵循产品的使用说明。

12.1.1.1.2 使用碘酊原液直接涂擦皮肤表面 2 遍以上，作用时间 1 ～ 3min，待稍干后再用 70% ～ 80% 乙醇（体积分数）脱碘。

12.1.1.1.3 使用有效含量≥ 2g/L 氯己定 - 乙醇（70%，体积分数）溶液局部擦拭 2~3 遍，作用时间遵循产品的使用说明。

12.1.1.1.4 使用 70%~80%（体积分数）乙醇溶液擦拭消毒 2 遍，作用 3min。

12.1.1.1.5 使用复方季铵盐消毒剂原液皮肤擦拭消毒，作用时间 3 ～ 5min。

12.1.1.1.6 其他方法、有效的皮肤消毒产品，按照新产品的使用说明书操作。

12.1.1.2 消毒范围

肌肉、皮下及静脉注射，针灸部位，各种诊疗性穿刺等消毒方法主要是涂擦，以注射或穿刺部位为中心，由内向外缓慢旋转，逐步涂擦，共 2 次，消毒皮肤面积应≥ 125px×125px。中心静脉导管如短期中心静脉导管、PICC、植入式血管通路的消毒范围直径应＞ 15cm，至少应大于敷料面积（10cm×12cm）。

12.1.2 手术切口部位的皮肤消毒

12.1.2.1 清洁皮肤

手术部位的皮肤应先清洁；对于器官移植手术和处于重度免疫抑制状态的患者，术前可用抗菌或抑菌皂液或 20000mg/L 葡萄糖酸氯己定擦拭洗净全身皮肤。

12.1.2.2 消毒方法

12.1.2.2.1 使用浸有碘伏消毒液原液的无菌棉球或其他替代物品局部擦拭 2 遍，作用≥ 2min。

12.1.2.2.2 使用碘酊原液直接涂擦皮肤表面，等稍干后再用 70%~80% 乙醇（体积分数）脱碘。

12.1.2.2.3 使用有效含量≥ 2g/L 氯己定 - 乙醇（70%，体积分数）溶液局部擦拭 2 ～ 3 遍，作用时间遵循产品的使用说明。

12.1.2.2.4 其他合法、有效的手术切口皮肤消毒产品，按照产品使用说明书操作。

12.1.2.3 消毒范围

应在手术野及其外扩展≥ 15cm 部位由内向外擦拭。

12.1.3 病原微生物污染皮肤的消毒

12.1.3.1 彻底冲洗。

12.1.3.2 消毒采用碘伏原液擦拭作用 3 ～ 5min，或用乙醇、异丙醇与氯己定配制成的消毒液等擦拭消毒，作用 3 ～ 5min。

12.2 黏膜、伤口创面消毒

12.2.1 擦拭法

12.2.1.1 使用含有效碘 1000mg/L。